恶性肠梗阻

主　编　石汉平　陈永兵
李苏宜　巴　一

科 学 出 版 社

北 京

内 容 简 介

本书在总结国内20多家三甲医院的临床诊治经验基础上，参考查阅大量国内外文献，对恶性肠梗阻的病因、病理解剖、病理生理、诊断、分类、分期、分级与评分、治疗原则、内外科治疗、介入治疗、中医药及鸡尾酒疗法、特殊类型恶性肠梗阻等21个方面，进行了全面系统的论述。本书内容力求与国际接轨，与临床结合，既系统深入又简单实用、重点突出，反映了当前恶性肠梗阻治疗的最新技术与发展，对从事肿瘤基础研究和临床治疗的各科医师均有较高的参考价值。

图书在版编目 (CIP) 数据

恶性肠梗阻 / 石汉平等主编. —北京：科学出版社，2020.6
ISBN 978-7-03-065184-6

Ⅰ. ①恶⋯　Ⅱ. ①石⋯　Ⅲ. ①肠梗阻－诊疗　Ⅳ. ①R574.2

中国版本图书馆CIP数据核字（2020）第088296号

责任编辑：程晓红 / 责任校对：申晓焕
责任印制：赵　博 / 封面设计：吴朝洪

科　学　出　版　社 出版
北京东黄城根北街 16 号
邮政编码：100717
http://www.sciencep.com

三河市春园印刷有限公司　印刷
科学出版社发行　各地新华书店经销
*
2020 年 6 月第　一　版　开本：787×1092　1/16
2020 年 6 月第一次印刷　印张：17 1/4
字数：400 000
定价：138.00 元
（如有印装质量问题，我社负责调换）

国家重点研发计划项目

恶性肿瘤姑息治疗和护理关键技术研究（2017YFC1309200）

资助项目

◆ 编著者名单 ◆

主 编 石汉平 陈永兵 李苏宜 巴 一

副主编 王 炜 张 斌 潘 磊 刘俐惠

编 者（按姓氏汉语拼音排序）

巴 一	蔡建良	陈 艳	陈永兵	邓 婷
窦 攀	端木尽忠		付蔚华	高晶晶
葛少华	贾平平	江 华	江群广	靖昌庆
李鸿立	李绍东	李苏宜	李晓光	刘 锐
刘 炜	刘 巍	刘俐惠	刘立新	马瑞卿
宁 涛	潘 磊	庞明辉	齐长松	饶本强
石汉平	宋 军	唐 蒙	唐 弢	田红梅
王 超	王 凯	王 林	王 林	王 炜
王 欣	王承恩	王加义	王君玺	王闫飞
武爱文	吴 昊	许洪斌	闫 涛	闫 巍
姚庆华	杨守梅	杨振鹏	于恺英	张 斌
张 俊	张 乐	张 琪	张 西	张秉栋
张康平	张骁玮	张展志	郑 瑾	朱乾坤
庄则豪				

前 言

随着社会经济发展、人口增长及老龄化，恶性肿瘤的发病率和死亡率在全球迅速增长。我国近几十年来恶性肿瘤的发病率、死亡率均呈持续上升态势，已经成为严重威胁国人健康的主要公共卫生问题之一，恶性肿瘤新发病例和死亡病例分别占全球恶性肿瘤新发病例和死亡病例的23.7%和30.2%，部分消化道肿瘤如食管癌、胃癌、肝癌等恶性肿瘤的新发病例和死亡病例约占全球的50%。

恶性肠梗阻（malignant bowel obstruction，MBO）是指原发性或转移性恶性肿瘤本身及其抗肿瘤治疗引起的肠梗阻，有广义与狭义之分。广义概念包括恶性肿瘤占位直接引起的机械性肠梗阻和肿瘤相关功能性肠梗阻。MBO常继发于腹盆腔肿瘤，是进展期肿瘤患者的常见并发症，常见原发肿瘤为卵巢癌、结直肠癌和胃癌，总体发生率为3%～15%，超过50%的MBO患者会因肠梗阻复发再次住院治疗，这给患者带来了极大的身心痛苦和经济负担。MBO是由多种原因所致的急性临床综合征，是常见的外科急腹症，其病因多样，发病急，病情进展快，对机体生理影响大，死亡率高，严重危害患者的健康和生命安全。

以往，囿于肿瘤营养知识的不足及医疗手段的有限，对于MBO患者，基本采取姑息等待的方法，包括NCCN指南亦是如此。近几年，随着肿瘤营养知识的普及，还营养为一线治疗，以及医学技术突飞猛进，进展期肿瘤患者的生存期越来越长，加之我国经济发展，人民生活水平提高，人们对美好生活的向往逐渐成为医疗供需的主要矛盾，因此，探索MBO积极有效的治疗方法无疑成为焦点。但鉴于MBO原发癌灶多为进展期且伴多发转移，病情复杂，病程长，多伴营养不良；患者住院时间长，总体预后不佳；国内外可借鉴的治疗经验少，临床指南匮乏。因此许多医院不愿、不能或不敢接诊该类患者。患者的需要就是医生的前进方向。中国抗癌协会肿瘤营养与支持治疗专业委员会应形势需要，迎难而上，于2017年成立了国内第一个MBO学术组织，"愿为、敢为、能为、主动作为"，为治疗MBO攻坚克难，探索经验。充分应用肿瘤营养代谢相关新知识、新技术、新产品，总结提炼出"恶性肠梗阻内科治疗的6字方针""恶性肠梗阻的鸡尾酒疗法""恶性肠梗阻的手术风险评分"等多种简单、可行、实用的治疗原则和方法，并且在全国培训推广，深受好评，至今已培训学员近万人。但因每次讲座课件都不系统，因此急需一部全面、完整、系统的专著，既可作为培训教材，又可作为消化科、肿瘤科、腹部外科专科医生的参考书。由此，由中国抗癌协会学术部部长、中华医学会肠外肠内营养分会主任委员石汉平教授组织策划，汇集全国20多所三甲医院的临床专家编写了《恶性肠梗阻》，行之经年，九易其稿，终如久旱甘霖应运而生。

本书受国家重点研发计划项目"恶性肿瘤姑息治疗和护理关键技术研究"的资助，凝聚了首都医科大学附属北京世纪坛医院、中国科学技术大学附属医院、上海交通大学附属瑞金医院、南方医科大学第三附属医院、广东省第二中医院、北京大学肿瘤医院、中国科学院生物物理研究所、徐州医科大学附属医院、北京医院、北京大学第一医院、天津医科大学肿瘤医院、北京大学航天临床医学院、四川省医学科学院（四川省人民医院）、福建医科大学附属第一医院、南昌大学第一附属医院、空军军医大学唐都医院、山东第一医科大学附属省立医院、中国科学院大学附属肿瘤医院（浙江省肿瘤医院）、天津医科大学总医院、北京中日友好医院、火箭军特色医学中心等单位数十位专家的心血和经验。本书从恶性肠梗阻的病因、病理解剖、病理生理、诊断、分类、分期、分级与评分、治疗原则、内外科治疗、介入治疗、中医药及鸡尾酒疗法等综合治疗、特殊类型恶性肠梗阻等21个方面，全面、系统地对恶性肠梗阻进行论述。本书的特点是倾向临床应用，力求简精易学，能简则简，能精则精，脉络清晰，言简意赅；力避冗长学究，艰难晦涩，纸上谈兵。当然，鉴于恶性肠梗阻相关研究起步较晚，可借鉴的经验亦有限，本书有些观点、方法缺少临床对照，科学规律有待进一步讨论，希望再版时加以补充改进。

本书得到科学出版社的热情支持和帮助，也得益于中国抗癌协会、首都医科大学附属北京世纪坛医院领导的指导，再次致谢。希望本书能成为恶性肠梗阻相关领域医护人员的"红宝书"，为推动恶性肠梗阻和进展期肿瘤患者的诊治提供助力。

首都医科大学肿瘤学系主任
首都医科大学附属北京世纪坛医院胃肠外科主任　石汉平
首都医科大学附属北京世纪坛医院临床营养科主任

2020年3月于北京

目　　录

第1章

恶性肠梗阻概述

一、定义和分类

恶性肠梗阻（malignant bowel obstruction，MBO）是指原发性或转移性恶性肿瘤本身及其抗肿瘤治疗引起的肠梗阻。广义的概念包括恶性肿瘤占位直接引起的机械性肠梗阻和肿瘤相关功能性肠梗阻两种。恶性肠梗阻又分为不完全性肠梗阻和完全性肠梗阻。

MBO是晚期肿瘤患者的常见并发症，总体发生率3%～15%，超过50%的MBO患者会因肠梗阻复发再次住院治疗，这给患者带来了极大的生理痛苦和经济负担。MBO中位发病年龄为52～63岁，女性患者占64%～77%。MBO常继发于腹部盆腔肿瘤，多数由肿瘤局部复发或腹膜广泛转移引起，从肿瘤确诊到发生MBO中位时间为14个月，平均生存期只有1～9个月，因此MBO常提示不良预后。晚期原发或转移肿瘤并发MBO的发生率为5%～43%，常见原发肿瘤为卵巢癌、结直肠癌和胃癌。发于腹腔外的肿瘤亦可引起MBO，如乳腺癌和黑素瘤等。

1.恶性机械性肠梗阻　以小肠梗阻多见（约50%，多见肿瘤组织侵犯和播散）、结肠梗阻次之（约30%，以肿瘤原发病灶占位为主），还可见大肠和小肠同时梗阻（约20%，起因主要为肿瘤组织侵犯和播散）。肠道梗阻部位可单发，也可多发，多见胃癌、结直肠癌和卵巢癌。术后或放疗后出现肠粘连、肠道狭窄，低钾血症、腹内疝、粪便嵌顿等非癌性原因引起的肿瘤患者的肠梗阻临床也多见。恶性肠梗阻发生存在3种梗阻方式：①肠腔外占位，由原发肿瘤、肠系膜和网膜肿物、腹腔或盆腔粘连、放疗后纤维化等所致；②肠腔内占位，原发肿瘤或转移癌腔内生长及恶性肿瘤沿肠壁环形生长；③肠壁内占位，恶性肿瘤沿肠壁内部纵向生长，皮革肠（intestinal linitus plastica）。

2.恶性功能性肠梗阻　又称动力性肠梗阻。发生原因多系肿瘤浸润累及或抗肿瘤治疗损伤肠系膜、肠道肌肉、腹腔及肠道神经丛，致肠运动障碍。恶性功能性肠梗阻分为肿瘤浸润导致的肠运动障碍、副癌综合征性神经病变（多见肺癌）、副癌性假性肠梗阻、慢性假性肠梗阻和麻痹性肠梗阻（化疗药物神经毒性作用）等亚型。恶性肠梗阻多由胃癌、结直肠癌、卵巢癌等腹盆腔来源的恶性肿瘤引起。晚期肿瘤肠梗阻术后30天内死亡率9%～40%，并发症发生率9%～90%。卵巢癌肠梗阻发生率5%～42%；结直肠癌4%～24%患者发生肠梗阻。肠梗阻的发生在根治术后6个月内则应考虑良性原因，肿瘤复发所致肠梗阻高峰时间一般术后2年左右。

二、病理生理学特征

恶性机械性肠梗阻发生后，肠道局部和全身出现一系列病理生理变化。肠管壁及其局部肿瘤组织水肿，肠道内液体分泌－吸收平衡破坏是最重要的病理生理改变。局部肠管狭窄引起肠道持续不协调蠕动，进而加重梗阻近端肠道扩张，导致肠腔内压增高，致肠壁静脉回流障碍，毛细血管及小静脉淤血，肠壁充血水肿，炎症因子分泌增多，局部肿瘤组织水肿，瘤体增大，加重局部肠管狭窄，形成"不协调蠕动—组织水肿—不协调蠕动"恶性循环；人体消化系统外分泌腺每天分泌入肠腔液体量约8000ml，肠腔内液体积聚在梗阻部位，致梗阻近段肠腔扩张，积聚的胃液、胰液、胆道分泌物刺激肠液分泌，肠腔扩张，肠壁变薄，肠道对水、电解质吸收能力下降，同时肠壁表面积增大，肠腔内液体分泌量进一步增加，肠壁充血水肿致炎症因子分泌增多，加剧肠腔内液体积聚。形成"分泌—扩张—分泌"恶性循环。异常的扩张—分泌—运动障碍引发MBO系列临床症状。梗阻肠腔内压增高，导致肠壁静脉回流障碍，毛细血管及小静脉淤血，肠壁动脉血供受阻，动脉内血栓形成。炎症因子分泌增多，增加细胞膜的通透性，加剧肠腔内液体聚积。梗阻部位肿瘤病灶水肿瘤体增大，致病情恶性循环。血栓形成，肠壁坏死直至穿孔。梗阻局部肠腔内大量细菌繁殖，肠道屏障损坏，肠菌群发生纵向移位，细菌毒素入血、感染、中毒。水电解质平衡紊乱、酸碱失衡、循环血容量减少，后期则发生多器官功能衰竭。

MBO的病因可分为癌性和非癌性两类。癌性病因主要是指由于肿瘤播散（小肠梗阻常见）和原发肿瘤（结肠梗阻常见）造成的梗阻。恶性肿瘤导致的机械性肠梗阻可能合并炎性水肿、便秘、肿瘤及治疗所致的纤维化、恶病质或电解质紊乱如低钾、肠道动力异常、肠道分泌降低、肠道菌群失调及药物不良反应等因素，从而使病情进一步复杂及恶化。非癌性病因是指术后或放疗后引起的肠粘连、肠道狭窄及腹内疝，年老体弱者粪便嵌顿等，非癌性原因所致的MBO发生率占3%～48%。根据梗阻部位，分为小肠梗阻（50%～61%），大肠梗阻（33%～37%），大肠和小肠同时梗阻（＞20%）。根据复杂程度，分为一段肠道梗阻（20%）和多段肠道梗阻（占80%）。根据梗阻严重程度，分为完全性肠梗阻和不完全性肠梗阻。根据病理类型，恶性肠梗阻包括机械性和功能性肠梗阻两大类，其中以机械性肠梗阻最为常见。

三、诊断要点

明确的恶性肿瘤诊断；既往未行或曾行腹部手术、放疗或腹腔内灌注药物治疗；间歇性腹痛、腹胀、恶心、呕吐等症状，伴或不伴肛门排气或排便；腹部体检可见肠型、腹部压痛、肠鸣音亢进或消失；腹部CT或X线腹部平片可见肠腔明显扩张和多个液平面。明确肠梗阻的分类及亚型。疾病评估：包括评估患者一般状况、分析肿瘤相关因素及梗阻状况、明确全身代谢紊乱状态。2007年，美国临床试验委员会制订了MBO诊断标准：①有肠梗阻临床证据（病史、体检和影像学证据）；②Treitz韧带以下的肠梗阻；③原发肿瘤累及腹膜；④难以治愈。

四、临床表现

多数起病缓慢，从不全性肠梗阻渐进为完全性肠梗阻。部位近口侧者（十二指肠、小肠梗阻）多见间歇性呕吐，呕吐物可见胆汁且无臭味。粪便样呕吐物提示结肠梗阻；脐周剧烈疼痛，间歇时间短者提示小肠梗阻。大肠梗阻则疼痛较轻，间歇时间较长；排便和排气消失提示完全性肠梗阻，不全性肠梗阻可间歇排便；间歇性水样便系因肠道细菌导致粪便液化；腹部膨胀原因，可见肿瘤病灶肿大、腹水、肠腔积水和积气。

五、系统评估

1.患者一般状况　①生命体征：检测心率、血压、体温和呼吸情况；②症状及体征：恶心、呕吐、腹痛、腹胀、排便排气渐进消失，以及肿瘤病灶引起的其他症状体征；③营养状态：常规进行营养状况评估（PA-SGA法），确立营养诊断；④体力活动状态评分：采取ECOG评分法；⑤心理测试：针对心理健康问题如强迫、人际关系、抑郁、焦虑、敌对和恐惧，利用自评量表SCL-90进行测试。

2.脏器功能监测　肝脏、肾脏、心脏、肺脏和骨髓造血功能等检测；三大营养素代谢指标、血清电解质监测；降钙素元血清水平监测（感染相关指标）。

3.肿瘤学评估　明确病理组织学及分化程度、驱动基因表达情况等。个别情况采用细胞学诊断结果；明确临床分期。了解病灶部位、浸润情况等详细情况；肿瘤标志物血清水平检测；明确梗阻原因、梗阻分类亚型、部位及数量。

六、影像学检查

X线腹部立卧位平片是常用方法，可显示肠梗阻征象，如肠曲胀气扩大、肠内液气平；腹部CT扫描则是首选的影像学诊断方法，用于评估肠梗阻部位及程度，初步确定临床分期，观察梗阻局部积液积气状态，为治疗方案的制订提供依据；胃肠造影则是非常规方法，小肠梗阻口服造影、结直肠梗阻灌肠造影确定位置和范围及胃肠异常运动，推荐水溶性碘对比剂；由于肠梗阻肠道呈现天然充盈状态，MRI多序列成像肠梗阻积液信号对比明显，无须注入造影剂。磁共振弥散加权成像序列有助于肠梗阻病因的良、恶性判定。

七、治疗方法

MBO主要的治疗方法包括手术治疗、内镜下支架治疗和内科治疗等。然而多数肿瘤晚期患者的身体状况较差，无法耐受手术，弥漫腹膜转移、多段梗阻、腹水和既往曾接受放疗等因素也限制了手术的实施，导致6%～50%的患者不能接受手术治疗。就MBO的治疗目标来说，改善生活质量是第一位的，延长生存是第二位的。宜遵循姑息治疗的原则，根据患者疾病的阶段、预后，进一步接受抗肿瘤治疗的可能性，全身状况及患者的意愿，制订个体化治疗方案。

姑息性手术可缓解梗阻症状、恢复进食，部分患者还获得减瘤和进一步治疗的机会。手术的死亡率和并发症发生率均很高，而且重新梗阻是常见的。不同的肿瘤有不同的行为和治疗反应，医学进展可能改善部分治疗反应良好的MBO患者结局，但在革命性的治疗方法出现之前，MBO治疗仍处于技术、情感和希望的博弈之中。

晚期肿瘤所致机械性肠梗阻不应常规选用手术治疗，只在选择性患者中应用才能获益，包括纤维化粘连引起的机械性梗阻、局限肿瘤单发梗阻以及化疗非敏感荷瘤患者。

恶性肠梗阻应以内科治疗为主，手术或肠内支架置入为辅助的综合治疗原则。

1. 治疗原则　实施基础疗法，消除肠道梗阻局部的肠壁水肿、抑制肠道梗阻局部的异常分泌和消除局部炎症的消化内科处理方法，联合应用营养支持和代谢调理治疗、积极审慎地抗肿瘤药物治疗，有效解除局部肠道梗阻、纠正全身营养代谢紊乱状态、改善患者生存质量。适应证包括：①近期开腹手术证实无法进一步手术；②既往腹部手术显示肿瘤弥漫性转移；③累及胃近端；④影像学检查证实腹腔内广泛转移；⑤造影发现严重的胃运动功能障碍；⑥弥漫性腹腔内肿块；⑦大量腹水，引流后复发；⑧腹腔外转移产生难以控制的症状；⑨既往腹腔或盆腔放疗；⑩一般情况差及高龄患者。

2. 基础疗法　禁食、鼻胃/肠置管胃肠减压、灌肠、导泻等措施，能迅速降低胃肠压力，同时静脉途径补充水分和电解质；镇痛：使用强阿片类药物以缓解持续性腹痛，还具有抑制肠液分泌的作用；常规应用抗厌氧菌抗生素防治梗阻局部的病原微生物感染；镇静止吐：联合使用不同作用机制的止吐药比单药有效，5-羟色氨酸受体拮抗剂同时具有抑制肠液分泌和止吐作用，在联合化疗时多用，建议抗组胺类止吐药作为一线止吐用药，吩噻嗪类止吐药物氯丙嗪还具有镇静作用，效果更佳。

3. 营养代谢治疗　营养支持方法需要依据患者的胃肠道功能状态，选择全胃肠外营养支持，或部分肠内管饲喂养联合部分静脉营养支持，改善患者营养状态，纠正或防止营养不良，改善和维护全身代谢正常状况。代谢调理治疗措施是：应用多不饱和脂肪酸、烟酰胺等代谢调节剂以缓和患者机体的炎性状态；应用支链氨基酸等促机体蛋白质合成；应用胰岛素促三种宏量营养素的合成利用。

4. 消化内科处置　消除消化道管壁组织间水肿：糖皮质激素能减轻肿瘤及肠壁周围组织的水肿，同时使用白蛋白、血浆或代血浆增加胶体渗透压，联合使用利尿药及脱水药，排出组织间多余水分。临床多采用中效皮质醇激素，以低中剂量的甲泼尼龙为主，可以辅以短效皮质醇激素。通过提高血浆胶体渗透压的方法来降低肠道梗阻局部组织水肿，复方甘油果糖在为患者提供能量的同时，通过渗透压差原理来降低局部水肿。其他方法还有输注人血白蛋白、代血浆等；抑制消化道腺体分泌：应用生长抑素类似物和（或）抗胆碱药。生长抑素具有抑制几乎全部胃肠胰内分泌激素分泌释放作用，抑制胰肠消化液分泌，胃酸分泌及胃肠运动作用，减少胆汁分泌、减少内脏血流、增加水电解质的吸收以改善肠梗阻症状。以积液为主的肠梗阻，则运用生长抑素联合奥曲肽，因为后者尚有一定的抑瘤生长的作用。阿托品因口干等不良反应较为突出，临床应用逐渐减少。

5. 抗肿瘤药物治疗　梗阻系肿瘤浸润引起，最终还是需要用化疗的手段以积极治疗原发病的方式来疏通梗阻。积极审慎地应用抗肿瘤化疗药物，推测肿瘤化疗药物敏感性，确定可选择药物范围是切入点，通常胃癌、卵巢癌术后复发的一线化疗敏感性多存在，利用化疗疏通梗阻肠道的把握相对较大。细胞周期特异性化疗药物不良反应通常相对较弱，可尽量选择此类药物。此类药物多具备疗效时相依赖而非疗效剂量依赖的特点，主要对低分化肿瘤组织起作用。应用细胞周期特异性药物时，采用单药或联合两种细胞周期特异性化疗药物、增加药物暴露频次的化疗，增加给药次数或延长给药时间、减少每次给药剂量的方式，这样可以增加药物抗肿瘤疗效，减少不良反应。为了保证总体剂量不减少，在减少单次给药剂量的同时，增加药物暴露机会是化疗给药的主要方式。对于中度分化的肿瘤组织，强调加用分子靶向药物来保证抗肿瘤的治疗效果。紫杉醇是一种抗微管药物，分次给药的机制建立在肿瘤生长动力学的概念之上，多次给药可以减少肿瘤耐药细胞的出现和生长，延长紫杉醇在体内的最低有效血药浓度，导致肿瘤细胞最大程度的杀伤，减少单次大量给药的不良反应。紫杉醇周疗法或持续小剂量给药方法在胃癌、食管癌、卵巢癌、乳腺癌等肿瘤中的疗效已得到证实。5-氟尿嘧啶（5-FU）是一种广谱抗肿瘤药物，半衰期短，主要杀伤S期细胞，抗肿瘤作用有明显的时间依赖性，长期持续滴注5-FU，可维持恒定的血药浓度，使肿瘤细胞暴露于药物的时间延长，持续杀伤不断增殖进入S期的细胞，提高抗肿瘤作用；同时持续小剂量给药较单次给药明显减少恶心、呕吐、骨髓抑制等不良反应，考虑可能与化疗药物血药浓度的峰值有关。但持续5-FU滴注的腹泻及黏膜炎的发生率较高，治疗期间需积极防治。类似的做法还有纳米白蛋白紫杉醇的周疗法给药在胰腺癌、胃癌、非小细胞肺癌的营养不良患者中的应用，长春瑞滨联合5-氟尿嘧啶在一些鳞癌营养不良患者治疗中的应用等。利用肿瘤组织或细胞所具有的特异性结构分子为靶点，使用能与这些靶分子特异性结合的药物，特异性地杀伤肿瘤细胞的治疗。针对有驱动基因的患者，疗效好，不良反应小，对营养不良的肿瘤患者，尤其是营养不良发生率高的消化道肿瘤是可选方案之一。

恶性肠梗阻与肿瘤组织类型、临床分期等相关。有效的抗肿瘤治疗为梗阻肠道的再通提供了基本保障，能经口进食、营养状态良好又是保证抗肿瘤治疗顺利进行的前提。恶性肠梗阻的内科治疗要兼顾抗肿瘤药物治疗、营养支持、代谢调节、心理支持、对症治疗等综合的药物干预。

6. 修复肠道屏障　肠道黏膜屏障由机械屏障、化学屏障、免疫屏障与生物屏障共同构成。通常情况下，人体肠道内微生物群构成一个对抗病原体的重要保护屏障，发挥产生供结肠吸收利用的短链脂肪酸的代谢功能、合成大量人体所需营养物质的代谢功能、肠道局部体液免疫抗炎功能和对抗有害细菌功能。肠道梗阻破坏了微生态菌群的稳定性，使肠道定植抵抗力大为降低，导致肠道中潜在性病原体（包括条件致病菌）的定植和入侵。细菌移位是指存在于肠腔内的细菌及其产生的毒素穿过肠黏膜屏障，进入肠系膜淋巴结、门静脉系统，继而进入体循环和肝、脾等器官，导致腹腔感染、脓毒症、多器官功能衰竭等致死性并发症。恶性肠梗阻导致患者肠道菌群失调、肠屏障功能障碍和免疫力下降，并导致大量的细菌移位不能被机体免疫力及时完全清除，在肠道以外繁殖和释放内毒素，引起细胞炎症因子浓度升高，导致机体处于严重的炎性状态下。在梗阻状态开始缓解的最初时机，应积极采取恢复肠道菌群平衡和为肠黏膜上皮细胞提供营养底物的措施，修复肠屏障功能。临床通常采取的措施是强化补充益生菌、益生元和谷氨酰胺。

总之，在肿瘤患者代谢支持治疗技术的快速进步、化疗不良反应防治效果的显著提升、新型抗肿瘤药物的潮涌般出现、抗肿瘤药物治疗认识的不断深入等多种因素的促动下，恶性机械性肠梗阻的综合性药物治疗谱写了新的生命协奏曲。

（陈永兵　李苏宜　贾平平）

参 考 文 献

1. Tuca A，Guell E，Martinez-Losada E，et al. Malignant bowel obstruction in advanced cancer patients：

epidemiology，management，and factors influencing spontaneous resolution． Cancer Manag Res，2012，4：159-169．

2. Paul Olson TJ，Pinkerton C，Brasel KJ，et al． Palliative surgery for malignant bowel obstruction from carcinomatosis：a systematic review． JAMA，2014，149（4）：383-392．

3. 饶本强，石汉平．恶性肠梗阻：技术、情感和希望的博弈．肿瘤代谢与营养电子杂志，2017，4（2）：136-143．

4. 于世英，王杰军，王金万，等．晚期肿瘤患者合并肠梗阻治疗的专家共识．中华肿瘤杂志，2007，29（8）：637-640．

5. Laval G，Arvieux C，Stefani L，et al． Protocol for the treatment of malignant inoperable bowel obstruction：a prospective study of 80 cases at Grenoble University Hospital Center． J Pain Symptom Manage，2006，31（6）：502-512．

6. Ripamonti CI，Easson AM，Gerdes H． Management of malignant bowel obstruction． Eur J Cancer，2008，44（8）：1105-1115．

7. 犹东，潘志刚．恶性肠梗阻11例临床分析．宁夏医学杂志，2009，31（7）：630-631．

8. 昊铁成，邵永孚．恶性肠梗阻诊治进展．国际外科学杂志，2007，34（10）：658-659．

9. Anthony T，Baron T，Mercadante S，et al． Report of the clinical protocol committee：development of randomized trials for malignant bowel obstruction． J Pain Symptom Manage，2007，34（1 Suppl）：S49-59．

10. Dans M，Smith T，Back A，et al． NCCN Guidelines Insights：Palliative Care，Version 2． 2017． J Natl Compr Canc Netw，2017，15（8）：989-997．

第2章

恶性肠梗阻的病因学、病理解剖学和病理生理学

一、病因学

恶性肠梗阻是指由难治性腹腔内肿瘤或非腹腔内原发肿瘤伴有明确腹膜内病灶，出现Treitz韧带以下部位的肠梗阻，是晚期肿瘤患者的常见并发症。卵巢癌患者中发生恶性肠梗阻的比例高达51%，结直肠癌患者中的比例为28%，黑素瘤、乳腺癌和肺癌这类非腹腔内原发肿瘤导致的腹腔内转移病灶也可以引起肠梗阻。

恶性肠梗阻可根据发生时间分为：①恶性肿瘤确诊时存在的肠梗阻；②肿瘤复发时出现的肠梗阻，常是生命终结的危险因素。根据梗阻部位分为小肠梗阻［又分为高位小肠梗阻（十二指肠及空肠上段梗阻）及低位小肠梗阻（回肠末端梗阻）］和结肠梗阻。

肠梗阻是由肠腔内容物通过障碍引起的，最常见的病因可归纳为机械性和非机械性两类。针对恶性肠梗阻而言，机械性肠梗阻的病因又可以分为：①肠腔外占位性病变导致梗阻。原发肿瘤增大或复发，肠系膜和网膜肿块，腹腔或盆腔粘连、放疗后纤维化等压迫肠壁。②肠腔内占位性病变导致的梗阻。肿瘤在肠腔内生长所致。③肠壁内占位性病变导致梗阻。肿瘤在肠壁内生长导致肠运动障碍。非机械性肠梗阻的病因包括动力性和血运性等，比如：①肿瘤浸润肠系膜或肠壁肌肉和神经，或肿瘤累及腹腔神经丛；②假性肠梗阻，化疗药物所致的神经损害、副癌综合征性神经病变（尤其多见于肺癌患者）、副癌性假性肠梗阻（图2-1）。

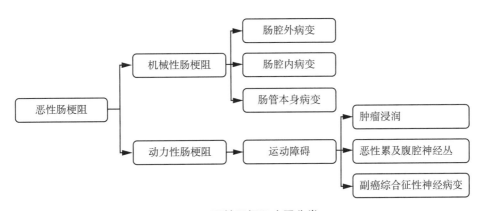

图2-1 恶性肠梗阻病因分类

肿瘤患者发生肠梗阻的原因也可以分为良性因素和恶性因素，良性因素如术后或放疗后出现的小肠粘连、肠扭转、腹内疝和结肠造口旁疝以及年老体弱者粪便嵌顿。恶性因素是由肿瘤盆腹腔种植转移、局部复发和吻合口复发导致的机械性梗阻可能合并存在便秘、炎性水肿、肿瘤及治疗引起的纤维化、电解质紊乱或恶病质、肠道分泌减少、肠道菌群失调、肠道动力异常及药物不良反应等情况，都会引起病情进一步进展及恶化。良性因素所致肿瘤术后肠梗阻的发生率占恶性肠梗阻的3%～48%，即便是明确存在恶性肿瘤病灶的肠梗阻患者，考虑良性因素致病的可能性也是有必要的。良性因素和恶性因素导致肠梗阻的临床表现常难以区分，对于大多数患者而言，体格检查并不能够帮助明确引起恶性肠梗阻的病因。腹部X线平片能够提供肠梗阻的证据，却不能够明确肠梗阻的病因，CT和MRI检查有助于发现肠梗阻的部位和肠梗阻潜在病因，因而术中病理检查仍是病因诊断的金标准。对于良性因素导致的肠梗阻采取手术治疗可以获得良好的效果，而对于恶性因素引起的肠梗阻行手术治疗，其术后再次梗阻的发生率为57%，手术死亡率为13%，预后差于良性因素引起的肠梗阻。因此，提高临床诊断水平，明确肠梗阻病因可以更有利于制订合理的治疗措施。

汇总近年来恶性肠梗阻的临床资料发现，良性因素和恶性因素在恶性肠梗阻发生中都占有重要比例，其中良性因素占46.7%，恶性因素占53.3%，在考虑导致恶性肠梗阻良性因素的同时更要考虑恶性因素的可能，为临床诊断和治疗提供指导（表2-1）。

表2-1　229例恶性肠梗阻病因统计

肿瘤类型	总例数	良性因素		恶性因素	
		例数	占百分比（%）	例数	占百分比（%）
结直肠癌	41	21	51.2	20	48.8
胃、结直肠癌	68	38	55.9	30	44.1
胃、结直肠癌	68	38	55.9	30	44.1
结肠癌、小肠癌和其他腹部癌	52	10	19.2	42	80.8
合计	229	107	46.7	122	53.3

（一）肿瘤相关的病因

肿瘤本身造成的占位、压迫，肿瘤侵袭转移，肿瘤并发炎症、水肿及放、化疗并发症等均可引起肠梗阻。在中老年患者结肠梗阻最常见的原因是恶性肿瘤，即使在以前有过急性假性结肠梗阻病史的患者也不能轻易排除并发恶性肿瘤的可能性。

肿瘤造成肠梗阻的机制：①盆腹腔肿瘤压迫肠管，造成肠腔狭窄；②肠壁内的占位性病变造成肠腔狭窄；③肿瘤侵犯肠神经丛，导致局限性或弥漫性肠梗阻；④肿瘤引起肠套叠，比如黑素瘤和肾癌小肠转移；⑤副肿瘤综合征导致的假性肠梗阻。

由肿瘤因素导致的肠梗阻，是晚期肿瘤治疗中的一个难题，放、化疗往往难以缓解症状，外科手术治疗也难以达到根治目的，患者预后较差。因此，认识恶性肿瘤导致肠梗阻的病因，早期预防和准确诊断对于延长患者的生存时间、改善生活质量具有重要意义。

1.小肠肿瘤　小肠肿瘤种类繁多，其中恶性肿瘤以腺癌、平滑肌肉瘤、恶性淋巴瘤及类癌多见，良性肿瘤以平滑肌瘤、腺瘤、脂肪瘤最常见。肠梗阻是小肠肿瘤的常见症状，并且多为慢性不完全性肠梗阻。当小肠恶性肿瘤广泛浸润肠壁，形成环形狭窄，或于肠腔之外浸润压迫肠管时可出现肠梗阻症状。肠梗阻症状多为恶性肿瘤的晚期表现，缩窄型和肿块型癌易引起肠梗阻。约2/3的空、回肠肿瘤以肠梗阻为首发症状。高位小肠梗阻发生于近端空肠腺癌，临床表现为恶心、呕吐，呕吐物为含有胆汁的肠液，腹胀不明显。低位小肠梗阻发生于远端空肠、回肠梗阻，呕吐物为粪汁样肠液，可见肠蠕动波和肠型，可闻及气过水声。此外，良性肿瘤腔内生长也可以引起肠梗阻，腔外生长也可以因肠扭转引发闭袢性肠梗阻，发生部位肠段相对固定，近端肠管的蠕动推动作用有可能使此段肠段位置改变、折角或旋转，导致包含病变部位肠管在内的一段肠管扭转。回盲部扭转罕见，约占肠梗阻的1%，腹部手术是诱发回盲部扭转的直接原因（图2-2），盆腔肿瘤也使其容易发生扭转。小肠肿瘤常引发肠套叠导致肠梗阻，据报道，成人肠套叠病例中65%～70%是由恶性肿瘤引起的，如果仅考虑小肠套叠，这一比例降至30%～35%。Roviello等报道21例肾癌小肠转移的患者中发生肠套叠的占8例（38.1%）。吴利明报道9例肠套叠引起肠梗阻中有3例是高龄结肠癌。

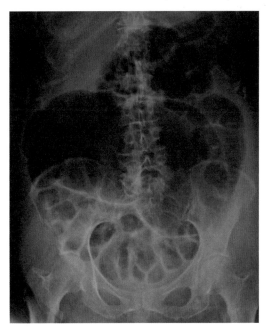

图2-2　腹部X线平片"咖啡豆"征

盲肠扭转使得小肠显著扩张，胀气扩大的小肠横径超过邻近小肠肠曲横径1倍以上，如马蹄形，相邻的边缘紧靠在一起，形似咖啡豆

2.结肠肿瘤　结肠肿瘤最主要的类型是结肠腺瘤和腺癌。肠梗阻以左半结肠癌多见，因为肿瘤多为浸润型，因此容易导致肠腔的环形狭窄（图2-3），表现为慢性低位肠梗阻，便秘、腹胀明显，恶心、呕吐症状不明显。右半结肠癌病情相对隐匿，容易引起结肠梗阻，由于回盲瓣的存在，使梗阻肠袢的两端封闭成为闭袢性肠梗阻。除了结肠梗阻以外，临床上还存在假性结肠梗阻，即具有肠梗阻的症状与体征而实际上无机械性肠梗阻的一种临床综合征，继发于颅内肿瘤与血肿、腹部外科手术、小细胞肺癌、癌性恶病质、多发性骨髓瘤、急性髓性白血病和肿瘤侵犯腹膜后腰交感神经节。

3.直肠肿瘤　在直肠癌的进展期，由于癌肿堵塞肠腔，临床上出现肠梗阻症状，肠鸣音亢进，腹部X线检查可观察到气液平面（图2-4）。肛门指检可触及环形增生的直肠内肿瘤，可以完全堵塞肠道管腔。此外，在直肠癌发生梗阻后，如果仅行近端乙状结肠单腔造口，远端封闭，即使封闭端的直肠无食饵性内容物，但是肠腔仍会有分泌性内容物，当内容物增多时，依然会引起闭袢性肠梗阻，亦可发生肠坏死、穿孔，但多呈慢性经过。整个结肠高度扩张，可有全身中毒症状。

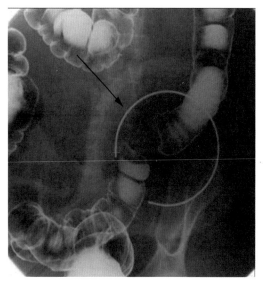

图2-3　恶性肠梗阻典型的"苹果核"征

狭窄段两端是癌性溃疡的环堤，中央的管腔狭窄段是癌性溃疡形成的癌性通道

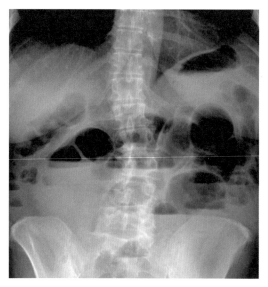

图2-4　"阶梯状"气液平面

肠梗阻患者腹部X线平片显示"阶梯状"气液平面，呈现高低不平、宽窄不一的气液平面

4.胃肠道间质瘤　胃肠道间质瘤（gastrointestinal stromal tumomr，GIST）是一类起源于胃肠道间叶组织的肿瘤，占消化道间叶肿瘤的大部分。GIST肿瘤一般在消化道内呈腔内生长，直径较大的肿瘤在临床上常出现不明原因的腹部不适、隐痛、恶心和呕吐等肠梗阻症状。

5.腹膜肿瘤　腹膜假黏液瘤（pseudomyxoma peritonei，PMP）和腹膜间皮瘤发展到一定程度后会影响肠道通畅，引起不同程度的肠梗阻。

6.肠系膜肿瘤　肠系膜肿瘤大多数是实质肿块，恶性肿瘤约占60%，常见肿瘤包括淋巴瘤、纤维肉瘤、神经纤维肉瘤、平滑肌肉瘤和恶性组织细胞瘤等。实体肿瘤以小肠系膜发生多见。临床上常表现为原因不明的持续性或间歇性不全肠梗阻，腹部包块的出现先于其他症状。恶性肿瘤或化疗等因素可以引起纤维蛋白渗出增多，进而机化形成纤维性包裹，造成腹茧症，后者是一种以不完全性机械性肠梗阻及腹部包块为特点的腹部疾病，由纤维膜包裹全部或部分小肠而导致。

7. 腹膜后肿瘤　原发性腹膜后肿瘤起源于腹膜后的间充质和淋巴结，但不包括腹膜后器官（如肾、肾上腺和胰腺等）的肿瘤。其中，60% ～ 80% 为恶性肿瘤，包括软组织肿瘤、胚胎残留组织肿瘤、淋巴造血系统肿瘤及其他少见的肿瘤。在软组织肿瘤中又以脂肪源性最常见，其余还包括神经、纤维和肌肉组织等起源的肿瘤。腹膜后肿瘤于腹膜后宽大的疏松结缔组织间隙中生长，肿瘤较小时症状和体征通常不明显，肿瘤较大时可出现腹部包块、腹痛、腹胀、呕吐、排便困难等肠梗阻表现。

8. 妇科肿瘤　妇科肿瘤与肠梗阻之间关系较密切，一方面与解剖因素相关，另一方面与肿瘤的发生、发展及其生物学特性有很大的关系。卵巢癌引起的肠梗阻在妇科恶性肿瘤中最为常见。晚期卵巢癌肠梗阻发生率为 5% ～ 40%，虽然卵巢癌肠梗阻可以由良性因素引起，如放疗后的肠损伤，但是大多数肠梗阻是由卵巢癌肠转移造成的（图2-5），约占 94%，其中，后者的高危因素包括卵巢癌的分期、手术中肿瘤残留灶、弥漫型肠转移，尤其累及小肠。多数晚期卵巢癌所致肠梗阻可以经手术治疗缓解，所以应当加强对卵巢癌肠转移导致肠梗阻的处理。

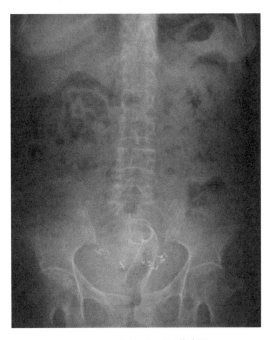

图 2-5　肠道支架

腹部 X 线平片显示转移性卵巢癌并发肠梗阻患者接受肠道支架置入术治疗。支架扩张充分并被置于适当的位置

9. 类癌　类癌（carcinoid）又称类癌瘤（carcinoid tumor），是一组发生于胃肠道和其他器官嗜铬细胞的新生物，可发生于食管到直肠消化管中的任何部位，但以阑尾、直肠和回肠最为好发。有时由于肿瘤的纤维组织增生可导致腹膜粘连、肠扭转甚至肠梗阻（图2-6）。此种肿瘤能分泌 5- 羟色胺（血清素）、激肽类、组胺等生物学活性因子，引起

血管运动障碍、胃肠症状、心脏和肺部病变等，称为类癌综合征（carcinoid syndrome）。

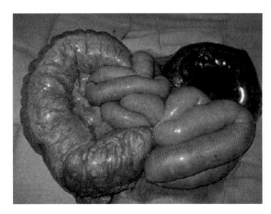

图2-6　乙状结肠扭转引起乙状结肠坏死和近端结肠扩张

（二）肿瘤治疗相关的病因

1.手术后肠梗阻　腹部手术造成创伤、腹腔内细菌感染引起腹膜炎或腹腔内积血、积液引起腹腔内无菌性炎症和术后早期肠动力障碍易导致术后早期炎症性肠梗阻，症状多发生在术后3～7天，90%出现在术后2周内。腹腔手术过程中手套的滑石粉、淀粉、纱布和敷料落下的纤维碎、各种缝线刺激导致的肉芽肿等异物反应引起腹腔内感染，局部炎症粘连、周围肠管或组织包裹医源性异物等继发性的病理改变，部分患者可因此产生机械性肠梗阻。毕Ⅱ式胃大部切除术后出现并发症十二指肠残端瘘可引起十二指肠液进入腹腔导致局部或弥漫性腹膜炎，后者可引起麻痹性肠梗阻症状。毕Ⅱ式胃大部切除术或胃空肠吻合术后还可以引起空肠输入袢梗阻和空肠输出袢梗阻。腹部消化道手术常见并发症还有吻合口瘘，根据发生部位可分为胃肠吻合口瘘、肠肠吻合口瘘、胰肠吻合口瘘和胆肠吻合口瘘，均可造成急性弥漫性化脓性腹膜炎，导致麻痹性肠梗阻的发生。胆道手术涉及胆总管时常需要放置T管，T管长臂经腹壁引出体外进行胆道的减压引流。T管压迫十二指肠可造成十二指肠梗阻。妇科肿瘤手术因素引起的肠梗阻一般表现为麻痹性肠梗阻或机械性肠梗阻，偶可见手术后急性假性肠梗阻。妇科肿瘤腹盆腔多次手术并给予腹腔灌注化疗、放疗等，粘连性肠梗阻、肠蠕动减慢粪便梗阻、肿瘤性粘连形成肠梗阻可能性大。盆腔肿瘤术后放疗可致粘连性肠梗阻，多发生在放疗术后半年左右，其特点为肠管水肿、扩张肥厚、肠管广泛粘连，肠袢之间形成"瘢痕"样愈合，严重者肠管与腹壁、盆腔周围粘连呈"冰冻"状态。

2.放射治疗相关性肠梗阻　盆腹腔恶性肿瘤（如泌尿系肿瘤、妇科肿瘤和结直肠癌）行放射治疗后，若防护措施不当，会发生肠道放射性损伤，发生部位主要取决于原发肿瘤的部位或者放疗的部位。放射治疗常导致粘连性肠梗阻，表现为典型的机械性肠梗阻，因照射导致肠管及周围组织受损，肠壁出现充血水肿、渗出和炎症细胞浸润，形成肠管的粘连，广泛粘连的肠管与管壁纤维化在修复过程中呈现瘢痕样愈合过程。肠管纤维化导致肠管挛缩狭窄。小肠正常解剖结构被肠管广泛且不规则的粘连与挛缩狭窄而破坏，导致小肠成角畸形，小肠多段扩张与空虚形成。患者可出现慢性腹痛、大便次数增多、黏液便、血便、里急后重、肛门坠胀、排便困难、恶心呕吐及不同程度的吸收不良。

3.药物治疗相关性肠梗阻　药物治疗相关性肠梗阻是指由用药继发的肠道功能性或器质性损害，导致肠腔内容物运行受阻，临床出现不同程度的腹痛、腹胀、呕吐、停止排气排便，体检时可发现肠型和肠蠕动波，甚至存在腹肌紧张和压痛、包块、肠鸣音亢进或消失等肠梗阻的特征性表现，可以合并水和电解质平衡紊乱，甚至休克等严重情况。

抗肿瘤药物可因局部刺激作用而影响直肠排便反射，形成便秘，继之发生低位性肠梗阻。阿糖胞苷、长春新碱等抗肿瘤药物通过直接毒性作用使肠道内环境发生改变或直接损害肠壁自主神经而导致肠梗阻。据 Dorchin 报道，51例非霍奇金淋巴瘤或急性淋巴细胞白血病的患者使用长春新碱治疗后有13例（25%）发生肠梗阻和便秘。据杨林海报道，儿童急性淋巴细胞白血病首次 VDLP 方案（长春新碱、柔红霉素、门冬酰胺酶和泼尼松）诱导化疗后发生肠梗阻的人数为43例（17.48%）。据余英豪报道，211例急性白血病或非霍奇金淋巴瘤患者在荷兰莱登大学医疗中心接受阿糖胞苷为主要药物的治疗，有18例患者出现麻痹性肠梗阻症状。此外，腹腔内抗癌药物灌注化疗等，对于肿瘤周围正常腹膜是一种刺激，容易导致腹膜纤维化，形成广泛纤维粘连，造成小肠梗阻。

大环内酯类抗生素如红霉素等，有较强的拟胃动素作用，在肠道手术后用药，可因消化道结构改变而扰乱肠动力模式，使肠内容物运送发生障碍而致肠梗阻，比如，许多胃肠肿瘤手术后出现的"胃肠瘫"。许多麻醉药可以直接抑制肠蠕动，导致麻痹性肠梗阻。

（三）全身因素相关的病因

电解质紊乱：肿瘤患者由于长期使用利尿药、大量放腹水、呕吐、腹泻等原因，容易诱发低钠低钾性肠麻痹，低钠、低钾等电解质紊乱引起的肠道水肿及麻痹，可以进一步导致肠梗阻的发生。而且肠梗阻时肠道吸收功能会发生明显减弱而且渗出分泌增多，导致水、电解质在肠腔内积聚增多，由于肠壁水肿和毛细血管通透性增加，大量血浆、组织间液在肠腔、腹腔、肠壁中积存，无法参与机体的循环，实际上等于液体成分的丢失，加之呕吐、禁食和胃肠减压，都可以加重脱水、低钾和低钠。电解质紊乱与肠梗阻两者之间形成恶性循环。

（王　超　张　俊）

参 考 文 献

1. Davis MP，Feyer PC，Ortner P，et al. Preface. Supportive Oncology. Saint Louis：W. B. Saunders，2011：xiii.

2. 于世英，王杰军，王金万，等. 晚期肿瘤患者合并肠梗阻治疗的专家共识. 中华肿瘤杂志，2007（8）：637-640.

3. Anthony T，Baron T，Mercadante S，et al. Report of the clinical protocol committee：development of randomized trials for malignant bowel obstruction. J Pain Symptom Manage，2007，34（1 Suppl）：S49-59.

4. 吴俊东，庄业忠，黄文河，等. 胃、结直肠癌术后良、恶性肠梗阻病因分析. 现代肿瘤医学，2007，15（5）：672-674.

5. 李巨泉. 胃、结直肠癌术后良、恶性肠梗阻病因分析. 中国卫生产业，2013，27：142-143.

6. 刘洪全，刘典夫，盖凤. 恶性肠梗阻的诊断方式与治疗方案探讨. 中国实用医药，2013，8（28）：27-28.

7. Steele Scott R，Hull Tracy L，Read Thomas E. The ASCRS Textbook of Colon and Rectal Surgery. The third editon，2016，Cleveland：Springer：669-695.

8. Bellio G，Cipolat Mis T，Kaso G，et al. Small bowel intussusception from renal cell carcinoma metastasis：a case report and review of the literature. J Med Case Rep，2016，10（1）：222.

9. 吴利明. 急性肠梗阻165例临床分析. 临床医学，2017，37（10）：82-83.

10. Mellar PD，Petra CF，Petra O. Supportive Oncology. The first edition，2011，Cleveland：Elsevier：326-341.

11. 屠铮，崔恒，李小平，等. 卵巢上皮性癌合并肠梗阻22例临床分析. 中国妇产科临床杂志，2008，9（4）：259-261.

12. 贾明. 直肠癌术后放疗后肠梗阻10例诊治体会. 临床医药文献电子杂志，2016，3（58）：11491.

13. Dorchin M，Masoumi Dehshiri R，Soleiman S，et al. Evaluation of neuropathy during intensive vincristine chemotherapy for non-Hodgkin's lymphoma and Acute Lymphoblastic Leukemia. Iran Ped Hematol Oncol，2013，3（4）：138-142.

14. 杨林海，刘兀兀，谢志伟，等. 急性淋巴细胞白血病患儿首次诱导缓解化疗合并肠梗阻的临床分析. 中国小儿血液与肿瘤杂志，2018，23（1）：35-37.

二、病理解剖学

由于肠梗阻发生的病因、位置、发生时间存在差异，导致肠梗阻病理变化也存在很大差异。肠梗阻发生后梗阻肠壁受损导致其结构和功能发生改变，肠腔内气体、液体和电解质产生潴留，伴随肠黏膜屏障功能的破坏，肠壁通透性增加，液体发生渗出进入腹腔，加之呕吐使水、电解质丢失，梗阻肠腔内压力升高推压膈肌，影响人体呼吸功能，如果伴有静脉回流障碍会出现心功能不全。梗阻肠壁发生血供障碍同时合并发生肠腔内细菌繁殖异常、肠道内菌群失调、会产生内毒素，引起细菌移位、败血症和毒血症，严重时会导致中毒性休克或多系统、多器官功能障碍综合征（multiple organ dysfunction syndrome，MODS）和弥散性血管内凝血（disseminated intravascular coagulation，DIC）（图2-7）。

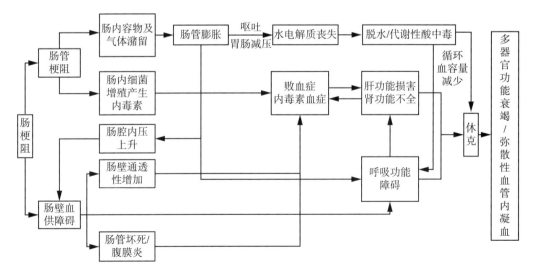

图2-7 肠梗阻病理生理变化

（一）肠腔内病变

正常人体胃肠道每日分泌约 8000 ml 的消化液，绝大部分会被小肠黏膜吸收，以保持体液平衡。肠道一旦出现梗阻，肠腔便会开始积聚气体和潴留液体。而且在梗阻的早期，伴随肠道吸收功能减弱会出现肠道内容物增多，24 小时后肠道分泌功能加强，加重肠道内容物的大量积聚，导致体液在第三间隙的丢失。这些变化易造成机体缺水、血容量减少及酸碱平衡失调，但其变化可因梗阻部位的不同而有所差别：高位小肠梗阻的患者会呕吐出过多胃液，伴随液体电解质含量的丧失而产生电解质紊乱与酸碱失衡，由于肠液和胆汁 pH ＞ 7.0，钠离子、钾离子的损失多于氯离子的损失，再加上组织灌注不足和禁食易出现脱水和低氯、低钾性代谢性碱中毒情况；低位小肠梗阻虽然呕吐情况比高位少见，但是梗阻以上肠腔中会稽留大量的液体，等于丢失于体外，在低血容量和缺氧情况下酸性代谢产物增多，合并缺水、少尿造成的肾排酸和重吸收 HCO_3^- 能力减弱，出现严重的代谢性酸中毒。值得注意的是，当酸中毒纠正后，钾会向细胞内转移，随着患者尿量的增加，排出的钾也会增多，所以更容易出现低钾血症。

患者肠道内的气体包括肠腔内细菌发酵后产生的气体和肠道液体中 HCO_3^- 和胃酸等中和后产生的 CO_2 和从口中吞咽的空气，其中，70% 的空气为氮气，然而氮气不能被肠黏膜吸收，虽然 CO_2 占比多但易被吸收，并不是产生肠胀气的主要成分。正常人的胃肠道内气体体积约为 100 ml，而且正常状态下肠道内压力仅为 0.11 ～ 0.22 kPa，大部分气体经过空、回肠吸收，但出现梗阻后肠管扩张，气体和液体潴留会造成肠腔内高压，高压力又会引起肠道高分泌，导致肠腔压力进一步升高，造成"分泌—扩张—分泌"恶性循环。此外，梗阻以上肠管会因为积气积液而发生扩张、肠壁变薄。肠腔加剧扩张又会引起腔内压力增加，当其压力超过静脉压时会累及肠壁静脉使其发生淤血、曲张和血栓形成，使肠壁发生缺血性改变。若肠壁压力进一步升高甚至还会引起动脉供血障碍，使肠壁严重缺血、缺氧，最后发生穿孔。肠管扩张可以推动膈肌上移，腹式呼吸减弱影响肺内气体交换导致呼吸困难，血液中 CO_2 潴留，PCO_2 升高，出现呼吸性酸中毒，并且肠管膨胀引起腹腔内压力升高会压迫下腔静脉及下肢静脉，引起回心血量减少，影响有效循环血量，出现低血容量休克。此外，腹腔内压力＞ 20 mmHg 可以产生腹腔间室综合征（abdominal compartment syndrome，ACS）导致心血管、肺、肾、腹腔内脏、腹壁和颅脑功能障碍，腹内高压、严重腹胀合并少尿和呼吸窘迫是腹膜间室综合征的特征性症状。体内代偿性调节使患者在手术治疗前血压与脉搏的改变并不明显，但在麻醉后，由于机体失去代偿性调节作用，休克的临床症状可迅速表现出来。若同时合并细菌毒素的作用，会导致肠管缺血坏死、穿孔，可形成急性弥漫性腹膜炎，危及患者生命。

（二）肠壁病变

肠梗阻发生时不仅会影响肠道平滑肌的运动能力还会累及肠壁的血供，而且梗阻肠管黏膜上皮会发生脱落，出现黏膜下血肿并伴有绒毛坏死、脱落，比如绞窄性肠梗阻病变处静脉回流障碍常先于动脉阻断出现，导致动脉血仍不断流向肠壁、肠腔，病变处肠段缺血缺氧、物质代谢和能量供应出现障碍进而引起细胞膜上离子泵功能失调，引起胞内离子平衡紊乱，出现水、电解质丢失甚至酸碱平衡失调，进而破坏胞内粗面内质网、溶酶体等其他细胞结构，由此构成了肠梗阻损伤肠道黏膜上皮细胞的病理学基础。比如，钾离子丢失会引起肠壁肌张力减退，导致肠腔膨胀。肠壁结构的破坏会进一步加剧肠道平滑肌的损伤，最终引起肠道防御屏障的破坏。发生完全性肠梗阻时，肠内压增高会发生肠壁静脉回流受阻，毛细血管和淋巴管淤滞，引发肠壁充血水肿，液体外渗。在闭襻性肠梗阻中，肠内压可明显增加导致小动脉血流受阻，引发点状坏死和穿孔。此外，比利时学者Babu研究证实在小鼠术后肠梗阻模型中，肠上皮细胞中存在氧化应激和凋亡过程，此过程受到肿瘤坏死因子α（tumor necrosis factor，TNF-α）和蛋白生物合成抑制剂（cycloheximide，CHX）协同介导，是肠梗阻发生时肠上皮细胞屏障功能受损的重要基础，肠黏膜结构损坏和屏障功能破坏促使了肠道细菌移位的发生，引发全身性炎症反应，在低位小肠梗阻或结肠梗阻时更明显，因肠腔内有较多的细菌，在未解除梗阻时，因静脉反流存在障碍，肠内毒素不易被吸收，一旦解除梗阻血液循环开始恢复后，大量毒素被吸收而出现脓毒症、中毒性休克。因此，在解除梗阻之前应首先清除肠道内稽留的感染性肠液。肠黏膜结构损坏和屏障功能破坏还可以发生肠壁的穿孔甚至破裂，发生弥漫性腹膜炎，危及患者生命。

交感神经和副交感神经共同支配肠道运动功能，而且交感神经和副交感神经会受到中枢神经系统调节。复杂的神经调控网络系统中任何部位发生障碍都会影响消化道的运动功能，都有可能引发肠梗阻。在发生肠梗阻时，各种刺激增强会促使肠管活动增加。如果梗阻长时间不被解除，肠蠕动又会由快逐渐变弱甚至消失，出现肠麻痹症状。动脉瘤型小肠恶性淋巴瘤引起肠梗阻时，肿瘤会破坏受累肠段的肠壁肌层及神经丛而使肠腔扩张，使其两端狭窄形成动脉瘤样改变。腹部手术操作、药物作用及水电解质平衡失调会引起兴奋性神经元功能低下，抑制性神经元功能亢进，导致麻痹性肠梗阻的发生。

（三）肠腔外病变

胃肠道肿瘤或卵巢肿瘤发生腹腔转移，腹膜上或种植在肠壁上的转移灶发展到一定程度会压迫肠管引起肠梗阻，发生于腹膜后的肿瘤也可侵犯/压迫肠管引起肠梗阻，如腹膜后脂肪肉瘤、恶性纤维组织细胞瘤、平滑肌肉瘤、腹膜后横纹肌肉瘤、起源于腹膜后的节细胞神经瘤和生殖细胞肿瘤。

肿瘤治疗过程中采用的放射治疗或腹部手术可引起粘连性肠梗阻的发生，其粘连形成的病理变化过程是一种纤维增生的炎症反应，粘连成角，肠扭转、肠管以腹壁黏着点为支点发生扭转，系膜黏着扭转等因素产生的粘连性肠梗阻常可发展成为机械性、完全性、绞窄性和闭襻性肠梗阻，若不及时解除梗阻原因，则会发展为肠坏死的严重程度，其发生的病理机制主要有肠腔的大量积气积液和肠壁的血循环障碍，由此导致肠屏障功能障碍，引起全身性炎症反应，甚至多器官功能衰竭综合征，后者在肠梗阻的病例中发生率为18.2%，感染和休克是MODS的主要致病因素。

综上所述，恶性肠梗阻随梗阻的类型和梗阻的程度不同而有不同的改变，高位小肠梗阻容易出现水、电解质与酸碱失衡。低位小肠梗阻易有肠腔膨胀、感染和中毒。绞窄性肠梗阻常引起休克。结肠梗阻或闭襻性肠梗阻容易出现肠穿孔、腹膜炎。如治疗不及时或处理不当，无论何种类型的肠梗阻都有可能出现上述的病理生理改变。

（王　超　张　俊）

参 考 文 献

1. 吕云福，邹声泉，詹文华，等. 肠梗阻的诊断治疗学. 北京：人民卫生出版社，2007：92-126.
2. Babu D，Soenen SJ，Raemdonck K，et al. TNF-alpha/cycloheximide-induced oxidative stress and apoptosis in murine intestinal epithelial MODE-K cells. Curr Pharm Des，2012，18（28）：4414-4425.
3. 周永坤，许振国，朱勇. 肠梗阻诊断治疗. 北京：人民军医出版社，2014：17-19.

三、病理生理学

（一）恶性肠梗阻引起的肠壁及肠腔内压力的改变

肠腔膨胀、积气积液：肠梗阻后梗阻以上的肠腔内积聚了大量的气体和液体，这时肠压增高，使肠管扩张，腹部膨胀。肠管内的气体 70% 是咽下的，30% 是由血液弥散和肠腔内容物腐败、发酵而产生的。积聚的液体主要是消化液，如胆汁、胰液、胃液、肠液等。肠梗阻时，一方面因肠壁静脉受压，消化液吸收减少；另一方面肠内压增高可以刺激肠黏膜，促使腺体分泌更多的消化液。此外，肠压增高压迫肠壁静脉使其回流受到障碍，加上缺氧使毛细血管通透性增高，大量液体渗入腹腔和肠腔。进而腹胀使腹压上升，膈肌升高，腹式呼吸减弱，影响下腔静脉回流，导致呼吸、循环功能障碍。

（二）恶性肠梗阻引起的水电解质和酸碱平衡紊乱

肠梗阻发生后，肠腔内液体积聚在梗阻部位，导致梗阻近段肠腔扩张。肠腔扩张，肠壁变薄，肠道对液体和电解质的吸收能力下降。积聚在梗阻部位的液体和分泌物进一步刺激肠液分泌。从而形成了分泌—扩张—分泌的恶性循环。肠梗阻导致肠腔内压力增高，导致肠壁静脉回流障碍，毛细血管及小静脉淤血，肠壁充血水肿。肠壁血供受阻，导致肠壁坏死、穿孔。肠腔内大量液体积聚，细菌繁殖，引起全身病理生理改变。主要临床表现为体液丧失、水电解质紊乱，进而酸碱失衡。

胃肠道的分泌液每日约为 8000ml，在正常情况下绝大部分被再吸收。急性肠梗阻患者，由于不能进食及频繁呕吐，大量丢失胃肠道液，使水分及电解质大量丢失，尤以高位肠梗阻为甚。低位肠梗阻时，则这些液体不能被吸收而潴留在肠腔内，等于丢失于体外。另处，肠管过度膨胀，影响肠壁静脉回流，使肠壁水肿和血浆向肠壁、肠腔和腹腔渗出。如有肠绞窄存在，更丢失大量液体。这些变化可以造成严重的缺水，并导致血容量减少和血液浓缩，以及酸碱平衡失调。但其变化也因梗阻部位的不同而有差别。如为十二指肠第一段梗阻，可因丢失大量 Cl^- 和酸性胃液而产生碱中毒。一般小肠梗阻，丧失的体液多为碱性或中性，Na^+、K^+ 的丢失较 Cl^- 为多，以及在低血容量和缺氧情况下酸性代谢物剧增，加之缺水，少尿所造成的肾排 H^+ 和再吸收 $NaHCO_3$ 受阻，可引起严重的代谢性酸中毒。严重的缺钾可加重肠膨胀，并可引起肌无力和心律失常。特别是当酸中毒纠正后，钾向细胞内转移，加之尿多、排钾，更易突然出现低钾血症。

（三）恶性肠梗阻引起的腹腔间室综合征

腹腔间室综合征又称为腹腔筋膜室综合征或腹腔间隙综合征，是由于不同因素导致腹腔内压非生理性、进行性、急剧升高，引起腹腔内器官和相关的腹外器官系统功能损害的一种临床综合征。在恶性肠梗阻的病理状态下，腹压会升高，达到一定程度后对人体各器官功能产生不良影响，持续一定时间后，影响多个器官血流及功能，可发生器官功能不全甚至衰竭，最终发展为腹腔间隔室综合征。主要原因有：①腹壁顺应性降低，腹壁缺血、腹腔内水肿等均可使腹壁顺应性降低；②腹腔内容物增加，恶性肠梗阻伴随的腹腔重度感染、脓肿、腹膜炎、腹腔内巨大肿瘤、腹内器官的严重水肿、大量腹水、恶病质、低蛋白血症等均导致大量液体、气体潴留在肠内等可使腹腔内压迅速升高，发生腹腔间隔室综合征；③恶性肠梗阻患者过量补液、过快补液，尤其是含超量晶体时，可引起腹压急剧升高进而引起腹腔间隔室综合征。

（四）恶性肠梗阻引起的肠道菌群移位肠源性感染及微生物学组学研究

"细菌移位"一词，是指肠腔内的细菌和（或）内毒素，通过某种途径越过肠黏膜屏障，进入肠系膜淋巴结、门静脉系统，继而进入体循环以及肝、脾、肺等器官的过程。肠道是人体最大的细菌库，定植约1500种细菌，数量可达100万亿个，主要以拟杆菌门和硬壁菌门为主（＞90%），还有少量放线菌门和变形菌门细菌，这些细菌共同构成复杂的微生态系统，执行着重要的生理功能，如营养吸收与代谢、机体免疫发育与成熟、病原体定植抵抗等。以往对肠道菌群屏障功能的研究主要集中于病原体定植抵抗，主要关注肠道共生菌对条件致病菌（包括外源性病原体）的竞争限制作用，肠道共生菌通过抑制肠道致病菌的过度生长，防止肠道细菌感染的发生。但在肠源性感染条件下，肠道菌群的变化以及在细菌移位形成的作用，以往研究相对较少。多位学者的研究发现，肠道缺血-再灌注损伤病理条件下，肠道菌群结构和组成的改变，主要表现为肠道共生菌减少，条件致病菌尤其是变形菌门细菌明显增加，肠道菌群多样性降低，肠道菌群严重失衡。众多的研究表明，肠道微生物屏障损伤可能成为肠源性感染形成的基础，在炎症性肠病（克罗恩病）患者肠道菌群研究发现，肠黏膜溃疡区域细菌菌群组成明显不同于非溃疡区。其正常共生菌显著减少，病原体定植增加，这可能为肠道细菌移位发生提供了必要条件。小肠移植患者肠道菌群失衡的出现，亦表明肠道微生物屏障损伤与细菌移位发生的密切联系。除此之外，关于肠道菌群失衡与细菌移位形成的关系，最直接的证据来自于脓毒症患者肠道菌群的研究，进一步证实肠道菌群失衡是脓毒症发生发展的基础。肠道菌群失衡，即微生物屏障功能损伤，是肠道细菌移位形成的微生物学基础。恶性肠梗阻时由于长时间消化液堆积，正常细菌生长受到限制，肠道菌群多样性降低，肠道菌群严重失衡，细菌移位至外周血、肠系膜淋巴结、肝、脾等器官导致全身性感染及MODS，且细菌移位出现与菌群失衡严重程度呈正相关。

肠道屏障是人体最重要且最复杂的屏障系统，主要由3部分组成，即上皮屏障、微生物屏障和黏膜免疫屏障。尽管在肠道定位分布不同，三者之间相互联系，共同抵御肠道细菌和毒素侵入机体。关于肠道菌群与黏膜免疫相互作用的关系，以往主要应用无菌或悉生动物模型研究，发现肠道菌群对黏膜免疫系统的发育和成熟具有至关重要的作用；但肠黏膜免疫细胞如何影响菌群结构和组成的研究相对较少。最近，有学者以食蟹猴作为动物模型，应用具有淋巴细胞清除功能的CD52单抗处理动物，特异性清除肠黏膜淋巴细胞，诱导肠黏膜免疫屏障损伤，发现肠道菌群失衡随黏膜淋巴细胞的清除而加剧，此后伴随肠黏膜淋巴细胞的恢复，肠道菌群亦渐趋恢复正常，表明肠黏膜淋巴细胞改变可影响肠道微生物屏障的完整性。两者间的互作效应提示，在病理条件下肠道菌群失衡与肠黏膜免疫屏障损伤是同时存在的，共同在细菌移位中起作用。

有学者应用肠源性致病性大肠埃希菌灌胃小鼠，诱导肠道菌群紊乱，发现肠上皮紧密连接超微结构破坏，紧密连接结构蛋白分布异常，并伴有肠道细菌移位发生，表明肠道菌群失衡可能诱导肠上皮屏障损伤，共同在肠源性感染发生时起作用。肠道缺血－再灌注损伤动物模型亦观察到肠上皮紧密连接破坏以及黏膜炎症细胞浸润，可见，肠道菌群、肠上皮屏障和黏膜免疫系统对急性肠损伤的响应是协调一致的，共同参与细菌移位的形成。肠屏障整体结构与功能的损伤以及肠道菌群的移位是所有肠道感染发生的基础。在恶性肠梗阻患者中，肠道细菌菌群失调是必然的病理变化，肠道细菌组学的变化，以及菌群失调也是其病理生理机制中的重要一环。

（五）恶性肠梗阻导致的肠壁麻痹与神经内分泌的变化

肠道的运动模式是受神经、体液机制调控的，特别是与肠道神经系统的激活相关。共有3种神经系统控制胃肠道的运动：副交感神经系统（parasympatheticnnervousnsystem，PNS）、交感神经系统（sympatheticnnervousnsystem，SNS）和肠道内在神经系统（intrinsicnnervousnsystem，INS）。PNS兴奋可以使肠道蠕动增加，而SNS兴奋可以抑制肠道蠕动。神经反射对胃肠道动力的抑制被认为是引起肠壁麻痹的主要原因之一。INS是指消化道的壁内神经丛，包括肌间神经丛和黏膜下神经丛，有感觉、中间和运动神经元，彼此交织成网。黏膜下神经丛主要调节消化道腺体和内分泌细胞的分泌，肠内物质的吸收及局部血流的控制；肌间神经丛主要支配平滑肌细胞，参与对消化道运动的控制。结肠和小肠的INS不同，结肠平滑肌之间缺乏如小肠平滑肌之间的紧密连接，不能如合胞体样协调活动。因此，结肠细胞的收缩更依赖于外部神经调节。肠道原发肿瘤时，结肠内在神经系统激发的移动复合波（migratingnmotorncomplexes，MMC）频率较低，只能由外在神经系统和神经递质的刺激才能恢复功能，且MMC只能激发蠕动，不能使各部分蠕动协调，所以结肠功能最早出现异常。

肠道运动功能在肠道梗阻时变化巨大，其能够显著地被内源或外源性因素影响而失去节律。自主神经系统在调节胃肠运动中有重要作用。副交感神经（迷走神经）通过诱导肠肌间神经丛释放乙酰胆碱刺激肠运动；交感神经通过减少乙酰胆碱释放而抑制肠道的运动，这是控制肠运动的重要生理机制之一。肠道梗阻初期，肠道由于腹膜刺激以及相关体液因素引起蠕动加快，随着炎症因子增多以及肠道水肿的增加，腹膜刺激或肿瘤因子以及炎症反应引起内脏神经丛增加交感输出神经激活，副变感与交感神经之间的平衡被打破，最终结果是引起肠运动减缓，但肠梗阻后期肠麻痹过程应该还有其他的因素和机制参与了肠麻痹的发生过程。

尽管已知胃肠道激素如促胃动素、血管活性肠肽对肠道蠕动功能具有调节作用，另有研究发现P物质拮抗剂可能对抑制肠麻痹有效。身体内产生的少量一氧化氮（nitric oxide，NO）对胃肠道运动是有力的抑制剂，其机制是通过局部作用于肠肌间神经丛。在动物实验中发现使用NO合成抑制剂可以减轻术后肠麻痹。另外，内源性的阿片物质也对肠麻痹发生有作用，但可能作用较小。尽管已有了许多的研究，但胃肠道激素、神经递质和其他体液因子在恶性肠梗阻引起的肠麻痹的具体作用机制仍不是十分明确。

（六）恶性肠梗阻不同时期的细胞因子及免疫分子变化

随着科研能力的提升，越来越多的研究表明，炎症介质可能在肠梗阻的发展过程中发挥重要作用。多位学者研究发现其中可能的机制是：胃肠道组织创伤、水肿、肿瘤坏死后引起细胞因子及其他炎症介质释放，抑制了胃肠道运动功能。当有严重炎症反应时，肠麻痹以及肠道功能丧失也将严重。在肠道肌层中有无数的白细胞，其中巨噬细胞最为丰富，一些研究发现在腹部肠蠕动增快或者肿瘤生长时，这些静止的巨嘴细胞将被激活而分泌许多的活性物质，如NO、通过环氧化酶2的作用而产生的前列腺素，以及其他一些前炎症细胞因子如IL-6、IL-1β、TNF-α和单核细胞趋化蛋白1等。还有研究表明，仅仅是小肠的牵拉或者剧烈运动也可以导致远离小肠部位的胃及结肠的运动减缓，表明还存在着其他或联合的机制参与了肠梗阻肠麻痹的发病。尽管有许多因素在术后影响胃肠道运动功能，但仍没有一种机制或途径可以完全解释其作用。

（七）恶性肠梗阻相关的MODS

肠道作为食物消化吸收的场所，拥有巨大的吸收面积，需直面大量的"异物"，面对大量的细菌和毒素以及各种各样的抗原，因此除了行使消化吸收的功能外，防止"异物"的入侵也是其一大职责。肠黏膜屏障是防止"异物"入侵的主要保障，屏障功能的受损在肠道菌易位中起着重要的作用。

恶性肠梗阻由于肠黏膜水肿、神经节细胞功能障碍以及自主神经系统失衡等因素，使肠道动力发生障碍，造成细菌及毒素的滞留。上述因素共同促进了细菌及毒素的易位，引起了全身炎症反应的发生。肠道菌群改变所致的感染是恶性肠梗阻引起全身多器官功能障碍主要的病理生理改变之一。通过动物实验及一些临床研究发现，细菌及毒素异位通过受损的肠黏膜屏障进入肠道淋巴管离开肠道门静脉，并认为细菌和毒素激活肝库普弗细胞等炎症细胞，引起全身炎症反应。"肠系膜淋巴"假说认为：肠淋巴中的肠源性因子是创伤或低血容量性休克引起急性肺损伤的关键。这一假说揭示了肠道在严重创伤或休克后与MODS的内在联系。恶性肠梗阻时肠管严重水肿渗出、肠黏膜受损，使得肠道的免疫系统激活，造成全身炎症反应及MODS。

另外，恶性肠梗阻患者长时间消耗导致营养、心肺功能均异常，更易出现MODS。

（八）恶性肠梗阻与血栓形成

恶性肠梗阻导致血栓主要存在于下肢静脉、腹腔静脉、肺动脉。其中腹腔血管血栓形成的主要原因为：恶性肠梗阻导致肠腔内压力增高，肠壁静脉回流障碍出现，肠壁的毛细血管及小静脉淤血，局部充血水肿。肠壁血供受阻，血管流速下降，血液流变学改变导致附壁血栓形成。下肢血管血栓形成主要因为腹腔内压力增加、转移瘤以及原发肿瘤压迫下腔静脉引起回流不畅，血管血栓形成。肺动脉血栓多为静脉血回流入心脏后伴随着微小的血栓、炎性介质等引起肺动脉血管栓塞继发血栓形成。

（九）恶性肠梗阻与恶病质

恶性肠梗阻中恶病质以胃癌、胰腺癌、食管癌、结直肠癌等多见。恶病质是一组消耗症状的总称，临床表现以持续性骨骼肌丢失（伴有或不伴有脂肪组织丢失）为特征，且不能被常规营养支持完全缓解。可在肿瘤生长的早期阶段即可出现，并不一定是传统思想里的骨瘦如柴、病入膏肓。

恶性肠梗阻伴随恶病质的核心表现为骨骼肌丢失和功能损伤，常规营养支持不能完全缓解。骨骼肌是人体重要的器官，骨骼肌蛋白质占人体总蛋白质的50%～75%，在机体蛋白质代谢和氮平衡维持中起着十分重要的作用。骨骼肌消耗导致蛋白质合成减少和分解增加，损伤组织和器官功能，使患者生活质量严重下降，增加并发症的发生率和病死率。

恶病质的病因复杂，总的来说，其发生机制可以从病理生理学机制和临床机制两种解释。肿瘤患者和肿瘤组织发生了代谢学的改变，恶性肿瘤本身产生肿瘤物质通过激活一系列的信号通路扰乱组织的正常修复，分解代谢加速，合成代谢减慢，导致组织丢失。临床上恶性肠梗阻患者主要因食欲缺乏、恶心、呕吐、腹胀、腹痛等进食障碍导致营养素热量摄入不足。还包括化疗药物及感染等引起的味觉嗅觉的改变等。恶病质的出现预示着患者生存期的短暂，晚期恶性肠梗阻患者如无高能量营养支持，恶病质是较为常见的临床表现。

（王　炜　刘立新　陈永兵）

参 考 文 献

1. 王庭槐. 生理学. 9版. 北京：人民卫生出版社，2018：178-182.

2. 王建枝，钱睿哲. 病理生理学. 9版. 北京：人民卫生出版社，2018：22-28.

3. 吴孟超. 黄家驷外科学. 7版. 北京：人民卫生出版社，2008：1488-1489.

4. 边志民. 不同营养支持方案对直肠癌患者术后发生肠梗阻影响的研究. 中国卫生标准管理，2015，6（14）：95-98.

5. 程学远，黄忠. 丙氨酰-谷氨酰胺强化肠外营养对结肠癌合并肠梗阻患者炎症反应及免疫功能的调节作用. 中国现代医学杂志，2016，26（9）：110-114.

6. 冯莉霞，王华庆. 恶性肿瘤患者合并低钾血症治疗的研究现状. 医学综述，2013，19（18）：3310-3312.

7. 陈孝平，汪建平. 外科学. 8版. 北京：人民卫生出版社，2013：373-379.

8. Balogh ZJ, Malbrain M. Resuscitation in intra-abdominal hypertension and abdominal compartment syndrome. Am Surg, 2011, 77（Suppl 1）：3l-33.

9. 黎介寿. 腹腔间室综合征. 肠外与肠内营养，2004，11（6）：322-323.

10. Sender R，Fuchs S，Milo R. Are we really vastly outnumbered？Revisiting the ratio of bacterial to host cells in humans. Cell, 2016, 164（3）：337-340.

11. 张晏昶. 术后早期炎性肠梗阻90例诊断与治疗. 中国实用医刊，2012，39（21）：16-17.

12. 蔡长茂，陈恩德，陈燕婵，等. 肠梗阻大鼠小肠黏膜屏障功能变化的实验研究. 中国基层医药，2014，21（5）：647-649.

13. 张志明，张才全. 不同类型肠梗阻内毒素移位时段变化的实验研究. 中国普通外科杂志，2007，16（4）：389-390.

14. Al-Sadi R, Ye D, Said HM, et a1. IL-1 β-induced increase in intestinal epithelial tight junction permeability is mediated by MEKK-1 activation of canonical NF-KB pathway. Am J Pathol, 2010, 177（5）: 2310-2322.

15. 张秀荣. 肠道菌群粪便涂片检查图谱. 北京：人民军医出版社，2005：66-68.

16. 马飞国. 丙氨酰谷氨酰胺对老年肠梗阻患者急性炎症反应及免疫功能的影响. 海南医学院学报，2016，22（20）：2409-2412.

17. 蔡丽婷，何琼，艾修云，等. β-arrestin2通过破坏肠上皮屏障功能而促进小鼠肠炎. 实用医学杂志，2017，33（14）：2291-2294.

18. Turner JR. Intestinal mucosal barrier function in health and disease. Nat Rev Immunol, 2009, 9（11）: 799-809.

19. 杨烨建，张劲丰，蔡惠兴. 肠道菌群失调原因、细菌耐药性调查及治疗探讨. 中华医院感染学杂志，2006，16（1）：83-85.

20. 谢小丰，葛建君. 微生态制剂对绞窄性肠梗阻肠道菌群失调的治疗. 中国医药导刊，2014，16（6）：1024-1025.

21. 付文政，张春泽，贾岩峰. 肠道内菌群结构与大肠肿瘤的相关性. 中国中西医结合外科杂志，2016，22（2）：120-123.

22. 顾国胜，任建安，黎介寿. 结肠粘膜表面保护系统与肠道菌群. 中国实用外科杂志，2003，23（2）：118-120.

23. 中华医学会肿瘤学分会国家卫生计生委医政医管局. 中国结直肠癌诊疗规范（2015版）. 中华胃肠外科杂志，2015，18（10）：961-973.

24. 谢尚奎，任东林，吴印爱，等. 机械性肠梗阻患者血浆内毒素移位变化及临床意义. 中华消化外科杂志，2011，10（5）：385-386.

25. 梁启新，汪晓明，于庆生. 奥曲肽治疗恶性肠梗阻早期炎症皂临床疗效及安全性评价. 中国临床药理学志，2016，32（7）：603-605.

26. 马鸣花，霍介格. 恶性肠梗阻的中西医治疗进展. 中国中医急症，2011，20（2）：295-297.

27. 刘刚，王育红，张炎. 生长抑素对恶性肠梗阻患者免疫功能的影响. 中国新药杂志，2012，21（12）：1377-1380.

28. 徐永成，许岸高. 大肠癌的流行病学和病因研究. 医学综述，2005，11（7）：615-616.

29. 周海潮. 奥曲肽治疗恶性肠梗阻早期炎症的临床疗效及安全性评价. 健康周刊，2017，41（12）：6-7.

30. 汪建平，詹文华. 胃肠外科手术学. 北京：人民卫生出版社，2005：265-268.

31. 陈孝平，汪建平，赵继宗. 外科学. 9版. 北京：人民卫生出版社，2018：226-228.

32. 周永坤，许振国. 肠梗阻诊断治疗. 北京：人民军医出版社，2017：166-168.

33. 李辉，冯志鹏，高鹏，等. 恶性肠梗阻手术风险的评估. 齐鲁医学杂志，2015，30（1）：24-25，28.

34. 王宇. 普通外科学高级教程. 北京：人民军医出版社，2014：186-192.

35. 朱维铭，李宁，吴性江，等. 急性肠系膜血管闭塞时肠道的处理. 中国实用外科杂志，2006，26（10）：780-783.

36. 杨越波，李小毛，向阳. 子宫肿瘤. 北京：人民军医出版社，2011：190.

37. Fearon K, Strasser F, Anker SD, et al. Definition and classification of cancer cachexia: an international consensus. Lancet Oncol, 2011, 12（5）: 489-495.

38. Tisdale MJ. Cancer cachexia. Curr Opin Gastroenterol，2010，26（2）：146-151.

39. 中国抗癌协会肿瘤营养与支持治疗专业委员会.恶液质患者营养治疗指南. 肿瘤代谢与营养电子杂志，2015，2（3）：27-31.

40. 许雯雯，王淑安，邹征云. 肌肉微环境与恶液质的发生、发展. 肿瘤代谢与营养电子杂志，2017，4（3）：247-249.

41. Fearon KC，Voss AC，Hustead DS，et al. Definition of cancer cachexia：effect of weight loss，reduced food intake and systemic inflammation on functional status and prognosis. Am J Clin Nutr，2006，83（6）：1345-1350.

42. 米磊，郑红梅，张坚，等. 细菌移位与癌性恶液质的关系及对恶液质患者结局的影响. 中华临床营养杂志，2012，20（2）：69-73.

43. 邹志英，柏屏，倪元红，等. 恶性肠梗阻患者家庭肠外营养支持与护理. 实用临床医药杂志，2005，9（6）：17-18.

44. 吴海涛，王畅，李薇. 肿瘤恶液质的诊治. 肿瘤代谢与营养电子杂志，2018，5（3）：225-229.

第3章

恶性肠梗阻的临床表现

当肿瘤直接或间接引起肠腔内容物的正常流动受阻时，就会发生恶性肠梗阻。梗阻发生的部位以小肠最为常见，占全部肠梗阻的70% ~ 75%，而大肠梗阻约占25%；梗阻原因可能是功能性的（肿瘤引起肠道生理功能异常），也可能是机械性的；就梗阻程度而言，肠梗阻又可分为完全性和不完全性肠梗阻；根据梗阻发生的时间进程，梗阻相关症状可急性出现，亦可较为缓慢出现。因此，恶性肠梗阻的临床表现也是多种多样的，本章将重点介绍恶性肠梗阻的症状和体征。

一、症状

恶性肠梗阻患者的主要表现包括腹痛、恶心呕吐、腹胀、停止排气排便等，根据既往研究结果发现，恶性肠梗阻患者中，恶心的发生率为90% ~ 100%，呕吐的发生率为87% ~ 100%，腹痛的发生率为72% ~ 80%，腹胀的发生率为56% ~ 90%，停止排气、排便的发生率为85% ~ 93%。这些症状的表现及严重程度则根据梗阻原因、梗阻部位和梗阻程度而有所不同。

（一）腹痛

腹痛常为恶性肠梗阻患者最早出现的症状。

在机械性肠梗阻患者中，腹痛常表现为阵发性绞痛，这是由于梗阻部位以上的肠管剧烈蠕动多引起，常突然发作，逐步加剧至高峰，持续数分钟后缓解。绞痛的性质多与梗阻部位相关：小肠梗阻相关的疼痛常为脐周绞痛，如果患者主诉短时间内的剧烈绞痛，常提示空回肠梗阻或高位小肠梗阻；急性空肠梗阻时绞痛较剧烈，常每2 ~ 5分钟发作1次，在一阵肠鸣或排气后有所缓解；低位回肠也会出现绞痛，但因为继发的肠胀气抑制了小肠的蠕动，所以疼痛程度较轻；而十二指肠和上段空肠梗阻后，则会因为呕吐所带来的减压作用而导致绞痛较轻；相比之下，大肠梗阻时疼痛更稳定，更为局限，但也有一部分为阵发性绞痛。当病程发展至晚期，梗阻部位以上的肠道则会因为过度膨胀而导致收缩力减弱，表现为绞痛的程度和频率都降低。

对于麻痹性肠梗阻患者中，多不出现绞痛，而仅仅表现为持续性胀痛，这多是由于肠管的广泛扩张所致。

对于血管性肠梗阻患者，由于各种原因造成的肠壁缺血，多表现为持续的、剧烈的、部位固定的腹痛。

需要注意的是，若腹部绞痛的间歇期不断缩短，或疼痛呈持续性或阵发性加剧，应警惕是否发展为绞窄性肠梗阻；若疼痛性质转变为持续性剧烈全腹刺痛，应警惕肠穿孔。

（二）恶心、呕吐

恶性肠梗阻的患者常表现为恶心、呕吐，早期表现为反射性呕吐，呕吐物多为胃内容物，而后期为反流性呕吐。恶心呕吐的严重程度多因梗阻部位的高低而不同，梗阻部位越高，呕吐越早、越频繁、越剧烈。高位小肠梗阻时，恶心、呕吐出现的时间较早，多于进食后 45 ～ 60 分钟出现，且呕吐物常为水样（胃液和十二指肠液）或胆汁样。低位小肠梗阻时，患者在进食数小时后或一天中稍晚时候诉说恶心及呕吐。而结肠梗阻时，由于回盲瓣可以一定程度的阻止反流，故早期可不表现为呕吐，但后期回盲瓣因肠腔过度充盈而关闭不全时亦会有较剧烈的呕吐，呕吐物可为粪样液体，或有粪臭味。绞窄性肠梗阻时，呕吐物为血行或棕褐色。

（三）腹胀

腹胀一般在肠梗阻发生一段时间后才出现，腹胀的程度与梗阻部位有关：高位小肠梗阻由于频繁呕吐而多无腹胀；低位小肠梗阻或结肠梗阻腹胀明显，且随着病程的发展而逐渐加重。麻痹性肠梗阻时，最初即因全部肠管扩张而导致腹胀明显。

（四）停止排气、排便

恶性肠梗阻患者根据梗阻程度的不同，停止排气排便的严重程度亦不同。病程早期、不全肠梗阻患者可表现为便秘、有排气无排便，随着梗阻程度的加重，患者多表现为间断停止排气、排便，而完全性肠梗阻的患者，排气、排便则完全消失。但需要注意的是，高位小肠梗阻在病程最初的 2 ～ 3 天，如果梗阻部位以下肠腔内积存有粪便和气体，则仍可以出现排便和排气，甚至由于大量肠道菌群造成粪便液化造成短暂的腹泻；而绞窄性肠梗阻和血管性肠梗阻患者，由于存在不同程度的肠壁坏死，可能出现血便或脓血便。

（五）并发症

恶性肠梗阻患者发病过程中，除腹痛、恶心呕吐、腹胀、停止排气排便四大典型表现外，病程中还可能出现其他症状。

前面章节已经讲到，绝大部分恶性肠梗阻患者都伴有肠液或者胃液的大量丢失，从而导致体内酸碱失衡和水、电解质紊乱，临床上多表现为乏力、口渴、呼吸过速等脱水表现，而电解质紊乱尤其是严重低钾血症者常表现为乏力、心慌等，如果不能及时纠正，甚至可导致意识障碍、低血容量性休克等严重并发症。

恶性肠梗阻患者由于肠管极度扩张、肠黏膜受损、肠道菌群异位甚至入血，会导致肠道感染，多表现为畏寒、发热等，如果肠腔内压力急剧升高，常继发肠穿孔，从而导致腹腔感染，严重者可发展为感染中毒性休克。

（六）合并症

恶性肠梗阻患者不仅仅具有梗阻所导致的相关症状，还会合并原发肿瘤和治疗原发肿瘤过程中所带来的临床表现，如恶病质（恶性肿瘤导致）、腹水（腹膜转移导致）和神经内分泌症状（见于副肿瘤综合征的假性肠梗阻）等。

二、体征

对于恶性肠梗阻患者的体格检查要求全面而不失重点，这样才能对患者的病情有一个正确的评估。

恶性肠梗阻患者常伴有明显的脱水，查体过程中可能存在口唇黏膜干燥、眼窝及双颊内陷，也可能存在心动过速、直立性低血压和尿量减少。发热可能与感染（如脓肿）或肠梗阻的其他并发症（缺血或坏死）有关，尽管发热提示感染，但没有发热并不能排除感染，尤其是对于年龄较大或免疫功能受损的患者。

恶性肠梗阻患者的腹部体征是整个体格检查过程中的重点。

对于大部分急性肠梗阻患者，腹部视诊可发现不同程度的腹部膨隆。多项回顾性研究表明，腹部膨隆是恶性肠梗阻患者最常见的临床检查体征，56% ～ 65%的患者会出现这一表现。虽然与近端小肠梗阻相比，远端小肠梗阻患者的恶心、呕吐可能较轻，但其腹部膨隆更为严重。而肠道细菌发酵也会产生大量的气体蓄积，从而加剧腹部膨隆。然而，并不是所有的恶性肠梗阻患者均会出现腹部膨隆，闭袢性肠梗阻患者的腹部膨隆可能十分轻微。在慢性肠梗阻或者腹壁较薄的病例中，还可以看到肠形和蠕动波。腹部视诊时还应寻找任何手术瘢痕，以及腹壁疝（包括切口疝）或腹股沟区域的疝的证据，这些有利于鉴别良性疾病导致的肠梗阻。

肠鸣音的变化可间接反映肠梗阻病程的发展。在机械性肠梗阻的早期，当绞痛发作时，在梗阻部位常可闻及肠鸣音亢进，甚至是高调金属音，而随着病程的发展，肠腔严重扩张，肠鸣音就会变得低沉；如果肠腔进一步扩张，肠壁蠕动减弱，肠鸣音会逐渐减弱。而麻痹性肠梗阻患者或者肠梗阻并发腹膜炎时，肠蠕动极度减少，肠鸣音甚至会完全消失。

恶性肠梗阻患者梗阻部位以上的肠管呈扩张状态，导致全腹叩诊呈过清音或鼓音。但充满液体的肠袢将导致叩诊呈浊音。如果肝脏叩诊呈鼓音而非浊音，可能提示腹内游离气体。轻叩时即出现疼痛应高度警惕肠穿孔造成弥漫型腹膜炎的发生。

腹部触诊时，如果是肿瘤直接堵塞肠腔引起的机械性肠梗阻，往往可触到相应的肿块。直肠指检也可以触及位于中低位的直肠肿块，辅助定位梗阻部位。触诊过程中必须注意患者有无压痛、反跳痛及腹肌紧张，协助鉴别是否合并肠穿孔、腹膜炎。

（齐长松）

参 考 文 献

1. 陈灏珠，林果为，王吉耀. 实用内科学. 14版. 北京：人民卫生出版社，2013.
2. 季加孚，刘巍，李萍萍，等. 姑息医学的艺术与科学. 长沙：中南大学出版社，2016.
3. 国家卫生计生委合理用药专家委员会. 消化道恶性肿瘤合理用药指南. 北京：人民卫生出版社，2017.
4. Ripamonti C，Easson AM，Gerdes H. Management of malignant bowel obstruction. Eur J Cancer,

2008，44（8）：1105-1115.

5. Tuca A，Codorniu N，Garzón，et al. Malignant bowel obstruction due to advanced cancer in palliative care：Observational and descriptive study. 5th Research Forum of European Association for Palliative Care；May 2008；Trodheim，Norway. Poster：462.

6. Tuca A，Roca R，Sala C，et al. Efficacy of granisetron in the antiemetic control of nonsurgical intestinal obstruction in advanced cancer：a phase Ⅱ clinical trial. J Pain Symptom Manage，2009，37（2）：259-270.

7. Arvieux C，Laval G，Stefani L，et al. Protocol for the treatment of malignant inoperable bowel obstruction：a prospective study of 80 cases at Grenoble University Hospital Center. J Pain Symptom Manage，2006，31（6）：502-512.

8. Markogiannakis H，Messaris E，Dardamanis D，et al. Acute mechanical bowel obstruction：clinical presentation，etiology，management and outcome. World J Gastroenterol，2007，13（3）：432-437.

9. Perea García J，Turégano Fuentes T，Quijada García B，et al. Adhesive small bowel obstruction：predictive value of oral contrast administration on the need for surgery. Rev Esp Enferm Dig，2004，96（3）：191-200.

10. Sule AZ，Ajibade A. Adult large bowel obstruction：a review of clinical experience. Ann Afr Med，2011，10（1）：45-50.

11. Lau KC，Miller BJ，Schache DJ，et al. A study of large-bowel volvulus in urban Australia. Can J Surg，2006，49（3）：203-207.

12. Oren D，Atamanalp SS，Aydinli B，et al. An algorithm for the management of sigmoid colon volvulus and the safety of primary resection：experience with 827 cases. Dis Colon Rectum，2007，50（4）：489-497.

13. Franke AJ，Iqbal A，Starr JS，et al. Management of Malignant Bowel Obstruction Associated With GI Cancers. J Oncol Pract，2017，13（7）：426-434.

14. Frago R，Ramirez E，Millan M，et al. Current management of acute malignant large bowel obstruction：a systematic review. Am J Surg，2014，207（1）：127-138.

15. Albert T，Ernest G，Emilio M L. Malignant bowel obstruction in advanced cancer patients：epidemiology，management，and factors influencing spontaneous resolution. Cancer Manag Res，2012，4：159-169.

第4章

恶性肠梗阻的实验室检查

肠梗阻是由多种原因所致的急性临床综合征，是常见的外科急腹症，其病因多样，患者发病急，病情发展快，对机体生理影响大，患者死亡率高，预后差。肠梗阻患者常可并发各类疾病，严重者甚至可并发急性肾损伤等，严重危害患者的健康和生命安全，肠梗阻尽管发生原因不同，但都将出现肠管局部和全身一系列病理及生理变化。

一、血常规检查

（一）病理过程

肠梗阻早期正常，梗阻时间较久，出现脱水征时，则可以发生血液浓缩与白细胞增高。白细胞增高并伴有左移时，表示肠绞窄存在。

血红蛋白、血细胞比容因脱水和血液浓缩而升高，与失液量成正比，尿比重升高，多在1.025～1.030，可用来指导液体的输入。白细胞计数对鉴别肠梗阻的性质有一定意义，单纯性肠梗阻正常或轻度增高，非绞窄性肠梗阻的初期缺乏，很少有白蛋白超过1000个/ml，而绞窄性肠梗阻早期就会出现白细胞增高，有时可达（15～20）×10^9/L，中性粒细胞伴随增高。生物化学检查可见乳酸脱氢酶（lactate dehydrogenase，LDH）上升，血清淀粉酶增高。

常规化检查如血常规可提示白细胞、中性粒细胞及血小板有不同程度升高；血红蛋白和血细胞比容升高，提示血液浓缩。凝血功能及D-二聚体检查，可发现凝血机制异常改变，D-二聚体常增高至正常值8倍以上，肝、肾功能检查提示血清磷酸盐、淀粉酶及肌酐磷酸激酶升高，但缺乏特异性。

通常血液化验对肠系膜上静脉血栓形成的诊断没有帮助，代谢性酸中毒以及血清乳酸水平升高可用来判定存在肠坏死，但往往是疾病晚期的表现。

血清乳酸盐测定阳性率可达85.1%～91.4%，但往往出现在动脉性缺血和肠坏死后，对本症早期诊断帮助不大。

（二）检验项目

血液是由血细胞和血浆组成的红色黏稠混悬液。血液通过循环系统与全身各组织器官密切联系，参与机体呼吸、运输、防御、调节体液渗透压和酸碱平衡等各项生理活动，维持机体正常新陈代谢和内外环境的平衡。在病理情况下，造血系统的各种疾病，除直接累及血液外，常会影响全身组织器官，反之各组织器官的病变也可直接或间接引起血液发生相应的变化。因此，血液检验不仅是诊断各种血液病的主要依据，而且对其他系统疾病的诊断和鉴别也可提供许多信息，是临床医学检验中最常用、最重要的基本内容，也是健康普查的重要项目之一。

血液常规检验是对血液中红细胞、白细胞和血小板的数量和质量进行的化验检查。血液常规检验包括3部分内容：白细胞计数和分类，主要用于感染性疾病的筛查和疗效观察；红细胞（red blood cell，RBC）、血红蛋白（hemog lobin，Hb）及其相关参数，主要用于贫血的诊断和鉴别诊断；血小板计数及其相关参数，主要用于出血性疾病的诊断和监测。进行血常规检验不仅仅是为了诊断疾病，更多的是为了与其他疾病相鉴别，以及观察病情变化，因此，常需要连续化验检查。

1. 红细胞检查

（1）红细胞（RBC）计数

男性：$(4 \sim 5.5) \times 10^{12}/\mathrm{L}$。

女性：$(3.5 \sim 5.0) \times 10^{12}/\mathrm{L}$。

新生儿：$(6 \sim 7) \times 10^{12}/\mathrm{L}$。

RBC计数降低：最常见于各种贫血，如消化性溃疡、痔、十二指肠钩虫病、血型不合输血溶血反应、蚕豆病、遗传性球形红细胞增多症、慢性肾衰竭、原发性再生障碍性贫血等，也可见于某些药物的使用，如异烟肼、硫唑嘌呤、酒精等引起的造血原料不足，或抗肿瘤药物、磺胺类药物、保泰松、有机砷、马利兰等对骨髓的抑制。另外，放射照射也可抑制骨髓造血，引起贫血。红细胞数降低也可见于脾功能亢进、大量失血、肝硬化腹水、严重营养不良、尿毒症、肿瘤骨髓转移、慢性炎症、结缔组织病、内分泌系统疾病等。还可继发于某些疾病，如类风湿关节炎、血友病、甲状腺功能亢进、慢性肾功能不全等。

RBC计数增多：可见于原发性红细胞增多性疾病，如真性红细胞增多症、良性家族性红细胞增多症等，也可见于继发性红细胞增多性疾病，如各种先天性心血管病（如房室间隔缺损、法洛四联症）、肺疾病（如肺气肿、肺源性心脏病、肺纤维化、硅沉着病等）、异常血红蛋白病、肾上腺皮质功能亢进等。另外，肾上腺素、糖皮质激素、雄激素、大量失水（如连续呕吐、出汗过多、大面积烧伤等）等也可引起红细胞增多。

注意事项：RBC数量的高低受年龄、性别、精神因素、运动、妊娠等的影响。初生儿的红细胞明显增高，男性儿童6～7岁最低，随着年龄增长而逐渐降低，到25～30岁时达高峰，30岁后有逐渐下降的趋势；女性儿童13～15岁时达高峰，而后受月经、内分泌等因素影响逐渐下降，到21～35岁维持最低水平后又逐渐增高至与男性水平相近。感情冲动、兴奋、恐惧、冷水浴刺激均可使肾上腺素增多，导致红细胞暂时增加；剧烈体力运动和劳动时需氧量增加，红细胞亦可增加；高山地区的居民和登山运动员由于缺氧，红细胞可代偿性增高；长期或多次献血者，红细胞也可代偿性增高；而妊娠中后期的孕妇由于血浆容量增加，6个月至2岁的婴幼儿由于生长迅速而致造血原料相对不足，以及某些老年人造血功能减退都可以导致红细胞减少。另外，RBC在一天内不同的时间存在着波动，上午7：00时出现高峰，随后下降。

检测RBC时，常采集手指末梢或静脉血。正常情况下，由于静脉血的流速比末梢血快，静脉血的检测结果一般比末梢血高10%～15%。采集末梢血时应避免用力挤压，以免挤出大量组织液，从而稀释血液使结果偏低。目前，一般倾向于采集静脉血检测，结果更加可靠、准确。

贫血有许多类型，要区分不同类型，一般情况下需同时检测红细胞计数、血红蛋白含量以及血细胞比容。正常情况下，红细胞与血红蛋白之间呈正比关系，但有些患者，这两者并不成比例。

（2）血红蛋白（Hb）

男性：120～160g/L。

女性：110～150g/L。

新生儿：170～200g/L。

血红蛋白升高：常见于真性红细胞增多症、代偿性红细胞增多症（如发绀型先天性心脏病、慢性肺源性心脏病、脱水等）。

血红蛋白降低：常见于各种贫血、白血病、产后、手术后、大量失血、脾功能亢进等。也可见于肝硬化腹水、严重营养不良、尿毒症、肿瘤骨髓转移、慢性炎症、结缔组织病、内分泌疾病等。

注意事项：血红蛋白升高和降低的临床意义与红细胞升高和降低的意义相同，参见红细胞计数一节。对贫血程度的判断上血红蛋白测定优于红细胞计数。

血红蛋白测定结果与红细胞计数结果不一致常见于大细胞性贫血或小细胞低色素贫血。大细胞性贫血时，血红蛋白浓度相对偏高而红细胞数降低；小细胞低色素贫血时，血红蛋白浓度低于正常，而红细胞计数却可正常。

测定血红蛋白时，常有手指采血和静脉采血。手指采血时应避免用力挤压，以免流入大量组织液，使血液稀释，导致结果偏低，而且血液容易凝固；静脉采血时，用止血带时间不宜过长，最好不超过30秒，否则易致血液浓缩，使结果偏高。患者应结合当时的抽血情况正确看待结果。

（3）红细胞形态：双凹圆盘形，细胞大小相似，直径6～9.5μm（平均7.2μm），淡粉红色，中央1/3为淡染区，胞质内无异常结构。

小红细胞：见于缺铁性贫血、珠蛋白生成障碍性贫血、遗传性球形红细胞增多症。后者常可见中心淡染区消失。

大红细胞：常见于巨幼细胞贫血，也可见于溶血性贫血、恶性贫血等。

巨红细胞：最常见于叶酸及维生素B_{12}缺乏所致的巨幼细胞贫血。如同时存在分叶过多的中性粒细胞则更有助于诊断。

红细胞大小不均：常见于严重的增生性贫血，巨幼细胞贫血时尤为明显。

正常色素性：见于正常人，亦可见于急性失血、再生障碍性贫血和白血病等。

低色素性：常见于缺铁性贫血、珠蛋白生成障碍性贫血、铁粒幼细胞性贫血、某些血红蛋白病。

高色素性：最常见于巨幼细胞贫血。

多色性：多见于溶血性或急性失血性贫血。

细胞着色不一：多见于铁粒幼红细胞性贫血。

球形细胞：主要见于遗传性和获得性球形红细胞增多症（如自身免疫溶血性贫血或烧伤等），偶尔见于小儿，但无临床意义。

椭圆形细胞：见于遗传性椭圆形细胞增多症、大细胞性贫血、偶见于缺铁性贫血、骨髓纤维化、巨幼细胞贫血、镰状细胞贫血。正常人血液中约占1%，但≤15%。

靶形细胞：常见于各种低色素性贫血，尤见于珠蛋白生成障碍性贫血、血红蛋白C病、也见于阻塞性黄疸、脾切除术后状态。

口形细胞：常见于口形红细胞增多症、小儿消化系统疾病引起的贫血，也可见于酒精中毒、某些溶血性贫血及肝病患者等。正常人偶见（＜4%）。

镰形细胞：常见于镰状细胞贫血。

棘形细胞：多见于遗传性或获得性β-脂蛋白缺乏症，也可见于脾切除术后、酒精中毒性肝脏疾病、尿毒症。

新月形红细胞：见于某些溶血性贫血，如阵发性睡眠性血红蛋白尿症。

泪滴形细胞：多见于贫血、骨髓纤维化症，偶见于正常人。

裂红细胞：见于弥散性血管内凝血、微血管病性溶血性贫血、重型珠蛋白生成障碍性贫血、巨幼细胞贫血、严重烧伤等。正常人＜2%。

红细胞形态不整：多见于某些感染或严重贫血，最常见于巨幼细胞贫血。

有核红细胞：常见于溶血性贫血（如新生儿溶血性贫血、自身免疫性溶血性贫血、巨幼细胞贫血等）、造血系统恶性疾病或骨髓转移性肿瘤（如各种急、慢性白血病及红白血病）、慢性骨髓增生性疾病（如骨髓纤维化）、脾切除术后等。

嗜碱性点彩红细胞：见于重金属中毒（如铅中毒）、各类贫血等。

豪焦小体（Howell-Jolly）：最常见于巨幼细胞贫血，也可见于脾切除术后、无脾症、脾萎缩、脾功能低下、红白血病和某些贫血等。

卡波环（Cabot ring）：可见于白血病、巨幼细胞贫血、增生性贫血、铅中毒或脾切除术后。

红细胞内有寄生虫：当患者感染疟原虫、微丝蚴、杜氏利什曼原虫等时，可见红细胞内有相应的病原体。

注意事项：红细胞形态学检查应与血红蛋白测定、红细胞计数结果相结合，才能对贫血的诊断和鉴别诊断有很重要的临床价值。

（4）血细胞比容（hematocrit，HCT）

男性：0.40 ～ 0.54。

女性：0.37 ～ 0.47。

血细胞比容增高：见于真性红细胞增多症和继发性红细胞增多症，以及各种原因引起的血液浓缩，如大面积烧伤、大量呕吐、大手术后、腹泻、失血等；也可见于剧烈运动或情绪激动的正常人。

血细胞比容降低：见于各类贫血。也可见于正常孕妇，以及应用干扰素、青霉素、吲哚美辛、维生素A等药物时。

注意事项：由于贫血种类不同，血细胞比容降低的程度并不与红细胞计数值完全一致。

血细胞比容是形成血液黏度的重要因素，高血压患者血细胞比容增高，可直接影响收缩压和舒张压。血细胞比容可直接影响全血黏度、凝血过程、血液流变性等，故有助于判断某些疾病的发生、发展及转化过程，以及临床疗效观察等。

（5）红细胞平均体积（mean corpuscular volume，MCV）：80～100μm³（fl）。

MCV增高：常见于大红细胞性贫血如巨幼红细胞贫血。

MCV降低：常见于单纯小细胞性贫血、小细胞低色素性贫血（如缺铁性贫血，其常见于慢性痔出血、胃十二指肠溃疡、十二指肠钩虫病、月经过多等、铁幼粒细胞贫血）等。

注意事项：如果标本溶血，结果会偏低。

红细胞平均体积、红细胞平均血红蛋白含量、红细胞平均血红蛋白浓度统称为红细胞平均指数，三者应结合起来考虑，从而作为贫血类型的鉴别依据。其余两项指标见下文。但需注意，即使这三项指标都在正常范围内，也不能排除没有贫血，急性失血、急性溶血性贫血、再生障碍性贫血、球形红细胞增多症、脾功能亢进或一些恶性肿瘤患者的贫血，这三项指标都可在正常参考值范围内。

（6）红细胞平均血红蛋白含量（mean corpsular hemoglobin，MCH）：27～34pg。

MCH增高：常见于大细胞性贫血（如维生素B_{12}和叶酸缺乏引起的贫血、恶性贫血、胃癌或慢性萎缩性胃炎引起的贫血、严重的十二指肠钩虫病引起的贫血等）。

MCH降低：常见于单纯小细胞性贫血、小细胞低色素性贫血。

红细胞平均血红蛋白浓度（mean corpuscular hemoglobin concentration，MCHC）：320～360g/L。MCHC降低常见于小细胞低色素性贫血，如缺铁性贫血、慢性失血性贫血等。

（7）红细胞体积分布宽度（red blood cell distnbution width，RDW）：11.5%～14.5%。

RDW增高：见于缺铁性贫血、β珠蛋白生成障碍性贫血（非轻型）、HbH病、混合型营养缺乏性贫血、部分早期铁缺乏、血红蛋白病性贫血、骨髓纤维化、铁粒幼细胞贫血、巨幼细胞贫血、某些肝病性贫血等。

注意事项：RDW比红细胞形态的观察更客观、准确。但单独RDW检测不足以鉴别诊断贫血，要与MCV结合起来分析。缺铁性贫血和轻型珠蛋白生成障碍性贫血的MCV均降低。但缺铁性贫血时RDW升高，而轻型珠蛋白生成障碍性贫血患者RDW正常。RDW还可用于缺铁性贫血的诊断和疗效观察：RDW可作为早期缺铁的重要指标，当给予铁剂治疗有效时，RDW将比给药前增大，以后逐渐下降至正常水平。

（8）网织红细胞计数（reticulocyte count，RET）

成人：0.005～0.015。

新生儿：0.02～0.06。

网织红细胞增多：常见于溶血性贫血、失血性贫血、放射治疗和化学治疗后、红系无效造血时；也可见于妇女月经后及妊娠期。

网织红细胞减少：见于再生障碍性贫血、溶血性贫血再生障碍性贫血危象时、阵发性睡眠性血红蛋白尿症、急慢性中毒、铅中毒、肾脏疾病、内分泌疾病及多次输血后等。

注意事项：网织红细胞还可用于观察贫血疗效。

例如，缺铁性贫血、巨幼细胞贫血治疗过程中，如果网织红细胞增高，表明治疗有效；如果网织红细胞不增高，则表明治疗无效，须进一步检查。网织红细胞也可用于骨髓移植后监测骨髓造血恢复，如果骨髓移植后第21天，网织红细胞＞15×10⁹/L，常表示无移植并发症；若网织红细胞＜15×10^9/L，且伴中性粒细胞和血小板增高，可能为骨髓移植失败。

网织红细胞计数也可用流式细胞仪检测，其中一些参数指标的临床意义如下：高荧光强度网织红细胞（high fluorescent reticulocyte，HFR）和低荧光强度网织红细胞（low fluorescent reticulocyte，LFR）可作为鉴别诊断指标。例如，溶血性贫血时，网织红细胞计数和HFR、LFR明显增高，而肾性贫血时，HFR增高，LFR降低，网织红细胞不增高；未成熟的网织红细胞比率（immature reticulocyte fraction，IFR）增高见于骨髓移植后造血恢复的早期；网织红细胞成熟指数（reticulocyte maturity index，RMI）增高见于溶血性贫血、特发性血小板减少性紫癜、慢性淋巴细胞白血病、急性白血病、真性红细胞增多症、再生障碍性贫血和多发性骨髓瘤，但特发性血小板减少性紫癜患者的网织红细胞绝对值正常。RMI降低通常与骨髓衰竭或无效造血有关，如巨幼细胞贫血。

（9）红细胞沉降率（血沉，erythrocyte sedimentation rate，ESR）

男性：0 ～ 15mm/h。

女性：0 ～ 20mm/h。

红细胞沉降率加快：感染是最常见的原因。常见于急性细菌性炎症以及慢性炎症如结核病、风湿热、结缔组织病等的活动期。ESR测定可以动态观察患者的病情变化，可作为疾病是否活动的监测指标。也可见于恶性肿瘤、高球蛋白血症（多由系统性红斑狼疮、多发性骨髓瘤、巨球蛋白血症、恶性淋巴瘤、亚急性感染性心内膜炎、肝硬化、慢性肾炎等引起）、贫血（遗传性红细胞增多症和镰状细胞贫血等除外）、组织严重破坏（如较大范围的组织损伤或手术创伤、心肌梗死等）、重金属中毒、高胆固醇血症（多由动脉粥样硬化、糖尿病、肾病综合征、黏液性水肿、原发性家族性高胆固醇血症等引起）等。

红细胞沉降率减慢：一般临床意义较小。主要见于红细胞明显增多、纤维蛋白原含量严重降低时，如真性或相对性红细胞增多症、DIC消耗性低凝血期、继发性纤溶期等。这常需要结合以往的检查结果动态分析后做出判断。

注意事项：患者应尽可能空腹抽血，避免脂血影响检测结果。另外，妇女月经期、妊娠期、幼儿和老年人红细胞沉降率可加快。

红细胞沉降率亦可用于鉴别心肌梗死与心绞痛、胃癌与胃溃疡、盆腔炎性包块与无并发症卵巢囊肿，前者红细胞沉降率明显增加，而后者正常或轻度增加。

（10）嗜碱性点彩红细胞计数

比例：＜3×10^{-4}。

绝对值：＜300/10^{6}红细胞。

点彩红细胞计数增高：主要见于铅、汞、银、铋等金属中毒及硝基苯、苯胺等中毒，以及各类贫血（如溶血性贫血、巨幼细胞贫血、恶性贫血等）、白血病、恶性肿瘤等。

2.白细胞检查

（1）白细胞（white blood cell，WBC）计数

成人：（4.0 ～ 10.0）×10^9/L。

儿童：（5.0 ～ 12.0）×10^9/L。

新生儿：（15.0～20.0）×10⁹/L。

白细胞增加：常见于急性细菌性感染和化脓性炎症、尿毒症、严重组织损伤、传染病、严重烧伤、单核细胞增多症、传染性淋巴细胞增多症、手术创伤后、急性出血或溶血、白血病、恶性肿瘤、心肌梗死、肾移植术后排斥等。

白细胞减少：常见于病毒感染（如流行性感冒）、伤寒、副伤寒、自身免疫性疾病（如系统性红斑狼疮等）、黑热病、再生障碍性贫血、疟疾、极度严重感染、肿瘤化疗后、放射线及镭照射后、非白血病性脾功能亢进、化学物质（如铅、苯等）中毒、长期服用氯霉素等。

注意事项：白细胞异常时，患者经治疗后要复查。另外，新生儿、妇女妊娠期、分娩期、月经期、餐后、剧烈运动后、暴热、严寒及极度恐惧等情况下，白细胞亦可增加。正常人在安静和休息时白细胞数较低，活动或进食后较高；早晨较低，下午较高，一日之间最高值和最低值之间可相差1倍，故不同日期复查时应选择在相同的时间段内，如都安排在上午或下午检查。

（2）白细胞分类计数

中性粒细胞百分比：0.5～0.7或50%～70%。

淋巴细胞百分比：0.2～0.4或20%～40%。

中间细胞或单核细胞百分比：0.03～0.08或3%～8%。

嗜酸性粒细胞百分比：0.005～0.05或0.5%～5%。

嗜碱性粒细胞百分比：0～0.01或0～1%。

中性粒细胞绝对值：（1.8～6.4）×10⁹/L。

淋巴细胞绝对值：（1.0～3.3）×10⁹/L。

中间细胞或单核细胞绝对值：（0.2～0.7）×10⁹/L。

中性粒细胞增多：常见于急性感染或炎症（如急性化脓性胆囊炎、急性胰腺炎、肠缺血或坏死破裂、局限性的轻度感染等），广泛组织损伤或坏死（如严重外伤、手术创伤、大面积烧伤、冻伤及血管栓塞如心肌梗死和肺梗死），急性溶血，急性失血，急性中毒（如汞、铅、催眠药、昆虫毒、蛇毒及植物毒素等的外源性中毒，以及尿毒症、糖尿病酮症酸中毒、子痫、内分泌疾病危象等内源性中毒），恶性肿瘤、粒细胞性白血病、类白血病反应、骨髓增殖性疾病（如真性红细胞增多症、原发性血小板增多症和骨髓纤维化症等）等，也可见于类风湿关节炎、自身免疫性溶血性贫血、痛风、严重缺氧、应用皮质激素、肾上腺素及氯化锂等。

中性粒细胞减少：主要见于伤寒、副伤寒、疟疾、流行性感冒、布鲁杆菌病、麻疹、抗癌药物化疗、化学药物中毒、X线及镭照射、再生障碍性贫血、粒细胞缺乏症、白细胞减少性白血病、自身免疫性疾病（如系统性红斑狼疮等）、重度感染、脾功能亢进（如门脉性肝硬化、班替综合征等）、过敏性休克、长期服用氯霉素等。

核左移：分为再生性左移和退行性左移。再生性左移常见于感染（尤其是化脓性感染）、急性中毒、急性溶血、急性失血等，中度左移提示有严重感染，重度左移常见于粒细胞白血病或中性粒细胞型类白血病反应。退行性左移常见于再生障碍性贫血、粒细胞减低症、严重感染（如伤寒、败血症）等。

核右移：主要见于营养性巨幼细胞贫血、恶性贫血、应用抗代谢药物如阿糖胞苷或

6-疏基嘌呤等之后、炎症恢复期等。在疾病进行期突然出现核右移，常提示预后不良。

嗜酸性粒细胞增高：常见于寄生虫感染、过敏性疾病、某些皮肤病、某些白血病、手术后、烧伤及药物过敏等。

嗜酸性粒细胞减少：主要见于伤寒、副伤寒及使用肾上腺皮质激素后等。

嗜碱性粒细胞增多：常见于过敏性或炎症性疾病（如荨麻疹、溃疡性结肠炎等），骨髓增生性疾病（如真性红细胞增多症、原发性纤维化、慢性粒细胞白血病等），嗜碱性粒细胞性白血病，霍奇金病，癌转移，铅中毒等。

嗜碱性粒细胞减少：临床意义不明。

淋巴细胞增多：常见于病毒性感染（如风疹、麻疹、腮腺炎、传染性淋巴细胞增多症、传染性单核细胞增多症、传染性肝炎等），某些细菌感染（如百日咳、结核、鼠疫等），梅毒，白血病（如急、慢性淋巴细胞性白血病，白血性淋巴肉瘤），肾移植术后等。另外，再生障碍性贫血、粒细胞缺乏症时，由于中性粒细胞显著降低，淋巴细胞可相对增多。

淋巴细胞减少：多见于传染病急性期、放射病、细胞免疫缺陷病、严重化脓性感染、应用肾上腺皮质激素或促肾上腺皮质激素等。

单核细胞增多：常见于某些感染（如亚急性感染性心内膜炎、疟疾、黑热病等），急性感染的恢复期，活动性肺结核（如严重的浸润性和粟粒性肺结核），某些白血病（如粒细胞缺乏症的恢复期、恶性组织细胞病、淋巴瘤、单核细胞白血病、骨髓增生异常综合征）等。

单核细胞减少：临床意义不大。

注意事项：白细胞分类结果异常时，患者要注意复查。正常情况下，白细胞分类随年龄而变化，新生儿的中性粒细胞占绝对优势，以后淋巴细胞渐渐增多，可达70%，2～3岁后，淋巴细胞逐渐降低，4～5岁时淋巴细胞和中性粒细胞基本相等，随后淋巴细胞又逐渐降低，至青春期与成人基本相同。

（3）嗜酸性粒细胞计数：（0.05～0.5）×10^9/L。

嗜酸性粒细胞增多：最常见于寄生虫病（如肠道钩虫感染、肠外血吸虫、华支睾吸虫、肺吸虫、丝虫、包虫等感染），变态反应性疾病（如支气管哮喘、坏死性血管炎、药物过敏反应、荨麻疹、血管神经性水肿、血清病、异体蛋白过敏、花粉症等），皮肤病（如湿疹、剥脱性皮炎、天疱疮、银屑病等），血液病（如慢性粒细胞白血病、真性红细胞增多症、多发性骨髓瘤、脾切除术后、霍奇金病等），某些恶性肿瘤（如肺癌等），某些传染病（如猩红热急性期），风湿性疾病，脑垂体前叶功能减低症，肾上腺皮质功能减低症，过敏性间质性肾炎等。

嗜酸性粒细胞减少：临床意义较小。见于长期应用肾上腺皮质激素后、某些急性传染病，如伤寒极期，如果嗜酸性粒细胞持续减低，甚至完全消失，提示病情严重等。

注意事项：正常人嗜酸性粒细胞浓度白天低、夜间高；上午波动大，下午较恒定，差异可达30倍之多。因此，宜在早晨8:00测定嗜酸性粒细胞基础水平。嗜酸性粒细胞计数也可用于观察手术和烧伤患者的预后。大面积烧伤患者，数小时后嗜酸性粒细胞完全消失，且持续时间较长，若大手术或大面积烧伤后，患者嗜酸性粒细胞不降低或降低很少，均表明预后不良。另外，嗜酸性粒细胞计数也可用于测定肾上腺皮质功能。

（4）白细胞形态：5种类型（中性粒细胞、嗜酸性粒细胞、嗜碱性粒细胞、淋巴细胞、单核细胞）的白细胞根据其大小、形态、所含颗粒、着色情况各有其特征。

中性粒细胞大小不均、含有中毒颗粒或空泡、退行性变、甚至出现Dhle小体：常见于严重传染病、化脓性感染、中毒、恶性肿瘤、大面积烧伤等，如猩红热、白喉、肺炎、麻疹、败血症等。

巨多分叶核中性粒细胞：常见于巨幼细胞贫血、抗代谢药物治疗后。

粒细胞胞质中出现棒状小体：只出现于急性白血病，如急性粒细胞白血病、急性早幼粒细胞白血病、急性单核细胞白血病，而急性淋巴细胞白血病中缺乏，故可用于白血病细胞类型的鉴别。

粒细胞出现Pelger-Huet畸形：为常染色体显性遗传性疾病，一般无临床症状。也可继发于某些严重感染，白血病，骨髓增生异常综合征，肿瘤转移和某些药物〔如秋水仙胺、磺胺地索辛（磺胺二甲异噁唑）〕治疗后。

粒细胞出现Chediak-Higashi畸形：为常染色体隐性遗传性疾病。

粒细胞出现Alder-Reilly畸形：为遗传性疾病。患者常伴有脂肪软骨营养不良或遗传性黏多糖代谢障碍。

粒细胞出现May-Hegglin畸形：为遗传性疾病；也可见于严重感染、中毒等。

异型淋巴细胞：常见于传染性单核细胞增多症、病毒性肺炎、病毒性肝炎、肾病综合征、出血热等。

出现浆细胞：可见于传染性单核细胞增多症、肾病综合征、出血热、弓形虫病、梅毒和结核病等。

出现Mott细胞：常见于反应性浆细胞增多症、疟疾、黑热病及多发性骨髓瘤。

出现火焰状浆细胞：见于IgA型骨髓瘤。

出现Russell小体：见于多发性骨髓瘤、伤寒、疟疾、黑热病等。

注意事项：放射线损伤、白血病时淋巴细胞可出现异常形态改变。

3. 血小板检查

（1）血小板（platelet，PLT）计数：（100～300）×10^9/L。

血小板增多：常见于骨髓增生性疾病（如慢性粒细胞白血病、真性红细胞增多症），原发性血小板增多症，急性失血，急性溶血，急性化脓性感染，近期外科手术（尤其是脾切除术后）等，也可见于心脏疾病、肝硬化、慢性胰腺炎、烧伤、肾衰竭、先兆子痫、低温。值得注意的是，在不明原因的血小板增多标本中，约有50%来自恶性疾病患者。

血小板减少：常见于血小板生成障碍性疾病（如急性白血病、再生障碍性贫血），血小板破坏过多（如原发性血小板减少症、脾功能亢进、系统性红斑狼疮），血小板消耗增多性疾病（如弥散性血管内凝血、血栓性血小板减少性紫癜），巨大血小板综合征，急性放射病等。血小板减少最常见的临床表现就是出血。联合检测血小板计数和血小板平均体积，有助于分析血小板减少的原因。

注意事项：血小板计数结果异常时，患者应注意复查。

正常人血小板计数随时间和生理状态而变化。午后略高于早晨；春季较冬季低；平原居民较高原居民低；月经前减低，月经后增高；妊娠中晚期增高，分娩后即减低；运动、饱餐后增高，休息后恢复。静脉血血小板计数约比手指血高10%。

（2）血小板比容（plateletcrit，PCT）

男性：0.108～0.272。

女性：0.114～0.282。

PCT增高：多见于慢性粒细胞白血病早期、骨髓纤维化、脾切除等。

PCT减少：常见于再生障碍性贫血、血小板减少症、肿瘤化疗后等。

（3）平均血小板体积（mean platelet volume，MPV）：6.3～13.5fl。

MPV增大：常见于巨大血小板综合征、原发性血小板减少性紫癜、骨髓纤维化、脾切除、血栓前状态及血栓性疾病、慢性粒细胞白血病、镰状细胞贫血等。

MPV减小：常见于巨幼细胞贫血、脾功能亢进、再生障碍性贫血、肿瘤化疗后等。

注意事项：MPV可鉴别血小板减少的原因，若是由于周围血小板破坏过多，MPV增高；若是由于骨髓病变，MPV降低。MPV也可作为骨髓功能恢复的早期指标，若MPV随血小板计数持续降低，为骨髓衰竭的表现，骨髓功能恢复时，MPV首先增高。MPV也与血小板功能明显相关，MPV降低时出血倾向增加。

（4）血小板体积平均宽度（platelet distribution width，PDW）：15.5%～18.1%。

PDW增大：多见于巨幼细胞贫血、巨大血小板综合征、脾切除、慢性粒细胞白血病、急性非淋巴细胞白血病化疗后、血栓性疾病等。

注意事项：PDW是反映血小板体积大小差异程度的参数。

4.血常规检验一般项目正常参考范围汇总　见表4-1。

表4-1　血常规检验一般项目正常参考值范围

名称	英文缩写	参考值
白细胞计数	WBC	成人：（4.0～10.0）×10⁹/L
		儿童：（5.0～12.0）×10⁹/L
		新生儿：（15.0～20.0）×10⁹/L
中性粒细胞（百分比）	GRAN	0.5～0.7
中间细胞（百分比）	MID	0.03～0.08
淋巴细胞（百分比）	LYM	0.2～0.4
中性粒细胞（绝对值）	GRAN	（1.8～6.4）×10⁹/L
中间细胞（绝对值）	MID	（0.2～0.7）×10⁹/L
淋巴细胞（绝对值）	LYM	（1.0～3.3）×10⁹/L
血红蛋白	Hb	男：120～160 g/L
		女：110～150 g/L
		新生儿：170～200 g/L
红细胞计数	RBC	男：（4.0～5.5）×10¹²/L
		女：（3.5～5.0）×10¹²/L
		新生儿：（6～7）×10¹²/L
红细胞平均体积	MCV	80～100 μm³（fl）

续表

名称	英文缩写	参考值
血细胞比容	HCT	男：0.40～0.54 女：0.37～0.47
红细胞平均血红蛋白浓度	MCHC	320～360 g/L
红细胞平均血红蛋白含量	MCH	27～34 pg
红细胞体积分布宽度	RDW	11.5%～14.5%
血小板计数	PLT	（100～300）×10^9/L
平均血小板体积	MPV	6.3～13.5 μm^3（fl）
血小板体积平均宽度	PDW	15.5%～18.1%

不同医院实验室提供的参考值范围往往有细微差别，应以实际参考值为准

二、水、电解质检查

（一）病理过程

体液中电解质具有维持体液渗透压，保持体内液体正常分布的作用，其中主要阳离子有钠、钾、钙和镁，主要阴离子包括氯离子、碳酸氢根、磷酸根、硫酸根等，各部分体液中阳离子当量总数和阴离子当量总数相等，保持电中性。临床工作中常将体液中的无机离子称为电解质。细胞外液中的阳离子主要是 Na^+，阴离子主要是 Cl^-，其次是 HCO_3^-。细胞内液中的阳离子主要是 K^+，其次是 Mg^{2+}，阴离子以无机磷酸根为主。

电解质主要生理功能有：参与酸碱平衡的调节，维持体液容量，维持细胞内、外液渗透压，维持肌肉神经的应激性，参与细胞内物质的合成代谢。

正常成人每天肠胃道分泌液总量为 8L，大部分被重新吸收，保持着体液平衡。肠梗阻发生后，机体丢失大量体液和血液，使水、电解质、酸碱平衡失调，出现严重的脱水，血液浓缩和血容量减少，甚至休克。维持体液平衡对治疗肠梗阻患者有着非常积极的意义。

水、电解质和酸碱平衡是机体维护内环境稳定，进行新陈代谢等一切生命的先决条件，一旦失衡，机体内环境的稳定性就随之改变，直接影响代谢活动。

（1）根据病变的部位，水和电解质紊乱有明显的不同。高位肠梗阻患者频繁呕吐，大量胃液排出，丢失大量的水分和钾、钠等碱性电解质，从而表现为代谢性酸中毒；低位肠梗阻患者肠腔大量积液，造成体液内损失，出现代谢性碱中毒。

（2）肠管膨胀，随着肠梗阻病情的进展，梗阻上端肠扩张逐步向上发展，到最后全部近侧小肠均扩张而不能吸收液体。肠腔内充满了与血浆电解质相似成分的液体，等于丢失体液。

（3）绞窄性肠梗阻使肠壁血液循环发生障碍，使毛细血管通透性增加，大量血浆和血液成分逸入肠腔、肠壁和腹腔内。

（4）高度膨胀的肠管可使膈肌抬高，腹式呼吸减弱，压迫腹腔静脉，阻碍血液回

流，使呼吸及循环功能都受到影响，导致水、电解质及酸碱失衡。故急性肠梗阻患者，不论是否采取手术治疗，最首要的措施是纠正水、电解质紊乱和酸碱失衡。

内环境稳定受到神经—体液—免疫调节，并与人体正常的生理活动及疾病后的病理过程密切相关。肠梗阻患者由于呕吐、胃肠减压、禁食以及水电解质重吸收障碍很可能合并酸碱及水电解质失衡。维持内环境稳态是保证正常生理功能的必备条件，内环境的紊乱得不到及时纠正可能会加重病情的发展。因此，应定期复查患者血浆离子和酸碱、渗透压水平，病情较重者还应监测动脉血气分析，并及时纠正内环境紊乱，促进康复。血清电解质（K^+、Na^+、Cl^-）、二氧化碳结合力、血气分析、尿素氮、红细胞比容的测定，用以判断脱水与电解质紊乱情况。

（二）检查项目及正常参考值

人体内主要的电解质有钾、钠、氯、钙、镁、磷等，分布在人体的细胞内液和细胞外液中。

1. 钾（kalium，K）

（1）血清钾：3.5 ～ 5.5mmol/L。

血清钾增高：可见于重症慢性支气管炎引起的呼吸性酸中毒、糖尿病酮症酸中毒、大面积烧伤、急性溶血性疾病、急性或慢性肾功能不全、肾上腺皮质功能减退、呼吸障碍、休克或循环衰竭、重度溶血、缺氧、酸中毒、口服或大量输注钾或含钾药物、使用保钾利尿药时等。静脉输钾过多过快、输血反应或输入储存时间较长的血液时，也可引起血清钾增高。

血清钾降低：见于严重腹泻、呕吐、肠瘘等使大量钾随消化液排泄丢失；肾上腺皮质功能亢进或长期使用皮质激素；大量输入葡萄糖及胰岛素，或代谢性碱中毒；长期使用排钾利尿药、钡盐与棉籽油中毒等。周期性瘫痪发作期间，血清钾明显降低，血液透析也可能引起低钾。正常情况下，钾盐摄入量不足、禁食而没有及时静脉输液补钾，也可引起血清钾降低。

注意事项：血清钾＞7mmol/L时可引起严重的肌肉、心肌甚至呼吸肌抑制，＞10mmol/L时会发生心脏停搏而死亡，而低钾可致手足无力。血液标本溶血会引起钾假性增高。

（2）尿钾：25 ～ 100mmol/24h尿。

尿钾升高：见于糖尿病酮症酸中毒，使用排钾利尿药时；肾小管功能不全，如肾小管酸中毒、Fan coni综合征、慢性肾炎、慢性肾盂肾炎、慢性肾衰竭等；原发性或继发性醛固酮增多症、心力衰竭、长期使用促肾上腺皮质激素和肾上腺皮质激素、肝病，以及正常情况下，钾摄入过量或输液时钾补充过量，尿钾排出增多。

尿钾降低：见于艾迪生病、严重肾小球肾炎、肾上腺皮质功能减退、急性肾衰竭、肾硬化、使用保钾利尿药、选择性醛固酮缺乏症、摄入麻醉药、肾上腺素、丙氨酸等药物等。

2. 钠（natrium，Na）

（1）血清钠：135 ～ 145mmol/L。

血清钠增高：多见于高渗性脱水（如昏迷患者、食管疾病不能下咽者、高温环境大量出汗、肝硬化、脑外伤、脑血管意外、严重脱水、尿崩症、渗透性利尿等）和内分泌疾病（如原发性或继发性醛固酮增多症、肾上腺皮质功能亢进、长期服用肾上腺皮质激素等）。

血清钠降低：多见于腹泻、呕吐、肠及胆道造瘘、大量出汗、大面积烧伤后只补充水分等钠损失过多的情况；以及急性或慢性肾衰竭、肾上腺功能低下、糖尿病并发酸中毒等。

注意事项：输液患者要避开输液期检查，否则应采取对侧肢体采集标本。使用火焰光度法测定时，高脂血症、高蛋白血症（如多发性骨髓瘤、巨球蛋白血症）可造成假性低血清钠，而改用电极法测定可予以防止。

（2）尿钠：130 ~ 210mmol/24h尿。

尿钠增高：见于严重多尿、糖尿病、碱中毒、慢性肾盂肾炎、急性肾小管坏死、肾病综合征、急性或慢性肾衰竭、多囊肾、艾迪生病、尿崩症、使用利尿药、咖啡因、肝素、钾盐、大剂量孕酮及钠盐输入过多等。

尿钠降低：见于长期低盐饮食、慢性肾衰竭晚期、腹泻、大面积烧伤、库欣综合征、原发性醛固酮增多症、肝硬化腹水、充血性心力衰竭、吸收不良、摄入皮质类固醇、肾上腺素等药物等。

3.氯（chlorine，Cl）

（1）血清氯：95 ~ 108mmol/L。

血清氯增高：多见于高渗性脱水（如昏迷患者、食管疾病不能下咽者、高温环境大量出汗、肝硬化、脑外伤、脑血管意外、严重脱水、尿崩症、渗透性利尿等），内分泌疾病（如原发性或继发性醛固酮增多症、肾上腺皮质功能亢进、长期服用肾上腺皮质激素等），急性或慢性肾小球肾炎，尿道或输尿管阻塞，呼吸性碱中毒，高氯性代谢性酸中毒以及输入含Cl⁻高的药物或大量服用氯化铵等。

血清氯降低：多见于严重呕吐（胃幽门梗阻时）、腹泻、消化液大量丢失、慢性支气管炎引起的呼吸性酸中毒、糖尿病、肺炎、肠梗阻、肾小管严重损害、肾上腺皮质功能不全、肾上腺皮质功能亢进表现为低钾低氯性碱中毒时、应用呋塞米等利尿药、长期低盐饮食等。

注意事项：输液患者要避开输液期检查，否则应采取对侧肢体采集标本。

（2）尿氯：170 ~ 250mmol/L。

尿氯增高：见于肾小管功能障碍、糖尿病酮症酸中毒、使用利尿药等。

尿氯降低：见于大量出汗、剧烈呕吐、严重腹泻、肠道造瘘、高氯性酸中毒、长期低盐饮食等。

4.钙（calcium，Ca）

（1）血清钙：2.05 ~ 2.60mmol/L。

血清钙增高：主要见于原发性甲状旁腺功能亢进、维生素D过多症、肾癌、支气管腺癌等；也可见于多发性骨髓瘤、结节病、真性红细胞增多症、肾炎并发尿毒症、艾迪生病、肿瘤广泛的骨转移等。

血清钙降低：主要见于甲状旁腺功能减退、维生素D缺乏症、钙及维生素D吸收不良、佝偻病、软骨病等，也可见于慢性肾炎、尿毒症、慢性肾衰竭、急性胰腺炎、妊娠后期等。

注意事项：血清钙降低可引起神经肌肉应激性增强而发生手足抽搐。

（2）尿钙：2.75 ～ 7.5mmol/L。

尿钙增高：见于甲状旁腺功能亢进、多发性骨髓瘤、高钙血症、甲状腺功能亢进症、维生素 D 摄入过多、恶性肿瘤骨转移、结节病、肢端肥大症、溶解性骨癌、骨质疏松症、肾小管功能障碍、肾小管酸中毒以及摄入氯化铵、降钙素、皮质类固醇、生长激素、甲状旁腺激素等药物。

尿钙降低：见于甲状旁腺功能减退、低钙血症、维生素 D 缺乏症、肾病综合征、急性胰腺炎、软骨病、佝偻病、慢性腹泻、钙摄入不足、黏液性水肿、尿毒症、妊娠晚期以及摄入利尿药、雌激素、口服避孕药等。

5. 无机磷（phosphorus，P）

（1）血清无机磷：成人，0.87 ～ 1.45mmol/L；儿童，1.29 ～ 1.94mmol/L。

血清无机磷增高：多见于甲状旁腺功能减退症、甲状腺功能亢进症、垂体前叶功能亢进（如肢端肥大症）、维生素 D 过多症、慢性肾炎晚期、急性酸中毒、尿毒症、多发性骨髓瘤、骨折愈合期、淋巴瘤、白血病等。

血清无机磷降低：多见于甲状旁腺功能亢进症、维生素 D 缺乏、佝偻病、软骨病、严重糖尿病、肾小管功能障碍、肾小管酸中毒、肺心病、肠道吸收不良等。

注意事项：正常妊娠时血清无机磷可轻度降低，服用雌激素、避孕药等血清无机磷也会降低。

（2）尿无机磷：成人，22 ～ 48mmol/24h 尿；儿童，16 ～ 48mmol/24h 尿。

尿无机磷增高：见于甲状旁腺功能亢进症、代谢性酸中毒、肾小管功能障碍、进食过多含磷食物等。

尿无机磷降低：见于甲状旁腺功能减退症、佝偻病、维生素 D 缺乏、乳糜泻、肾功能不全等。

注意事项：妊娠、哺乳期妇女尿无机磷可降低。

6. 血清镁（magnesium，Mg）　0.80 ～ 1.20mmol/L。

血清镁增高：多见于急性或慢性肾衰竭、尿毒症、甲状腺功能减退症、糖尿病酮症酸中毒、艾迪生病、多发性骨髓瘤、严重脱水、痛风、铅中毒等。

血清镁降低：见于长期摄入不足（如长期禁食、厌食、吸收不良等）、丢失过多（如严重腹泻、胃肠道减压、脂肪泻等）、肾小管酸中毒、糖尿病酸中毒、佝偻病、甲状腺功能亢进症、甲状旁腺功能减退症、高钙血症等，也可见于长期使用糖皮质激素、利尿药、大量维生素 D、新生霉素、庆大霉素、洋地黄等。

（三）检查方法

1. 常用检测方法　电解质的检测方法有多种，离子选择电极法、火焰光度法、分光光度法、汞滴定法、库仑电量分析法等都是目前常用的电解质测定方法。

传统检测电解质水平的方法是采用全自动生化分析仪进行测定，是通过多层滤膜和检测电极构成，指标准确，检测结果存在较好的稳定性和一致性，但所需时间相对较长。

近年来，随着医学检验技术的不断提高，各种仪器设备的不断更新，生化指标的不断重视，新型的血气分析仪在常规检测内容上，增加了通过相应离子选择电极检测动脉血钾、血钠、血氯水平。

血气分析仪与全自动生化分析仪是两种不同性质和类别的仪器，血气分析仪通过相应离子选择电极检测氯、钠、钾，具有操作简单、方便、快速等优点，备受临床医师青睐，可以更快、更准确及时地解除患者痛苦，改善临床症状。全自动生化分析仪相对血气分析仪更加贴近患者指标，通过多层滤膜和检测电极构成，检测结果存在较好的稳定性和一致性。对于内科尤其是呼吸系统疾病患者，当机体发生呼吸性酸中毒合并代谢性酸中毒时，机体各项指标均处于非正常状态，如血钾指标出现异常增高，可诊断为高钾血症；当呼吸性酸中毒合并代谢性碱中毒时，机体指标则出现血钾偏低、血氯下降的情况，则应及时补钾补氯，总之，监测指标的目的是为有效维持机体酸碱平衡，保证各器官、组织新陈代谢，保证机体发挥正常生理功能。

2.常用检测方法比较　　血气分析仪通常检测动脉全血标本，生化分析仪检测静脉血清标本，研究表明两组监测结果存在可比性，需要引起临床关注，引起两组指标出现差异的因素很多，常见有以下因素。

（1）不同的校准检测体系，可出现一定的系统误差。比如贝克曼C-800生化分析仪电解质模块采用的是间接离子选择电极（ions elective electrode，ISE）方法，当给予血钠、血钾监测时，给予冠醚膜电极，测定氯时采用分子定向聚氯乙烯（polyvinyl chloride，PVC）膜电极，这些电极均可特异性的分布到各个目标离子，可转换为电压，再转换为样本的离子浓度。

（2）由于基质不同，可导致检测结果不一样。生化分析仪检测的未抗凝离心血清，血气分析仪所检测的血液标本为肝素抗凝静脉血液，两组不同试管，可导致化验结果出现偏差，有研究发现，肝素抗凝处理对阳离子存在螯合作用，K^+可根据混入血液的肝素浓度出现混合，肝素浓度高，血钾水平则低，主要是由于体内阳离子结合作用干扰，导致抗凝静脉血液阳离子水平降低。没有使用抗凝试管的血样则出现凝固，由于血液标本未被稀释，同时，血小板和细胞破裂释放钾，可使血清钾浓度增高。

（3）由于标本离心后，细胞内外氯浓度差异本来就大，少量氯主动由细胞外向细胞内转移，导致数值下降。数据显示，血浆中纤维蛋白原的含量远远高于血清纤维蛋白原含量，该物质可有效增加Cl^-的活动度，增加指标上浮。Na^+主要存在于细胞外，若发生轻微溶血现象，对检测结果影响并不大，但当采集标本发生严重溶血时，Na^+的检查结果可出现降低。当动脉血气检测含有肝素时，肝素是一种酸性黏多糖的阴离子多聚电解质，当采用血气分析仪进行化验时，电解质时所需动脉血标本量相对要少，约为1ml，对全血有稀释性，为有效预防血液凝固，加入肝素抗凝后，导致标本量发生稀释，能够与血液中的K^+、Na^+结合，也是导致血K^+、Na^+测定值低于静脉血指标的主要原因。

根据研究发现，血气分析仪检测的氯离子浓度显著高于全自动生化分析仪，钾、钠离子浓度明显低于全自动生化分析仪，差异均有统计学意义（$P < 0.05$）。综上所述，两种化验方法均存在差异性，生化分析仪是传统的血清电解质检测仪器，能保证结果的可靠性，因此，当检测指标偏差较大时，建议临床医师参考以生化分析仪的检测结果为准。

三、肝损伤检查

（一）病理过程

绞窄性肠梗阻是普外科的常见急腹症之一，病因复杂、病情多变，病死率高。其主要死亡原因为内毒素休克、脓毒血症、全身炎症反应综合征（systemic inflammatory response syndrome，SIRS）以及多脏器功能障碍综合征（multiple organ dysfunction syndrome，MODS）等。

肝脏通过门静脉系统与胃肠道直接联系，是清除内毒素的主要器官，同时也是内毒素血症、休克过程中最易受损的器官，是MODS的关键器官。大量内毒素入血后，可以直接对肝组织细胞的生物膜产生毒性作用。

（二）检查项目及正常参考值

在肝脏中反映出肝损伤重要指标的肝损伤酶类，在人体器官肝胆发生疾病时（即肝损伤），因肝脏酶的组织分布及代谢特点，单一检测某种酶的活性无法准确判断肝胆疾病的性质。肝中有许多特异性的大分子（代谢酶等）和小分子（胆红素等），在肝受到损伤时可通过被破坏的肝细胞膜渗透入外周血中，通过检测血液中这些分子的含量变化就可以判断肝疾病或者了解肝损伤程度。

目前临床上对肝损伤主要是进行肝生化检查，包括一些肝酶学检查，肝合成功能及肝纤维化血清学指标等，能较全面地反映肝功能。

1.肝脏代谢指标

（1）总胆红素（total bilirubin，TBIL）：1.70 ～ 17.2μmol/L。

总胆红素增高：①肝胆疾病，如原发性胆汁性肝硬化、急性黄疸型肝炎、慢性活动性肝炎、病毒性肝炎、阻塞性黄疸、肝硬化等；②肝外疾病，如溶血性黄疸、新生儿黄疸、闭塞性黄疸、胆石症、胰头癌、输血错误等。

总胆红素降低：见于再生障碍性贫血、慢性肾炎引起的继发性贫血。

注意事项：胆红素明显升高，提示有较严重的肝细胞损伤，如胆红素长期异常，提示病情有转为慢性肝炎的可能；如胆红素短期内急剧增加，表示病情危重。血清总胆红素是观察黄疸的客观指标，但不能区分是哪一种黄疸。总胆红素＞34μmol/L时，患者的巩膜乃至皮肤、黏膜往往会出现黄染，这也被称为显性黄疸。

（2）直接胆红素（direct bilirubin，DBIL）：0.85 ～ 6.8μmol/L。

直接胆红素增高：见于肝细胞性黄疸，如病毒性肝炎、肝硬化、肝癌等；阻塞性黄疸，如原发性胆汁性肝硬化、胆汁淤积性病毒性肝炎、胆道结石、肿瘤、胆道蛔虫病等；某些先天性疾病，如Dubin-Johnson综合征、Rotor综合征等。

注意事项：总胆红素、直接胆红素、间接胆红素常与尿胆原、尿胆红素一起综合分析以区分黄疸的类型。溶血性黄疸主要是间接胆红素升高；肝细胞性黄疸和阻塞性黄疸以直接胆红素升高为主。

（3）间接胆红素（indirect bilirubin，IBIL）：1.7 ～ 12.0μmol/L。间接胆红素增高见于溶血性黄疸，如遗传性球形红细胞增多症、遗传性葡萄糖-6-磷酸脱氢酶缺乏症、血

43

红蛋白病、自身免疫性溶血性贫血、异型输血后溶血、新生儿溶血症、恶性疟疾等；肝细胞性黄疸，如肝硬化、病毒性肝炎等；先天性非溶血性黄疸，如Gilbert综合征、Crigler-Najjar综合征等。

（4）总胆汁酸（total bile acids，TBA）：1 ～ 10μmol/L。

总胆汁酸增高：见于肝硬化、慢性活动性肝炎、急性病毒性肝炎、肝癌、急性肝内胆汁淤滞、肝外阻塞性黄疸、酒精性肝硬化、中毒性肝炎等。

总胆汁酸降低：见于甲状腺功能减退、回肠切除、炎症等。

注意事项：慢性肝病肝硬化时血清总胆汁酸比胆红素升高早。总胆汁酸检测是一项较灵敏的肝功能检查项目。

（5）血氨（NH_3）：12 ～ 59μmol/L。

血氨增高：见于严重肝功能障碍（如肝性脑病、重型肝炎），上消化道出血，肾病无尿期，尿毒症，儿科Reye综合征等，也可见于高蛋白饮食或运动后。

注意事项：血氨检测主要用于评价肝功能状况以及患者的氮平衡监测。

2.肝脏合成指标

（1）总蛋白（total protein，TP）：60 ～ 80g/L。

TP增高：常见于血液浓缩如腹泻、呕吐、持续高热、失水性休克及肾上腺皮质功能减退等；蛋白异常合成增加，如多发性骨髓瘤、巨球蛋白血症、冷球蛋白血症、系统性红斑狼疮、多发性硬化等。

TP降低：常见于血液稀释（如大量输液、肾病综合征、水钠潴留等），营养不良（如长期蛋白质摄入不足、慢性肠道消化吸收不良等），消耗增加（如严重结核、甲状腺功能亢进症、恶性肿瘤等），合成障碍（如慢性肝脏损害），蛋白丢失（如严重烧伤、急性大出血、慢性肾脏病变、蛋白丢失性肠病、溃疡性结肠炎等）等。

注意事项：血清总蛋白是血清各种蛋白质的总称，通常分为两大类，即白蛋白和球蛋白。检测时只检测总蛋白和白蛋白，白蛋白与球蛋白之比是换算出来的。

（2）白蛋白（albumin，ALB）：35 ～ 50g/L。

ALB增高：较少见。常见于血液浓缩如腹泻、呕吐、大量出汗等。

ALB降低：常见于营养不良（如摄入不足或消化吸收不良），消耗增加（如恶性肿瘤、严重结核、甲状腺功能亢进、风湿热、妊娠晚期、慢性感染性疾病、外科手术或创伤等），合成障碍（如急性或慢性肝脏疾病、肝硬化等），蛋白丢失（如慢性胃肠道疾病、慢性肾小球肾炎、系统性红斑狼疮、糖尿病、肾病综合征、大面积烧伤、渗出性皮炎、门静脉高压引起的腹水及各种原因引起的浆膜腔大量积液等），遗传性缺陷（如无白蛋白血症）等。

注意事项：输入白蛋白可直接影响ALB检测结果。血浆白蛋白浓度亦受饮食中蛋白质摄入量影响。

（3）球蛋白（globumin，G）：20 ～ 30g/L。

球蛋白增高：常见于炎症或感染性疾病（如黑热病、结核病、麻风病、疟疾、血吸虫病等），自身免疫性疾病（如系统性红斑狼疮、风湿热、类风湿关节炎、硬皮病等），某些恶性疾病（如多发性骨髓瘤、恶性淋巴瘤等），慢性肝脏疾病（如慢性活动性肝炎、肝硬化）等。

球蛋白降低：多见于低γ球蛋白血症（一种先天性或后天获得性的免疫缺陷）、使用免疫抑制剂（如长期使用肾上腺皮质类固醇制剂）、烧伤、肾上腺皮质功能亢进等；也可见于出生后至3岁的正常幼儿。

注意事项：该结果是由总蛋白减去白蛋白计算而来的，因此应结合总蛋白和白蛋白结果综合分析。

（4）白蛋白与球蛋白比值（A/G）：1.50～2.50。

A/G增高：见于白蛋白增高或球蛋白降低，此种情况少见。

A/G降低：主要见于肝脏损害（如肝硬化）、肾病综合征、慢性疟疾、黑热病、风湿热、亚急性心内膜炎、自身免疫性疾病、巨球蛋白血症、多发性骨髓瘤等。

注意事项：A/G＜1.5称白/球比例倒置，A/G＜1.25，提示有肝脏损害；A/G＜1时病变严重，常见于肝硬化。

3.肝实质损伤指标

（1）丙氨酸氨基转移酶或谷丙转氨酶（alanine transferase，ALT）：0～40U/L。

ALT增高：常见于急性肝炎（ALT可在短期内达到高峰，以后随病情好转而逐渐下降，徘徊一段时间后恢复正常，预后较好）、慢性肝病（如慢性迁延性肝炎、慢性活动性肝炎、肝癌、肝硬化等，ALT可持续升高达1年以上）、胆道疾病（如胆道梗阻、胆管炎、胆囊炎等）、心血管疾病（如急性心肌梗死、心肌炎、充血性心力衰竭时的肝淤血）等；也可见于支气管炎、大叶性肺炎、溃疡病、结缔组织病、多发性肌炎、肌营养不良、传染性单核细胞增多症、疟疾、血吸虫病、外伤、严重烧伤、休克、外科手术、麻醉、剧烈运动后、妊娠等。一些药物和毒物也可引起ALT升高，如异烟肼、水杨酸、氯丙嗪、奎宁、酒精、铅、汞、有机磷等。

注意事项：ALT是肝功能受损害最灵敏的指标，轻微的肝细胞受损ALT活性可增高1倍。ALT的升高程度、持续的时间对各型肝炎的鉴别诊断和预后监测有重要意义。一般而言，ALT水平与病情严重程度一致，但也有部分ALT升高而无自觉症状。ALT检查时应为早晨空腹，且避免剧烈运动。

（2）天冬氨酸氨基转移酶（aspartate aminotransferase，AST）或谷草转氨酶（glutamic-oxal acetic transaminase，GOT）：0～40U/L。

AST增高：常见于急性黄疸型肝炎，慢性肝炎，肝癌，肝硬化，药物性肝细胞坏死，胆道梗阻，胆管炎，急性心肌梗死，充血性心力衰竭，急、慢性心肌炎，心脏手术后，以及骨骼肌疾病（如进行性肌营养不良、皮肌炎、肌肉挫伤等）等。也可见于肾病、胸膜炎、肺炎、多发性肌炎、传染性单核细胞增多症、疟疾、流行性出血热、急性胰腺炎、肺栓塞、坏疽、溶血性疾病、心包炎和口服避孕药等。

注意事项：AST既是肝功能的重要指标，又是临床上心肌酶谱的指标之一。在反映肝炎、肝损伤时，AST的灵敏度和特异性都不及ALT，当AST明显升高时，常提示有严重肝炎、严重肝损伤。心肌梗死时血清AST活性在发病后6～12小时显著增高，在48小时达到高峰，在3～5天恢复正常。

（3）乳酸脱氢酶（lactate dehydrogenase，LDH）：114～240U/L。

LDH增高：常见于心血管疾病（如急性心肌梗死、心肌炎、伴有肝淤血的心力衰竭、重度休克及缺氧），溶血性疾病（任何原因引起的溶血性疾病均可导致LDH升高），肝脏疾病（如伴有黄疸的中毒性肝炎、肝硬化、梗阻性黄疸、病毒性肝炎等），肾脏疾病（如肾小管坏死、肾盂肾炎、肾梗死等），血液系统疾病（如急性淋巴细胞白血病、镰状细胞贫血、恶性贫血等），肿瘤（如肝癌、霍奇金病、腹部及肺部肿瘤、胚胎细胞肿瘤、恶性淋巴瘤等），肺梗死，进行性肌营养不良等。

注意事项：某些肿瘤转移所致的胸腹腔积液LDH活力往往升高；红细胞内的LDH活力是血清的100倍，因此，如果抽血时不顺利往往会造成溶血，造成LDH假性升高。

LDH广泛分布于机体的各组织，其对疾病诊断的特异性不佳，在许多种疾病LDH都可有升高，其同工酶测定更有价值。LDH有LDH1、LDH2、LDH3、LDH4和LDH5五种同工酶。心肌梗死时，LDH1、LDH2均增高，LDH1增高更显著；急性肾小球肾炎、肾移植排斥反应时，LDH1、LDH2也增高；肝实质病变时，LDH4、LDH5增高，但LDH5明显增高；肺梗死时，LDH2、LDH3增高；恶性肿瘤时，LDH3增高明显。

LDH与AST联合测定可鉴别黄疸，LDH/AST＞12.5，以溶血性黄疸多见；LDH/AST＜12.5，以肝细胞性黄疸多见。

心肌梗死患者可在发生胸痛后8～12小时LDH开始升高，并可维持5～7天达高峰，2周后恢复正常，增高水平通常为正常的3～4倍。

LDH总活性增高对心血管、肌肉疾病的诊断并不特异，临床上通常和α-羟丁酸脱氢酶（hydroxybutyrate dehydrogenas，HBD）联合测定有助于判断LDH来自肝脏还是心脏。正常人LDH/HBD为1.2～1.6，实质性肝脏疾病时为1.6～2.5，心肌梗死时为0.5～1.2。但需注意，比值大小还取决于两种酶测定的方法。

（4）γ-谷氨酰转肽酶（gamma-glutamyltransferase，γ-GT）：0～50U/L。

γ-GT增高：常见于原发性肝癌（手术后γ-GT迅速下降，复发后又上升，故γ-GT可动态观察肝细胞癌的诊断、疗效及预后），阻塞性黄疸，胆道梗阻（但对鉴别梗阻是良性还是恶性无意义），急性胰腺炎，胰腺癌，胰头癌，胆汁性肝硬化，病毒性肝炎（若γ-GT持续升高，提示转变为慢性或迁延性肝炎的可能），肝硬化（当γ-GT增高时提示癌变的可能），脂肪肝等；也可见于急性肾炎，未经治疗的脂肪肾，心肌梗死，前列腺肿瘤等。

注意事项：嗜酒或长期服用某些药物，如苯巴比妥、苯妥英钠、安替比林、避孕药等，血清γ-GT均会升高，其中口服避孕药可升高20%。

γ-GT有4种同工酶：γ-GT1、γ-GT2、γ-GT3和γ-GT4。原发性或继发性肝癌患者同工酶γ-GT2比例明显升高。

（5）碱性磷酸酶（alkaline phosphatase，ALP/AKP）：成人，30～150U/L；儿童，＜350U/L。

ALP增高：常见于胆道梗阻，胆道结石，阻塞性黄疸，急性或慢性黄疸型肝炎，肝癌，肝脓肿，肝硬化，胆汁淤积性肝炎，肝结核，胰头癌，骨骼疾病（如变形性骨炎即Paget病、骨折愈合期、骨软化症、佝偻病、骨细胞癌、骨质疏松、原发性或继发性甲状旁腺功能亢进症、Fanconi综合征等），白血病等。

ALP降低：见于服用氯贝丁酯（安妥明）、硫唑嘌呤、摄入高钙或高蛋白饮食等。

注意事项：ALP主要来源于肝和骨骼，随胆汁排泄，胆道梗阻时升高，故又称胆道酶，但它不能区分梗阻是良性的还是恶性的。

儿童生长期、妊娠妇女和新生儿此酶高于成人。

ALP可协助区分黄疸类型：ALP正常，多为溶血性黄疸；ALP轻度升高，多为肝细胞性黄疸；ALP明显升高，多为阻塞性黄疸。

ALP有6种同工酶：ALP1，正常血清不含此型同工酶，肝外胆道梗阻、继发性肝癌、肝脓肿、肝淤滞血症等时，ALP1阳性率很高，且常伴有ALP2的增高；急性肝炎、肝内胆汁淤积、原发性肝癌、肝硬化、胆道疾病等时，ALP2增高，而ALP1缺乏；尿毒症、肠梗阻时，ALP2亦增高；乳幼儿血清几乎只含ALP3，主要来自生长旺盛的骨骼，发育为成人后其量减少，在成骨肉瘤、继发性成骨癌、畸形性骨炎、甲状腺功能亢进症、甲状旁腺功能亢进症、佝偻病、肾功能不全、先天性缺乏25-羟维生素D3-1-羟化酶等时，ALP3增加；ALP4为胎盘型ALP，只存在于孕妇血清中，孕妇并发糖尿病、高血压、妊毒症时，ALP4降低，妊娠中ALP4急剧下降，常提示胎盘功能不全或胎儿已经死亡，妇科恶性肿瘤患者血清ALP4升高；ALP5升高见于高脂饮食后、肝脏疾病，肝炎恢复期血清ALP5可一过性升高；溃疡性结肠炎患者血清ALP6升高。

（6）胆碱酯酶（cholinesterase，ChE）：4500～13 000U/L。

ChE降低：常见于有机磷农药中毒，肝脏的实质性损害（如急性肝炎、慢性肝炎活动期、肝硬化、肝癌等），恶病质，烧伤，白血病等。

注意事项：胆碱酯酶为诊断有机磷农药中毒、判断其预后的重要指标。

（7）5′-核苷酸酶（5′-nucleotidase，5′-NT）：0～9U/L。

5′-NT增高：主要见于影响胆汁分泌的肝胆疾病，如阻塞性黄疸、原发性或继发性肝癌、胆汁淤积性肝硬化、急性胰腺炎、原发性乳腺癌、卵巢浆液性腺瘤等。

注意事项：5′-NT对肝胆疾病的诊断意义与ALP类同，但骨骼疾病引起ALP增高时，5′-NT不增高，这有利于鉴别ALP增高是肝胆问题还是骨骼疾病。

（8）a-L-岩藻糖苷酶（a-L-fucosidase，AFU）：64～173nKat/L。

AFU增高：常见于原发性肝癌（与ALP同时测定，可提高早期原发性肝癌的检出率），也可见于转移性肝癌、肝硬化、急性病毒性肝炎等。

AFU降低：见于遗传性岩藻糖苷酶缺乏症。

注意事项：妊娠妇女AFU可升高。

（9）甘氨酰脯氨酸二肽氨基肽酶（glycylproline dipeptidyl aminoeptidase，GPDA）：44～116U/L

GPDA增高：主要见于肝胆疾病（如原发性肝癌、继发性肝癌、原发性胆汁性肝硬化、药物性肝损害、胃癌肝转移、慢性肝炎、肝硬化、急性肝炎等）和肾脏疾病（如慢性肾小球肾炎）。

GPDA降低：见于胃癌、胃十二指肠溃疡、急性淋巴细胞白血病、淋巴肉瘤、淋巴细胞瘤、类风湿关节炎、系统性红斑狼疮等。

（10）腺苷脱氨酶（adenosine deaminase，ADA）：3～22U/L。

ADA增高：见于急、慢性肝炎，原发性肝癌，肝硬化，传染性单核细胞增多症，风湿热，溶血性贫血，网状细胞瘤，淋巴瘤，急性白血病等。

ADA降低：见于严重联合免疫缺陷病（腺苷脱氨酶缺乏症）。

注意事项：ADA反映肝脏损害时不如ALT敏感，但反映肝病残存病变时优于ALT。ALT恢复正常而ADA持续升高，或急性肝炎2～4个月后仍未下降，提示隐匿性慢性活动性肝炎复发的可能。

4.肝纤维化指标

（1）单胺氧化酶（monoamine oxidase，MAO）：12 ～ 40U/L。

MAO增高：主要见于肝硬化，增高水平与硬化结节的程度呈正相关，早期肝硬化时增高不明显；也可见于肝细胞大量坏死或慢性活动性肝炎、原发性肝癌、糖尿病、甲状腺功能亢进症、肢端肥大症、全身性进行性硬皮病、慢性心功能不全等。

MAO降低：见于烧伤、高尿酸血症、应用单胺氧化酶抑制剂等。

（2）血清透明质酸（hyaluronic acid，HA）：2 ～ 110μg/L。

HA增高：主要见于急性肝炎、慢性迁延性肝炎、慢性活动性肝炎、肝纤维化、肝硬化、原发性肝癌患者；也可见于胃、直肠、卵巢、支气管癌伴肝或骨转移者。

（3）血清Ⅲ型前胶原肽（procollagen-Ⅲ-peptide，PⅢP）：＜120μg/L。

PⅢP增高：可见于慢性活动性肝炎、肝硬化、原发性肝癌伴肝硬化、原发性胆汁性肝硬化等。

注意事项：PⅢP对肝硬化的早期诊断有意义。一般PⅢP逐渐增高的慢性肝炎患者发生肝硬化的可能性较大。

（4）血清Ⅳ型胶原（collagen Ⅳ，Ⅳ-C/C-Ⅳ）：63 ～ 110.8μg/L。

C-Ⅳ增高：主要见于急慢性肝炎、肝硬化、肝纤维化，也可见于活动性肾盂肾炎、膜增生性肾炎、糖尿病性肾病等。

注意事项：血清C-Ⅳ水平与肝硬化程度密切相关，在急性肝炎、慢性肝炎、肝硬化患者中C-Ⅳ水平依次增高，原发性肝癌伴肝硬化时明显升高。

（5）层黏蛋白（laminin，LN）：45 ～ 175μg/L。

LN增高：主要见于肝硬化、肝纤维化和慢性活动性肝炎；也可见于肺心病、慢性阻塞性肺病、恶性肿瘤、糖尿病、先兆子痫孕妇等。

LN降低：见于多脏器衰竭、严重感染、重症肝炎、肝癌转移、严重营养不良等。

注意事项：LN与肝纤维化、肿瘤转移、糖尿病有关，是形成门静脉高压的基础，通常与透明质酸一起测定用于肝纤维化的早期诊断。

5.新型生化指标　考虑到上述指标不能有效进行分类，不能较早地反映肝功能，需要结合其他的相关指标进行综合考虑。随着近年来蛋白组学、代谢组学和临床检验相关学科和技术的快速发展，越来越多的新型血清学指标将被发现，目前研究发现的新型酶学、分子生物学和病理生理学标志物，有对氧磷酶-1、血清胆汁酸、微小RNA、人羧酸酯酶、细胞角蛋白18（cytokoratin-18，CK-18）及其裂解片段M30、三磷酸腺苷、α-谷胱甘肽S-转移酶（α-Glutathione S-transferases，α-GST）等，弥补了传统指标的一些不足，但是大部分尚停留在研究阶段。因此，发现并验证新型血清标志物对于肝损伤的早期诊断与治疗具有重要意义。

四、肾损伤检查

（一）病理过程

肠梗阻对肠屏障破坏细菌和内毒素移位诱发毒性介质对肾脏的损害，加之脱水和电解质紊乱，这是肠梗阻时肾功能不全发生的病理基础。

低蛋白血症是肾病综合征患者（nephrotic syndrome，NS）的临床特征之一。肾病综合征患者肾小球滤过屏障功能发生障碍，大量蛋白质从尿液中丢失，而肝脏合成的蛋白质不足以抵偿其丢失，因此血液中的蛋白质成分降低，形成低蛋白血症。肾小管代谢增高是肾病低蛋白血症的另一个原因，部分肝脏合成的蛋白质经过肾小管分解。肾病患者肾小管摄取和分解蛋白质明显提升，也会造成血液中蛋白质不足。患者血清总蛋白<60g/L或白蛋白<35g/L可判定为低蛋白血症。

由于血浆总蛋白和血浆白蛋白的减少，血浆渗透压降低，会能引起肠壁水肿，造成肠道蠕动功能受损。低蛋白血症形成腹水，腹水感染可造成炎性肠梗阻，如果腹水感染合并肠壁炎症渗出可导致麻痹性肠梗阻。

肾病也是肠梗阻的并发症，由于大量体液丧失，肠梗阻患者在临床上可出现严重等渗或低渗性脱水，肾脏灌注不足，尿少，尿比重增加，氮质血症等，随着绞窄性肠梗阻的病情恶化，静脉壁通透性增加，血浆和血液渗入肠腔，同时动脉则持续向较窄部位供血，使得血容量迅速减少，动脉血流被阻断，肠道缺血坏死、穿孔，继续恶化引发急性肾衰竭。在机体内环境同样改变的情况下其应激性变化将更易发生急性肾功能不全，而且在这种失衡的内环境中，随着时间的延长其肾功能的改变也越明显，严重时会因肾衰竭致死。

（二）检查项目及正常参考值

肾功能检验包括血液肾功能检查项目和尿液肾功能检查项目。一般而言，尿液肾功能检查的各项指标比血液肾功能指标要敏感，有助于早期诊断。而血液肾功能检查项目对早期诊断缺乏敏感性，通常在疾病的后期才开始出现异常。

1.尿液肾功能检验 尿液肾功能检查项目主要有尿 α_1-微球蛋白、尿转铁蛋白、尿白蛋白、尿免疫球蛋白G、尿N-乙酰-β-D-氨基葡萄糖苷酶（N-acetyl-beta-D-glucosaminidase，NAG）和尿γ-谷氨酰转肽酶（gama-glutamy ltransferase，GGT）。

（1）尿 α_1-微球蛋白：<15mg/g 肌酐（creatinine，Cr）。

尿 α_1-微球蛋白升高：多见于肾小管性蛋白尿（如急性肾小管坏死、肾盂肾炎、Fanconi综合征、肾小管酸中毒、肾缺血等）和混合性蛋白尿（如慢性肾病、肾衰竭等）。

注意事项：尿 α_1-微球蛋白、尿转铁蛋白、尿免疫球蛋白、尿白蛋白这几项指标应综合分析，从而确定何种原因引起的蛋白尿。

（2）尿转铁蛋白：<2.5mg/g 肌酐。

尿转铁蛋白升高：多见于糖尿病、淀粉样变性、高血压、微小病变性肾小球肾炎、急慢性肾小球肾炎、慢性肾病、肾衰竭等。

（3）尿白蛋白：<25mg/g 肌酐。

尿白蛋白增高：见于糖尿病性肾病、糖尿病、淀粉样变性、急慢性肾小球肾炎、慢性肾病、肾衰竭等。

（4）尿免疫球蛋白G（immunoglobulin G，IgG）：<15mg/g 肌酐。

尿免疫球蛋白G升高：多见于高血压、微小病变性肾小球肾炎、急慢性肾小球肾炎、慢性肾病、肾衰竭等。

（5）尿N-乙酰-β-D-氨基葡萄糖苷酶（NAG）：<18.5U/L。

尿NAG增高：见于缺血或中毒引起的肾小管性肾炎、肾移植排斥反应、肾恶性肿瘤（NAG活性与肿瘤大小和组织破坏程度呈正相关）、急性肾小球肾炎、梗阻性肾病、急性肾盂肾炎或慢性肾盂肾炎的活动期等。

注意事项：尿NAG浓度与肾单位的损害成比例。

（6）尿γ-谷氨酰转肽酶（GGT）：<80U/g肌酐。

尿γ-GT增高：主要见于肾小球肾炎（可与肾盂肾炎相鉴别，因为肾盂肾炎时，γ-GT正常）、肾病综合征、肾移植排斥反应、汞中毒和铅中毒等；也可见于Wilms肿瘤、尿路结石、肾结石、麻醉、心脏手术时、肾缺血及药物对肾脏损伤时。

注意事项：妇女妊娠24周以上，尿γ-GT可明显增高。

2.血液肾功能检查　血液肾功能检查项目主要有尿素氮（blood urea nitroge，BUN）、肌酐（Cr）、内生肌酐清除率（Ccr）、尿酸（UA）等。

（1）尿素氮（BUN）：3.10～7.10mmol/L。

BUN增高：见于肾前因素（如长期腹泻、剧烈呕吐、严重脱水、出血性休克、急性心功能不全、上消化道出血、幽门梗阻、肠梗阻、严重灼伤、挤压伤、大手术后等）、肾性因素（如急性肾小球肾炎、慢性肾炎、慢性肾盂肾炎、肾病晚期、肾衰竭、中毒性肾炎、肾病综合征、多囊肾、肾小管酸中毒等）和肾后因素（如前列腺肥大、尿路结石、尿道狭窄、膀胱肿瘤等）。

BUN降低：见于肝脏疾病、蛋白质摄入不足、乳糜泻、严重营养不良等。

注意事项：因饮食对尿素氮的检测影响较大，患者应空腹抽静脉血检测。高蛋白饮食时，血尿素氮增加；随年龄增长尿素氮有增加趋势；而妊娠妇女尿素氮浓度偏低。

（2）肌酐（Cr）：44.0～132μmol/L。

肌酐增高：常见于急性肾小球肾炎、慢性肾小球肾炎、肾纤维化、多囊肾、肾移植排斥反应、严重高血压、糖尿病肾损害等。

肌酐降低：主要见于严重肝脏疾病、肌营养不良。

注意事项：在肾脏疾病初期，血清肌酐通常不升高，直至肾实质损害，血清肌酐才升高，所以血清肌酐检测对晚期肾脏疾病临床意义较大。

（3）尿酸（UA）：150～420μmol/L。

尿酸增高：常见于痛风（尿酸测定对痛风诊断最有帮助，这是由于血中尿酸浓度升高时，尿酸会形成钠盐，沉积于关节、软组织，引起皮下结节和关节疼痛。痛风症常有家族史）。也可见于急慢性肾小球肾炎、白血病、多发性骨髓瘤、真性红细胞增多症、恶性肿瘤、有机物中毒等。

尿酸降低：见于Fanconi综合征，肝豆状核变性，严重的肝细胞病变，过度使用别嘌醇、糖皮质激素、秋水仙碱、阿司匹林等。

注意事项：高浓度维生素C可使尿酸结果偏低。

（4）内生肌酐清除率（Ccr）：男性，85～125ml/min；女性，75～115ml/min。

Ccr降低：常见于急性肾小球肾炎、慢性肾小球肾炎、急性肾功能不全、原发性高血压伴肾脏损害、肾血管痉挛及充血性心力衰竭等。肾脏损害程度越重，Ccr越低。Ccr

还可用于指导治疗，Ccr < 30 ～ 40ml/min时，应限制蛋白质摄入；Ccr < 10ml/min时，应进行人工透析疗法。

注意事项：内生肌酐清除率是通过测定血和尿的肌酐浓度，计算出肾脏每分钟内清除多少毫升血中肌酐的能力，来评价肾脏滤过功能的方法。因此，留取尿液时，不但24小时的时间要准确，而且24小时的尿液不能丢失，否则会直接影响结果计算的准确性。因肾脏的大小有个体差异，内生肌酐清除率还要用身高和体重计算出表面积后，来校正这种个体差异，使测得的结果有更好的可比性。检测前应禁食肉类3天，不饮咖啡和茶，停用利尿药，避免剧烈运动，饮足量的水。

（5）血β_2-微球蛋白（β_2-microglobumin，β_2-MG）：< 320μg/L。

β_2-MG增高：常见于急慢性肾功能障碍、肾病综合征、肾移植排斥反应等；也可见于恶性肿瘤和慢性炎症，如多发性骨髓瘤、非霍奇金淋巴瘤、慢性淋巴细胞白血病、Walenstrom病、肝癌、胃癌、结肠癌等。

注意事项：在没有恶性或免疫性疾病的人中，血清β_2-MG与血清肌酐浓度呈高度相关。

（三）急性肾损伤

急性肾损伤（acute kiclney injury，AKI）是一种常见的临床综合征，可继发于感染、休克、手术及药物损伤等情况，目前临床常用的肌酐及尿量等反映肾功能的指标能够提示肾功能的基本变化情况，但由于影响因素较多，对于早期肾损伤评价的敏感性较差。随着研究的不断深入，尿中性粒细胞明胶酶相关脂质运载蛋白、尿N-乙酰-β-D-氨基葡萄糖苷酶、白细胞介素18、尿肾损伤因子、L型脂肪酸结合蛋白、尿α_1-微球蛋白及尿微量白蛋白/尿肌酐比值等指标被证实能够更敏感地反映早期AKI。

每种标志物都有其各自的优、缺点，越来越多的研究发现联合多种标志物能够明显提高早期肾功能监测的灵敏性及特异性，然而尚未确定每种标志物及联合诊断时具体的合理参考值范围。因此，需要更多大样本量的前瞻性研究对此进行完善，以便制订出更为合理的AKI诊断标准，旨在提高快速诊断的准确性。

五、肠损伤检查

（一）病理过程

肠梗阻引起的肠损伤按照病变位置可分为肠壁病变和肠腔病变。

肠壁病变主要特征为：肠壁充血水肿、肠道供血不足、肠壁增厚、黏膜上皮脱落、肠黏膜下水肿、肠绒毛排列不齐、肠道平滑肌功能丧失等，典型的疾病有绞窄性肠梗阻。

绞窄性肠梗阻（strangulated intestinal obstruction）是伴有肠壁血供障碍的肠梗阻。绞窄性肠梗阻出现肠坏死的概率很高，能引发严重的并发症如腹腔感染，甚至感染性休克、多器官功能衰竭等。病死率高达20% ～ 30%，故及时诊断和手术治疗对于保护患者生命具有很大意义。

（二）检验项目

1. C反应蛋白　C反应蛋白（C-reactive protein，CRP）是炎症反应的敏感标志物。当患者发生绞窄性肠梗阻时，肝脏会合成大量的CRP释放到血液中，提升血液中CRP的浓度。正常人血清中C反应蛋白浓度＜10mg/L；当患者血清C反应蛋白浓度超过100mg/L，表示有细菌感染。

2. 血清肌酸激酶　血清肌酸激酶（creatine kinase，CK）是一种能量转换酶，广泛存在于心肌、骨骼肌、小肠组织和脑组织的线粒体和胞质中，保证组织细胞的供能，正常成人血清中浓度为26～174 U/L。绞窄性梗阻病变肠道细胞膜的通透性不可逆地增加，最终导致CK（主要为CK-BB，CK_1）大量释放。临床观察已证实，绞窄性肠梗阻发生时，CK的水平明显高于单纯性肠梗阻，因此可作为鉴别参考。

3. D-二聚体　D-二聚体是纤维蛋白单体经活化因子交联、纤溶酶水解后产生的一种特异性降解产物，是纤溶亢进的分子标志物之一。当患者发生绞窄性肠梗阻时，其肠系膜局部血管会发生栓塞或形成血栓，导致机体继发纤溶性变化，进而导致D-二聚体的水平上升。大量研究证明，绞窄性肠梗阻患者同单纯性肠梗阻和正常人相比较，血液中CK、CRP和D-二聚体的浓度具有统计学意义的差异。

CK、CRP、D-二聚体检测绞窄性肠梗阻是近年来被临床医师广泛应用的辅助诊断方法。检测技术常采用双向免疫侧流技术作为平台，在试纸条上固化与被检物反应的试剂和显色物质。应用双抗体夹心免疫反应原理，检测时样本中的被检物与固化的试剂和显色物质反应，反应后根据被检物的含量而呈现不同深度的颜色，既可肉眼判读也可机器判读结果并显示或打印报告。该方法具有操作方便、价格低廉、对人体无害、无须大型设备的优势，值得在临床检测和POCT等领域进行推广。

成人正常参考值：

CRP：＜10 mg/L。CK：男性，38～174U/L；女性，26～140U/L。

D-二聚体：＜200μg/L（免疫法）。

4. 腹压　肠腔病变：肠内容物在肠腔内运行不畅会造成肠腔积液积气，肠内的气体液体潴留会提高肠腔内的气体压力，形成腹腔内高压（inter-abdominal hypertension，IAH）。持续的IAH会进一步造成呼吸性酸中毒、心排血量下降、颅内压升高、腹腔间隙综合征（abdominal compartment syndrome，ACS）等一系列继发症，高腹内压也是造成绞窄性肠梗阻的病因之一。正常人小肠肠腔内压力在2～4 mmHg，肠梗阻的患者升高到10～14 mmHg；严重时可达到30～60mmHg。IAH是衡量肠梗阻严重程度的重要指标之一，当肠腔压力＞30 mmHg，肠微循环阻滞；肠腔压力＞50 mmHg肠静脉回流受阻，肠腔压力＞70 mmHg供血停止。临床上IAH分为Ⅰ～Ⅳ级，＞30mmHg的患者死亡率极高。

腹内压的测量大体上分为直接测量和间接测量。直接测量直接置管于腹腔内，连接压力传感器或在腹腔镜手术中通过气腹机对压力进行监控。间接测量是通过测量内脏压力间接计算腹腔内压力。

六、肠道屏障功能检查

（一）病理过程

完整的肠道屏障是防止肠道内有害物质和病原体进入机体内环境，并维持机体内环境稳定的一道重要屏障，是机体防御功能的一道重要防线，由机械屏障、化学屏障、免疫屏障与生物屏障共同构成，其中最为关键的是机械屏障和免疫屏障。

肠梗阻后肠管扩张、肠管大量积气积液使肠内压增加、肠壁静脉回流受阻，发生绞窄性肠梗阻时，肠壁出现血供障碍，肠黏膜淤血、缺血，肠壁水肿、坏死，机体发生应激反应，黏膜屏障通透性增加，从而破坏肠道黏膜屏障功能。

此外，肠内消化物会因为肠梗阻滞留在肠道的某段部位，造成该区域细菌异常繁殖、菌群紊乱。细菌繁殖产生大量毒素，通过菌群易位侵入到无菌的肠道以外组织，如肠壁浆膜、肠系膜淋巴结、门静脉及其他远隔器官，引起内毒素血症或脓毒血症。

肠黏膜屏障被破坏，可以出现肠源性感染，也可以通过绞窄坏死的肠壁直接进入腹腔，引起腹腔感染，此时患者会出现腹膜刺激征的表现。

（二）检查项目

目前，肠道屏障功能的检测主要通过3个方面。

1.肠道通透性　肠黏膜通透性改变可准确反映肠黏膜的损伤程度，是监测肠道屏障功能的重要指标。肠黏膜通透性增加，表明肠黏膜完整性被破坏，肠道屏障功能受损。肠道通透性是反映机械屏障最主要的指标，肠道通透性的检测被广泛应用于临床与基础研究中。

目前常用于肠道通透性的测定方法有以下几种。

（1）糖分子探针：以非代谢性的低聚糖为探针的肠道通透性检测方法在临床最为常用，其中又以双糖分子乳果糖/甘露醇（lactulose/mannitol，L/M）探针为代表和最常用，甘露醇是单糖（分子量182），分子较小，可以通过绒毛细胞间紧密连接，其主要反映绒毛细胞间紧密连接的通透性；而乳果糖是双糖（分子量342），分子直径较大，主要通过腺管细胞间紧密连接被吸收，其主要反映腺管细胞间紧密连接的通透性。在疾病状态下，肠黏膜可能萎缩，吸收面积减少，甘露醇通过减少。同时，因肠黏膜细胞间的紧密连接受到破坏，乳果糖通过增加，这样可使乳果糖/甘露醇排出率比值增加。因此，测定尿中L/M比值可间接反映肠黏膜的通透性变化。L/M比值增大，说明肠通透性增高，肠屏屏障功能损害。方法有比色法、气相色谱法、液相色谱法、酶法和光谱法等，其中气相和液相色谱法由于其分析快速、准确，已被广泛用于肠道通透性检测

（2）聚乙二醇类探针：在医学临床研究中，利用不同分子量的聚乙二醇类（polyethylene glycol，PEGS），包括PEG-400、PEG-600、PEG-1000、PEG-4000等分别为探针测定急性胰腺炎、肝硬化、炎症性肠病、恶性肿瘤等的研究中，此类探针兼有水溶性和一定的脂溶性，在肠道吸收时易受肠道渗透压的影响，因而限制了其临床应用。测定PEG分子探针的方法均为色谱法。

（3）同位素探针：用于肠道通透性测定的同位素探针主要包括^{51}Cr-EDTA、^{99}mTc-

DTPA和^{125}I-白蛋白,其优点在于容易检测,但结果易受影响,准确性差,而且这些探针具有放射性,对人体及动物机体有一定的损害,妨碍了其在临床上的应用,目前仅应用于体外或动物实验中。

(4)血浆D-乳酸测定:D-乳酸是胃肠道固有细菌代谢和裂解的产物,正常情况下很少被吸收,人体内亦没有快速降解的酶系统。当肠道细菌过度生长产生大量的D-乳酸,在肠黏膜通透性增加时进入血循环,使血浆D-乳酸水平升高。因此,监测血浆中D-乳酸水平可及时反映肠黏膜损害程度和通透性变化。

血浆D-乳酸含量与肠黏膜损伤评分值和血浆内毒素水平呈显著正相关,提示血浆D-乳酸水平可作为反映肠道屏障中机械屏障的功能状态,判断肠道内毒素和细菌移位的重要指标。当前,D-乳酸含量的检测方法主要是酶法和紫外分光光度法。

2.肠上皮细胞损伤

(1)二胺氧化酶(diamine oxidase,DAO):二胺氧化酶是人和所有哺乳动物肠黏膜上皮绒毛中具有高度活性的细胞内酶,以小肠活性最高,在其他组织或细胞中几乎不存在。生理状态下血浆中DAO活性很低,当肠黏膜细胞受损,黏膜屏障结构破坏时,肠上皮释放DAO大量入血,或随坏死脱落的肠黏膜细胞进入肠腔内,导致血浆和肠腔DAO活性增高而肠黏膜中DAO活性降低。因此,测定血浆DAO活性能更直接地反映肠上皮细胞成熟度和完整性的损伤程度,是显示肠黏膜屏障功能状态的敏感性指标。

目前DAO的测定方法主要包括:①^{14}C(^{3}H)腐胺测定法,是一种放射性的测定方法,有较高的灵敏度;②分光光度法,是国内应用最多的一种方法,具有简便、经济、快速、结果稳定、重复性好的特点;③夹心ELISA法,用免疫组织化学方法检测血DAO含量,具有灵敏、简便、易推广应用的特点。

(2)肠脂肪酸结合蛋白(intestinal fatty acid binding protein,I-FABP):I-FABP特异性表达于回肠的黏膜绒毛上皮细胞(易缺血损伤部位),是一个约15 kDa的可溶性蛋白。肠脂肪酸结合蛋白是肠黏膜上皮细胞的特异性标志蛋白之一,正常情况下血液中含量极微;当肠黏膜受损,屏障功能发生障碍时迅速释出,通过毛细血管及毛细淋巴管进入血液循环,故在周围血中含量增高。

肠脂肪酸结合蛋白和连蛋白(Zonulin)是肠上皮细胞紧密连接屏障完整性的生物标志物,其中Zonulin是内皮和上皮紧密连接的主要调节因子,调节肠道屏障和血脑屏障,也是脑肠轴(brain-gut axis,BGA)的重要中介因子。肠道屏障受损、肠道通透性增强会释放Zonulin到血液中,提升血液中Zonulin的浓度。

目前常用的I-FABP的检测方法是酶联免疫法(enzyme-linked immunosorbent assay,ELISA),其中夹心酶联免疫法具有灵敏性和特异性均高的特点。

3.细菌易位 内毒素主要来源于肠道菌群代谢,正常情况下,生理功能完整的肠黏膜对细菌和内毒素构成屏障作用,内毒素难于进入血液循环。当肠屏障受损导致黏膜通透性增加时,细菌和内毒素能穿越损伤的肠黏膜进入血液,可导致细菌易位和内毒素血症,而侵入血液循环的细菌和内毒素再作用于肠黏膜,进一步加重肠黏膜屏障受损,导致肠黏膜通透性持续增高,如此形成恶性循环,可触发全身炎症反应乃至多器官功能衰竭。

常用的检测细菌易位的方法有细菌培养法、标记细菌示踪法、聚合酶链式反应（polymerase chain reaction，PCR）法等。检测内毒素的较常用方法是鲎试剂偶氮显色法，具有可定量、重复性好、灵敏度高等优点，但其检测条件要求高，易出现假阴性和假阳性。

参考范围：成人血液二胺氧化酶≤10U/L，D-乳酸浓度≤15mg/L，细菌内毒素≤20U/L。

七、肠道菌群检查

（一）病理过程

Mann等研究发现正常肠道动力能抑制肠道菌群失调，肠梗阻患者肠道动力减弱，可使细菌在肠道内滞留时间过长、大量繁殖，促进了肠道菌群失调的形成；手术及围术期应激反应均可导致肠道菌群失调；腹部术后部分患者及肠梗阻发生后早期均给予患者全肠外营养（total parenteral nutritcon，TPN），研究表明TPN较全肠内营养（exclusive enteral nutrition，EEN）更易引起肠道菌群失调。

（二）检测方法

1.分离培养　分离培养是最早在试验中使用的一种方法，目前已经相对比较成熟，应用于许多研究领域要是利用选择性培养基把各种细菌分离开，并根据染色、生化反应、血清学试验等方法对分离出的细菌进行鉴别，这种方法还可以用来测定活菌的数量。

2.质谱技术　质谱技术是利用肠道菌群中不同菌种的组成蛋白种类不同这一特性来对蛋白质的种类进行鉴定，从而得出其组成细菌的功能和特性。但这种方法对样品的采集和处理要求较高，且质谱技术的分析方法目前并不成熟，还需进一步优化。

3.宏基因组测序　宏基因组测序技术又分为16SrDNA技术和全基因组测序技术。16SrDNA技术是目前肠道菌群系统分类研究中最常用的一种方法，相较于5S和23SrDNA，16SrDNA大小适中，既容易获取又能明显比较出不同菌群的区别。16SrDNA技术的原理是通过直接获取肠道菌群的DNA信息，与基因库中的数据进行比较，经过分析后可以对其进行分类。目前所有已知细菌的16SrDNA碱基序列都已经可以在基因库中找到，这也为16SrDNA测定法在试验研究中的广泛应用奠定了基础。

4.分子标记法　分子标记法的灵敏性和特异性较高，常见的具体方法有荧光原位杂交技术、基因芯片技术等。荧光原位杂交、基因芯片技术是新兴的基因检测技术，与传统的检测方式相比更具有高效性、准确性。荧光原位杂交技术可以研究肠道细菌和其余组织之间的关系，并且可以保持肠道菌群与肠道组织的原本情况。基因芯片技术即DNA微阵列，具有在处理多个基因时高效快速的特点。因为不像传统的检测方式需要纯化或扩增，也可以在不同的环境中针对多种微生物进行研究，但是只能用于已知细菌的检测。与传统的检测手段相比，基因芯片技术得出结果的速度更快，用途更为广泛，造价更为低廉（因此能够被广泛应用于临床鉴定中），对于复杂的人体肠道微生态环境的检测异常便利。

5. DNA 指纹图谱分析法　DNA 指纹图谱分析法依赖于分析对象的分子大小与核酸序列的不同，其中的变性梯度凝胶电泳（denatured gradient gel electrophoresis，DGGE）技术目前已经可以分辨出只有一个碱基差异的基因序列，弥补了传统研究方法精度不高的缺点，被广泛应用于微生物多样性和种群差异的研粪便镜检、分子标记法和DNA指纹图谱分析法。

6. 新技术

（1）细菌培养分离方法：混合培养这一技术有望突破目前细菌分离培养出现的难题。目前，纯培养到混合培养的转变主要依赖于3项技术的进步，即微流体技术、下一代3D生物打印、单细胞代谢组学。未来，这些技术的进步有望实现3种及3种以上微生物的系统性大规模共生培养研究。

（2）测序方法：迄今为止，16S-rDNA测序、宏基因组学和宏转录组学是用于微生物组的分类学鉴定和表征的3种基本测序策略，这些测序策略使用不同的NGS平台进行DNA和RNA序列鉴定。

未来，单分子长时间读取测序SMRT、HeliScope、MinION等第三代测序（third generation sequencing，TGS）平台在未来可能用于菌群检测，这些新技术会加快菌群研究的脚步。

（3）粪便样品的分析方法：目前，方便、可重复和快速保存独特的生物标本是微生物组分析中所面临的关键问题。粪便分吸管技术（fecal aliquot straw tech，FAST）是使用吸管从最近排出或保存在低温但未冷冻（即4℃）的样品中收集粪便物质。FAST处理的样品可以在超低温下长时间有效储存，可在不解冻的情况下轻松进行二次取样，并需要最少的供应和存储空间，在实验室和现场使用都很方便。将分离产生的菌株接种到无菌小鼠中，该操作平均保留了80%的供体菌落。

（4）微流控技术：传统的"稀释—培养方法"能够将菌群的复杂性降低到最小的生态功能单元，但是对于单个菌株的研究还是不够准确。最近，微流控作为一种新技术正在引起研究者的关注，大家期待这项新技术能应用于各种单细胞的研究，因为它有能力处理微结构中纳米级体积的结构，为观察单个微生物细胞提供了有吸引力的替代方案。

（5）流式细胞术：流式细胞术是一种分离筛选细胞的手段，我们从微生物细菌的本质出发——微生物细菌也是细胞，因此也可以用流式细胞术进行分选。与传统技术相比，流式细胞仪可在极短时间（＜2小时）内对存活和不存活的益生菌菌株进行绝对和特异性定量，为研发和质量控制提供了有效的工具。

八、脑肠轴

脑肠轴，即"微生物—肠—脑轴（microbiota-gut-brain，MGB）"，其概念是肠-脑双向通信机制，一方面，神经系统可通过下丘脑-垂体-肾上腺（hypothalamic-pituitary-adrenal，HPA）轴、慢性炎症、刺激内脏敏感程度、改变肠道通透性等途径刺激肠道运动，影响肠道微生态；另一方面，肠道菌群也可以通过神经递质、免疫激活、神经内分泌、菌群代谢物等多种途径调节神经系统活动，反作用于神经系统。

肠内容物的运送是肠管平滑肌和支配平滑肌的自律神经（自主神经）及激素相互作

用的结果。上述3个因素受到干扰，就会引起肠内容物运送能力降低、肠内容滞留，造成肠道梗阻。患有精神障碍的患者往往伴有肠道疾病，例如，抑郁症患者易患上C型肠易激惹症（IBS-C）和克罗恩病，焦虑者往往是D型肠易激惹症（IBS-D）的患者。在最新版的罗马Ⅳ标准中，将应激等心理障碍因子列为引发部分肠道疾病的病理机制，其中包括肠胃动力改变、内脏敏感性、肠道通透性增加、免疫激活和肠道微生态改变，而应激-肠道病途径都是MGB体系中的一部分。

1. 炎症途径与肠梗阻 由慢性应激等因素引发的炎症是MGB双向交流的重要通路，应激引起的由HPA轴介导的生理反应。持续的应激反应状态下，刺激大脑扣带回、前额叶皮质，激活边缘系统，刺激下丘脑室旁核的中间小细胞性神经元释放促肾上腺皮质激素释放激素（corticotropin releasing hormone，CRH），CRF释放促肾上腺皮质激素（adrenocorticotropic hormone，ACTH），ACTH释放皮质醇，激活HPA。外周血中肿瘤坏死因子α（tumor necrosis factor-α，TNF-α）、白细胞介素-1β（interleukin-1β，IL-1β）、白细胞介素-6（interleukin-6，IL-6）等促炎症因子增加促进了慢性肠炎的发展，最后慢性肠炎会发展为各种并发症，如纤维化（fibrosis）、狭窄（stenosis）、脓肿（abscess）等均有造成肠道梗阻的风险。

2. 脑肠肽 在脑肠轴各个环节的相互作用中，脑肠肽（brain-gut peptides，BGP）是具有激素和神经递质双重作用的功能因子，起着搭建信号通路和调控功能的重要作用。研究发现10余种BGP与功能性消化不良（functional dyspepsia，FD）、IBS-C、IBS-D等肠道疾病有关。胃动素（motilin，MTL）是其中之一，人下丘脑-脑垂体对消化间期胃运动有调控作用，MTL是中枢神经系统促进胃运动的主要调控因素之一，MTL可通过与肠道神经系统中的胃动素神经元的相互作用，触发MMC Ⅱ相的发生促进胃排空及结肠运动。通过调节血浆中MTL的浓度，HPA参与消化间期肠胃运动的调控。已经有研究发现假性肠梗阻新生儿与MTL分泌不足有关，还有研究发现，FD患者的各消化间期的血浆胃动素值均低于正常健康志愿组，提示干预MTL的分泌可能是脑肠轴功能失调引起肠梗阻的一个途径。

胆囊收缩素（cholecystokinin，CCK）是小肠Ⅰ型细胞分泌的的多肽类激素，主要存在于十二指肠和空肠黏膜，其在皮质额叶、皮质梨状区、尾核、海马、丘脑、下丘脑等中枢神经系统也有分布。CCK可与胰腺、胆囊、胃肠平滑肌、中枢系统海马和杏仁核和其他外周神经系统的CCK-A受体结合，促使胰液分泌、胆囊收缩和延缓胃排空，并诱发饱胀感觉。外源性CCK可以刺激具有5-羟色胺（5-hydroxytryptamine，5-HT）释放能力的神经元，进而影响中枢性进食感觉和胃肠运动。脂质是引起上腹嗳气、腹胀、腹痛和食欲缺乏等FD症状的重要诱因，CCK是进食脂质后引起上述不适的主要介质，服用CCK拮抗剂后可显著减轻上述症状。研究发现，进食脂餐后，FD患者的CCK水平不断升高，2小时内的CCK水平均显著高于正常健康志愿组。

肠道内细菌合成的5-HT也参与了MGB调节肠胃运动的作用。5-HT合成异常，导致肠胃动力及分泌异常，内脏敏感度提升，结肠运动增强，或许与肠梗阻相关。5-HT与肠梗阻的病理机制还有待进一步的研究。

（王加义）

参 考 文 献

1. 隋昌华，王露. 干化学与湿化学两种检测系统检测电解质的方法学比对. 国际检验医学杂志，2013，34（20）：2750-2751.

2. 张亚兰，巴应贵. 急性肾损伤的新型生物标志物研究进展. 医学综述，2018，24（22）：4512-4517［2018-12-05］. http：//kns. cnki. net/kcms/detail/11. 3553. r. 20181116. 1343. 054. html.

3. 张媛，赵敏. 急性肾损伤生物标志物的研究进展. 医学综述，2018，24（13）：2559-2564，2570.

4. 王小英，程爱国. 肠道黏膜屏障功能及其检测方法研究进展. 华北煤炭医学院学报，2009，11（5）：653-654.

5. 乔治，黎沾良，李基业，等. 应用血浆D-乳酸水平评价腹部外科手术后肠道屏障功能. 解放军医学杂志，2005，30（3）：255-257.

6. Derikx JP，Matthijsen RA，Brune AP，et al. R apid reversal of human intestinal ischemia-reperfusion induced damage by shedding of injured enterocytes and reepithelialisation. PLoS One，2008，3（10）：e3428.

7. Schellekens DH，Grootjans JM，Dello SA，et al. Plasma intestinal fatty acid-binding protein levels correlate with morphologic epithelial intestinal damage in a human translational ischemia-reperfusion model. J Clin Gastroenterol，2014，48（3）：253-260.

8. 王琳，向敏. 肠道菌群代谢物检测新技术的应用及其研究进展. 抗感染药学，2017，14（1）：12-16.

9. 李道快，林薇，林进喜，等. 血清GK、GK-MB、磷的测定对绞窄性肠梗阻的临床诊断价值. 全科医学临床与教育，2010，8（1）：6-9.

10. 胡明彦，冯贤松. 绞窄性肠梗阻的诊治进展. 腹部外科，2009，22（1）：59-60.

11. Holzscheiter L，Beck C，Rutz S，et al. NGAL，L-FABP，and KIM-1 in comparison to established markers of renal dysfunction. Clin Chem Lab Med，2014，52（4）：537-546.

12. Yamamoto T，Noiri E，Ono Y，et al. R enal L-type fatty acid—binding protein in acute ischemic injury. J Am Soc Nephrol，2007，18（11）：2894-2902.

13. Hishikari K，Hikita H，Nakamura S，et al. Urinary liver-type fatty acid-binding protein level as a predictive biomarker of acute kidney injury in patients with acute decompensated heart failure. Cardiorenal Med，2017，7（4）：267-275.

14. Sonnino R，Ereso G，Arcuni J，et al. Human intestinal fatty acid binding protein in peritoneal fluid is a marker of intestinal ische-mia. Transplant Proc，2000，32（6）：1280.

15. Cronk DR，Houseworth TP，Cuadrado DG，et al. Intestinal fatty acid binding protein（I-FABP）for the detection of strangulated mechani-cal small bowel obstruction. Curr Surg，2006，63（50）：322-325.

16. Matsumoto S，Sekine K，Funaoka H，et al. Diagnostic performance of plasma biomarkers in patients with acute intestinal ischaemia. Br J Surg，2014，101（3）：232-238.

17. Stevens BR，Goel R，Seungbum K，et al. Increased human intestinal barrier permeability plasma biomarkers zonulin and FABP2 correlated with plasma LPS and altered gut microbiome in anxiety or depression. Gut，2018，67（8）：1555-1557.

18. Kiecolt-Glaser JK，Wilson SJ，Bailey ML，et al. Marital distress，depression，and a leaky gut：Translocation of bacterial endotoxin as a pathway to inflammation. Psychoneuroendocrinology，2018，98：52-60.

19. Pike F，Murugan R，Keener C，et al. Biomarker enhanced risk prediction for adverse outcomes in

critically ill patients receiving RRT. Clin J Am Soc Nephrol，2015，10（8）：1332-1339.

20. Costelloe SJ，Theocharidou E，Tsochatzis E，et al. Hepascore and hyaluronic acid as markers of fibrosis in liver disease of mixed aetiology. Eur J Gastroenterol Hepatol，2015，27（3）：313-320.

21. Wang J，Chen J，Sen S. MicroRNA as biomarkers and diagnostics. J Cell Physiol，2016，231（1）：25-30.

22. Kondo Y，Kimura O，Shimosegawa T. Significant biomarkers for the management of hepatocellular carcinoma. Clin J Gastroenterol，2015，8（3）：109-115.

23. Vaughn BP，Robson SC，Longhi MS. Purinergic signaling in liver disease. Dig Dis，2014，32（5）：516-524.

24. Matsumoto S，Sekine K，Funaoka H，et al. Diagnostic performance of plasma biomarkers in patients with acute intestinal ischaemia. Br J Surg，2014，101（3）：232-238.

25. Schellekens DH，Grootjans JM，Dello SA，et al. Plasma intestinal fatty acid-binding protein levels correlate with morphologic epithelial intestinal damage in a human translational ischemia-reperfusion model. J Clin Gastroenterol，2014，48（3）：253-260.

26. 李芳. 肝损伤酶活性联合检测在肝胆疾病诊断中的临床意义. 检验医学与临床，2018，15（12）：1833-1835.

27. 杨露露. 综合检测生化指标对早期脂肪肝诊断及肝损伤程度的评价. 中外医疗，2017，36（33）：30-32.

28. 李峰. 脑肠轴与功能性消化不良的关系. 现代诊断与治疗，2013，15：3382-3384.

29. 姚宝珍，叶静萍. 假性肠梗阻早产儿血浆胃动素和生长抑素水平的测定及其临床意义. 骨科，2002，26（2）：65-66.

30. 韩亚楠，王子旭，陈耀星，等. 5-HT转运体/受体在肠道疾病发生中的作用研究进展. 神经解剖学杂志，2014，30（6）：720-724.

31. Sommer F，Bäckhed F. The gut microbiota-masters of host development and physiology. Nat Rev Microbiol，2013，11（4）：227-238.

32. 王伟占，田凤石. 氧化三甲胺与动脉粥样硬化关系研究进展. 天津医药，2015，43（4）：443-445.

33. Holtmanna G，Shaha A，Morrisonc M. Pathophysiology of functional astrointestinal disorders：a holistic overview. Dig Dis，2017（35 suppl）：5-13.

34. Kim S，Goel R，Kumar A，et al. Imbalance of gut microbiome and intestinal epithelial barrier dysfunction in patients with high blood pressure. Clin Sci（Lond），2018，132（6）：701-718.

35. Zalar B，Haslberger A，Peterlin B. The role of microbiota in depression-a brief review. psychiatr danub，2018，30（2）：136-141.

36. Petra AI，Panagiotidou S，Hatziagelaki E，et al. Gut-microbiota-brain axis and its effect on neuropsychiatric disorders with suspected immune dysregulation. Clin Ther，2015，37（5）：984-995.

37. Worthington JJ. The intestinal immunoendocrine axis：novel cross-talk between enteroendocrine cells and the immune system during infection and inflammatory disease. Biochem Soc Trans，2015，43（4）：727-733.

38. El Kamari V，Moser C，Hileman CO，et al. Lower pretreatment gut integrity is independently associated with fat gain on antiretroviral therapy. Clin Infect Dis. 2019，68（8）：1394-1401.

39. 崔荣国. 血液标本放置时间对电解质检测结果影响的分析. 医学理论与实践，2013，26（11）：1488-1489.

40. 陆金春，李春德，黄宇烽. 临床检验报告速查手册. 上海：第二军医大学出版社，2009.

第 5 章

恶性肠梗阻的影像学检查

肠梗阻影像学判断标准：①部分性梗阻。肠腔轻度扩张，过渡区不清楚；远端的肠管不完全萎缩；结肠内有中量液气平面。②完全性梗阻。小肠直径＞3 cm，结肠＞6 cm，近端扩张肠管与远端塌陷或正常肠管之间出"移行带"。

恶性肠梗阻的影像学检查方法主要包括以下几种。

一、X线腹部平片

X线腹部平片是诊断肠梗阻的常用检查方法，可以显示肠梗阻的一些征象，如肠曲胀气扩大、肠内液气平面，可以判断肠梗阻及梗阻部位。

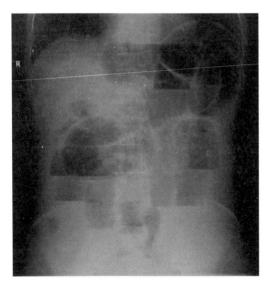

图5-1 胃癌术后粘连性肠梗阻

腹盆腔内多发肠管扩张，积气、积液，可见多个气液平面。扩张的小肠黏膜呈"弹簧样改变"

X线检查的目的主要解决：①是否有肠梗阻存在；②肠梗阻的部位；③肠梗阻的原因。

肠梗阻的X线平片判断：一般在肠梗阻发生4～6小时，直立位或侧卧位X线检查即显示出梗阻段以上肠管扩张及长短不一的液气平面。梗阻部位不同，其X线表现各有其特点：空肠梗阻，扩张肠曲位于左上腹或中上腹偏左，空肠黏膜的环状皱襞在肠腔充气时呈"鱼骨刺状"样，液平面数量少；回肠梗阻时，可见积气扩张的肠管横贯腹腔，平行排列，立位可见高低不平、呈阶梯状排列的液平面，此征象是单纯性小肠梗阻的特异性X线表现。结肠可显示结肠袋，肠腔充气的肠襻是在梗阻以上的部位（图5-1）。小肠完全梗阻时，结肠将不显示。梗阻部位高的MBO肠襻扩张和气液水平线可能不存在。

二、胃肠造影

上段小肠梗阻（口服造影）和结直肠梗阻（灌肠造影）有助于确定梗阻的位置和范围以及伴随的胃肠运动异常。值得注意的是，钡剂虽能提供清晰的对比影像，但因不能吸收，可能导致严重的梗阻，MBO禁忌使用；推荐使用水溶性碘对比剂，该造影剂可提供与钡剂相似的影像，并且在某些情况下对一些可逆性梗阻可能有助于恢复肠道正常运动；鉴于腹部CT的广泛使用，目前临床较少使用胃肠造影技术诊断MBO。

三、腹部CT

腹部CT是恶性肠梗阻影像学诊断的首选方法。可评估肠梗阻部位及程度，还可评估肿瘤病变的范围，为决定进一步治疗方案（如抗肿瘤治疗、手术治疗、支架治疗或药物姑息治疗等）提供依据，同时还可用于术后随访。

恶性肠梗阻CT表现：CT不仅能够显示扩张的肠管，而且有助于梗阻病因的诊断。如果肠道管壁不规则增厚，管腔内示软组织肿块，则为恶性肠梗阻（图5-2，图5-3）；如果肠管互相融合成团或与腹壁相连，提示为粘连性肠梗阻（图5-4）；如有肠套叠，则可显示典型的3层肠壁或"东巴征"。CT表现支持恶性肠梗阻的诊断包括以下几点：①淋巴结增大；②移行带狭窄不规则，肠壁不规则增厚（图5-5，图5-6）；③肠壁肿块局部僵硬，肿瘤中心有坏死及较明显强化，恶性肿瘤可见邻近脏器受侵征象。

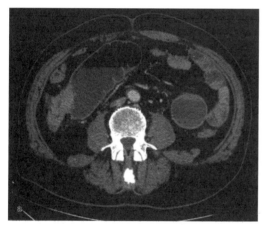 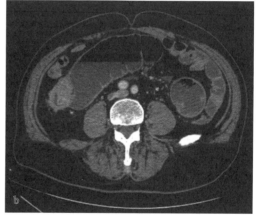

图5-2 结肠恶性肠梗阻

a、b.升结肠管壁不规则增厚，管腔变窄，其上肠管扩张，积气、积液

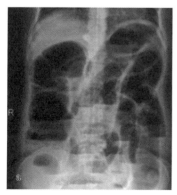 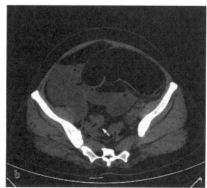 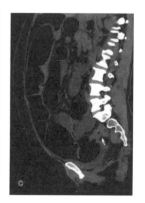

图5-3 直肠癌

a.腹部立位X线显示多发大肠、小肠扩张，积气、积液，可见气液平面，提示低位梗阻；b、c.腹部CT平扫轴位、冠状位显示直肠管壁增厚，管腔变窄，其近端肠管扩张

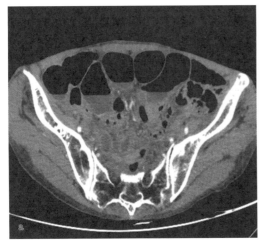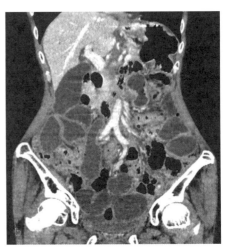

图 5-4　宫颈癌术后粘连性肠梗阻

a.多发小肠肠管扩张，积气、积液；b.小肠肠管走行扭曲

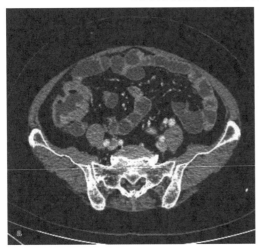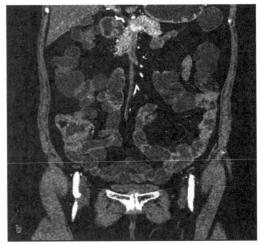

图 5-5　CT 小肠造影

女，68 岁，升结肠癌。a. CT 增强轴位显示升结肠偏心性管壁不规则增厚伴强化；b.冠状位重建显示升结肠癌近端肠管轻度扩张

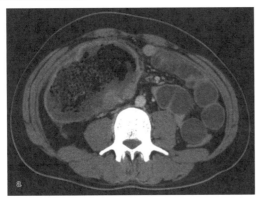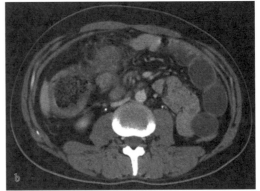

图 5-6　盲肠淋巴瘤致肠梗阻

a、b.腹部CT平扫轴位显示盲肠壁不规则增厚，局部包块形成，继发以上管腔扩张、积液

当肠梗阻造成肠壁血供障碍时，CT除肠梗阻的基本征象外，还可伴有以下的CT表现（图5-7，图5-8）。

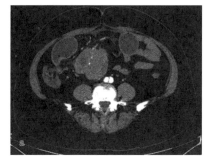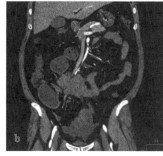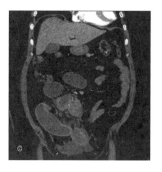

图5-7　小肠淋巴瘤致肠梗阻

a.轴位CT显示中下腹部不规则团块影；b、c.冠位CT显示病灶与肠管相连，局部肠管形态、走行异常，近端肠管管腔扩张、积液

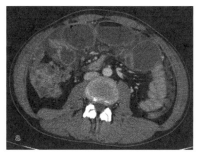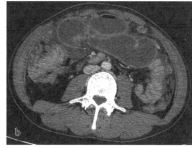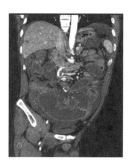

图5-8　回盲部癌致肠梗阻，伴网膜转移和肝脏转移

a、b.轴位CT显示回肓部、回肠末端管壁明显不均匀增厚，网膜、系膜增厚，可见多发结节；c.图冠状位CT显示肝右叶下段可见类圆形低强化影（转移灶）

（1）肠壁呈环形对称性增厚，厚度在0.5～1.0cm，可呈节段性分布。肠壁出现分层改变，表现为"靶征"（target sign，图5-9）或称为"双晕征"（double-halo sign），为黏膜下层水肿增厚的征象。

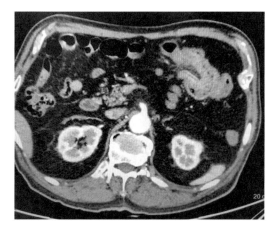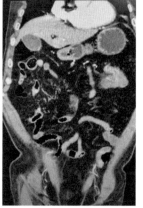

图5-9　横结肠脾区癌合并肠套叠。横结肠局部管壁不规则增厚，局部可见靶征

（2）增强扫描时，梗阻扩张的肠壁不强化或强化明显减弱。

（3）肠扭转时光滑的鸟喙征，因梗阻处肠壁的水肿增厚和肠系膜的充血、水肿，变为锯齿状的"鸟喙征"（serrated beak sign）。

（4）腹水的出现：开始时为少量，聚集在腹膜间隙内，逐渐变为大量、弥漫分布，使腹腔及肠系膜密度升高。

（5）肠壁出现梗死时，可见肠壁内出现积气。肠系膜静脉与门静脉内亦可见气体影，增强扫描时可发现肠系膜动、静脉血栓形成。

（6）其他表现：腹部原发恶性肿瘤的征象，腹膜弥漫性增厚、腹盆腔肿大的淋巴结多提示转移。

四、腹部MRI

磁共振具有良好的软组织对比、多平面显示和功能影像学检查的优势，能够显现肠腔、肠壁以及腔外病理变化的功能。

恶性肠梗阻常表现为梗阻部位的软组织肿块、肠壁局限性的增厚，增强后病灶呈中等到显著的强化。DWI序列恶性肿瘤性病变均表现为高信号。腹膜的结节、肝内及肝外的转移灶的检出均有利于全面评估病情的严重程度。其中，脂肪抑制的MRI增强序列横轴位是观察肠黏膜的增厚、腹膜的结节、梗阻部位的肿瘤最好的序列。

CT、MRI小肠造影在充分的肠道准备下，肠管良好的充盈状态，更有利于病变部位的显示和观察。

五、PET-CT检查

^{18}F-FDG PET-CT广泛应用于肿瘤的诊断、良恶性肿瘤的鉴别、肿瘤的分期及治疗后疗效的评估。

肠源性肠梗阻：梗阻点出现FDG的异常浓聚，梗阻点近端肠管扩张，肠腔积气、积液；局灶性的FDG浓聚通常是肿瘤的摄取，而弥漫性或蛇状长纵形的FDG的摄取通常是肠道生理性的摄取，如肠的蠕动、肠炎等；PET-CT在诊断肝脏及肝脏外转移灶方面优于传统影像学检查（图5-10）。

非肠源性肠梗阻：梗阻跨度大，梗阻程度相对肠源性肠梗阻较轻；肠壁无局灶性的病变伴FDG异常浓聚；腹膜弥漫性增厚伴FDG浓聚；腹水。

恶性肠梗阻诊断流程见图5-11。

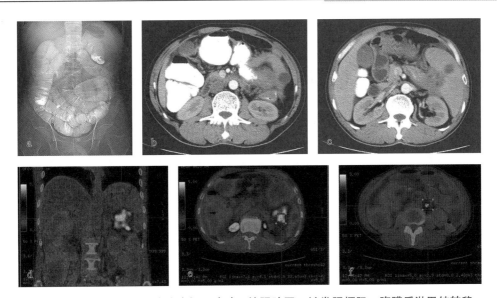

图5-10 男性，51岁，胰腺癌侵犯脾脏、结肠脾区，继发肠梗阻，腹膜后淋巴结转移

a. CT定位片显示多发肠管扩张；b. CT平扫显示胰尾部肿瘤侵犯结肠脾区，近端肠管扩张；c. CT增强显示胰尾部肿块呈乏血供表现，侵犯脾门；d、e. 胰尾部肿瘤呈FDG高摄取；f. PET/CT同时显示腹膜后转移的淋巴结

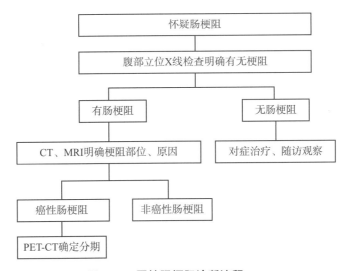

图5-11 恶性肠梗阻诊断流程

（李绍东 高晶晶 张 斌 宋 军）

参 考 文 献

1. Anthony T，Baron T，Mercadante S，et al. Report of the clinical protocol committee：development of randomized trials for malignant bowel obstruction. J Pain Symptom Manage，2007（1 suppl），34：S49-S59.

2. Tuca A，Guell E，Martinez-Losada E，et al. Malignant bowel obstruction in advanced cancer patients：epidemiology，management，and factors influencing spontaneous resolution. Cancer Manag Res，2012，4：

159-169.

3. Ripamonti C，Easson AM，Gerdes H．Management of malignant bowel obstruction．Eur J Cancer，2008，44（8）：1105-1115.

4. 于世英，王杰军，王金万，等．晚期癌症患者合并肠梗阻治疗的专家共识．中华肿瘤杂志，2007，29（8）：637-640.

5. Ripamonti C，Twycross R，Baines M，et al．Clinical-practice recommendations for the management of bowel obstruction in patients with end-stage cancer．Support Care Cancer，2001，9（4）：223-233.

6. 吴立伟，袁戴海．肿瘤性肠梗阻的CT诊断及价值．实用临床医药杂志，2008，12（7）：86-95.

7. 潘春球．超声、腹部X线平片、双源CT诊断结肠肿瘤性肠梗阻的临床价值比较．中华医学会急诊医学分会第17次全国急诊医学学术年会论文集，2014：626.

8. Low RN，Chen SC．Distinguishing benign from malignant bowel obstruction in patients with malignancy：findings at MR imaging．Radiology，2003，228（1）：157-165.

9. Oh JK，Park HL，Park SY，et al．[18]F-FDG PET/CT findings of obstructive colitis proximal to colorectal cancer．Clin Nucl Med，2014，39（2）：136-141.

第6章

恶性肠梗阻的分类、分期、分级与评分

广义上的肠梗阻的病因有很多，当然也有很多分类的方式，其中与恶性肿瘤相关的肠梗阻，称之为恶性肠梗阻。对于恶性肠梗阻，依然可以参照传统意义上的肠梗阻进行分类和分期。恶性肠梗阻的临床分级评价系统和计分系统，更多要引入肿瘤学的参数，笔者参照国内外文献，结合本单位的临床实践工作，总结和创建了较为实用的分级和计分系统，希望其能在恶性肠梗阻的临床实践中发挥重要作用。

一、分类

（一）机械性、动力性和血运性恶性肠梗阻

1.机械性恶性肠梗阻的病因

（1）肠管本身病变　肠管本身病变包括小肠及大肠的恶性病变，如十二指肠恶性肿瘤、空肠恶性肿瘤、回肠恶性肿瘤、结肠恶性肿瘤及直肠恶性肿瘤，当来源于肠壁本身的恶性病变体积足够大的时候，可以造成肠腔的梗阻，从而形成恶性肠梗阻。

（2）肠管外粘连压迫的因素　肠管外的粘连和压迫因素包括腹腔内的各种原发和继发的肿瘤，如胃恶性肿瘤、肝恶性肿瘤、胆囊及胆管恶性肿瘤、胰腺恶性肿瘤、肾恶性肿瘤、输尿管恶性肿瘤、膀胱恶性肿瘤、前列腺恶性肿瘤及其他男性生殖系统恶性肿瘤、宫颈恶性肿瘤及其他女性生殖系统恶性肿瘤，这些原发肿瘤及其种植和转移瘤均可以造成肠道系统的粘连和梗阻。一些少见的肿瘤，包括腹膜恶性间皮瘤，以脂肪肉瘤为代表的腹膜后恶性肿瘤，发生在腹盆腔内的淋巴瘤等不一而足，其肿瘤本身及其种植和转移灶均可以造成患者肠管的粘连和压迫，从而造成肠梗阻的临床表现。笔者还曾经见过乳腺恶性肿瘤造成腹腔内播散种植引发的肠梗阻。总之，肠道外来源的恶性肿瘤本身及其种植和转移灶都可以成为肠管外的粘连和压迫因素。

2.动力性恶性肠梗阻的病因　恶性肿瘤的原发灶及其种植和转移灶侵犯和压迫引起的肠壁神经、平滑肌功能紊乱或收缩无力是形成动力性恶性肠梗阻的主要原因。小肠和大肠的神经支配是来源于腹腔神经丛的内脏神经，属于迷走神经的腹腔内脏分支，当恶性肿瘤侵犯到这些神经时，受神经支配的肠壁运动就会受到影响，从而进一步影响到平滑肌的功能。当恶性肿瘤组织侵犯的程度较深时，肠壁的平滑肌可以直接被肿瘤组织浸润，肠管的运动就会受到直接影响。

3.血运性肠梗阻的病因　恶性肿瘤原发灶及其转移和种植灶侵犯和压迫肠系膜动脉或静脉血管造成血管的狭窄，继发的肠系膜血管栓子栓塞或血栓形成，以及有可能形成

的癌栓，都有可能造成肠道动脉供血不足以及静脉回流障碍。最坏的后果是肠壁血循环发生障碍，可以迅速继发肠坏死，从而由动力性肠梗阻最终演变为绞窄性肠梗阻。恶性肿瘤侵犯和压迫造成的动力性肠梗阻，发展过程一般比较缓慢，演变为绞窄性肠梗阻的少之又少。

（二）高位肠梗阻、低位肠梗阻与结直肠梗阻

1.高位肠梗阻　传统意义上讲，以Trietz分为上消化道和下消化道，但肠梗阻的位置高低，并不以此位置为界限。在广义的肠梗阻范畴，梗阻位置的包括高位小肠梗阻，低位小肠梗阻和结直肠梗阻。以原发肿瘤及继发肿瘤为主要病因，梗阻位置位于十二指肠和空肠上段的梗阻，称之为高位恶性肠梗阻。高位恶性肠梗阻的主要临床表现有恶心、呕吐，呕吐为主要为宿食及胃液胆汁，较少伴有粪臭味。在辅助检查中，消化道造影剂、腹部X线平片及腹部CT均可提示胃、十二指肠及空肠上段明显扩张，伴有气液平面，以空肠的羽毛状黏膜影为典型表现，但有部分恶性肠梗阻的小肠被肿瘤种植和浸润，羽毛状黏膜影和扩张可以不典型，有时以临床症状为主。

2.低位肠梗阻　发生于回肠末端的肠梗阻，一般意义上称之为低位小肠梗阻，主要临床表现为腹胀，呕吐物多伴有粪臭味。在辅助检查中，消化道造影剂、腹部X线平片及腹部CT均可提示胃、十二指肠及全部小肠的明显扩张，伴有气液平面。但有部分恶性肠梗阻的小肠被肿瘤种植和浸润，扩张可以不典型，消化道造影肠管可呈铅管样或花簇样表现，肠系膜挛缩为其病理解剖基础，有时以临床症状为主。

3.结直肠梗阻　原发于结直肠的肿瘤，或吻合口的肿瘤复发，造成肠腔的堵塞，继而造成近端肠管的梗阻，称之为大肠恶性肠梗阻。由于右半结肠肠腔较为宽大，左半结肠和直肠肠腔较为狭窄，梗阻多以发生在左半结肠和直肠为主。类似于低位小肠恶性梗阻，主要临床表现为腹胀，呕吐物多伴有粪臭味。在辅助检查中，消化道造影剂、腹部X线平片及腹部CT均可提示胃、十二指肠、全部小肠及结肠的明显扩张，伴有气液平面。电子肠镜检查可以明确结直肠梗阻的位置，多数可见肿瘤堵塞肠腔、间隙狭小，肠镜几乎无法通过。

（三）不全肠梗阻与完全肠梗阻

在恶性肠梗阻患者中，腹痛、腹胀、恶心呕吐是常见的临床表现，间断的有排气或排便，称之为不完全性肠梗阻，行全消化道造影是可以有造影剂排出的，腹部X线平片可以见到散在的气液平面，这样的患者占大多数。完全没有排气排便的患者，称之为完全肠梗阻，其腹痛、腹胀、恶心、呕吐的临床表现会非常明显，此时的全消化道造影检查要慎重，如果造影剂无法排出，可能会加重患者的临床表现，腹部X线平片可以见到明显的气液平面。即使是完全肠梗阻，发生肠绞窄的比例也非常小，因为此时的肠系膜被肿瘤侵犯，处于挛缩的状态，发生肠扭转的可能性微乎其微，除非发生肠系膜动静脉的血栓。

（四）单处肠梗阻与多处肠梗阻

恶性肠梗阻中，腹腔内原发或继发的肿瘤，侵犯肠管及肠系膜，造成肠管通畅性的

改变。如果只有一处肠管有内容物通过障碍，称之为单处肠梗阻。如果有2处及2处以上的肠管局部有通过性障碍，称之为多处肠梗阻。我们在治疗恶性肠梗阻时，要警惕多处肠梗阻的存在，如果只解决了一个部位的梗阻，而没有发现和处理其他部位的梗阻，将不仅没有解除梗阻，反而增加了患者的创伤和痛苦。

（五）急性肠梗阻与慢性肠梗阻

恶性肠梗阻的发生发展过程，有急有缓。由于腹腔内原发和继发肿瘤的进展通常相对比较缓慢，临床工作中，恶性肠梗阻以慢性梗阻居多。患者通常逐步出现腹胀、腹痛、肛门排便排气减少至停止，进一步会出现恶心、呕吐的症状。慢性恶性肠梗阻，其发展是缓慢的、渐进的。急性恶性肠梗阻，多伴有急性的肠腔粪石堵塞或肠扭转，更多的原因有可能是肠系膜动脉的栓塞及肠系膜静脉的血栓形成。

（六）单纯性与绞窄性肠梗阻

单纯性恶性肠梗阻，其基本特征主要是肠管没有发生明显的血供障碍，是单纯的肠内容物通过性障碍导致的梗阻。绞窄性肠梗阻，其主要特征是肠管有明显的血供障碍，其主要原因有肠系膜动脉的栓塞或血栓形成，肠管的扭转造成的动脉供血中断，如果处理不及时有可能造成肠管的缺血坏死，进而形成腹腔的严重感染，威胁到患者生命的安全。

二、分　期

（一）肠梗阻前期

恶性肿瘤在腹腔内的浸润生长，种植转移，可以发生和存在于腹腔内的各个角落，可以造成相应部位的压迫症状。输尿管受压可以引起输尿管和肾盂的积水，神经受压可以引起剧烈的疼痛，胆道受压可以引起梗阻性黄疸，尤其以胃肠道受压症状最为明显，对生活质量影响最大。胃壁和胃腔受压，可以引发明显的进食后腹胀，食欲缺乏，甚至恶心、呕吐。十二指肠受压可以引发胃潴留和幽门梗阻。空肠和回肠、结肠和直肠受压或者有肿瘤结节在肠壁浆膜面种植，可以造成腹胀、食欲缺乏、恶心和呕吐等消化道症状，明显影响进食。此时处于恶性肠梗阻的前期，小肠和结肠肠壁处于一种水肿的状态，虽然没有完全的梗阻，但是侵犯肠壁黏膜面、浆膜面和肠壁肌层的肿瘤病灶及其癌栓，可以引起静脉回流和动脉供血障碍，可以引起淋巴回流的障碍，肠壁水肿是腹胀、食欲缺乏、恶心和呕吐等消化道症状的主要原因。当然，恶性腹水的生成，进一步造成胃肠道的压迫也是腹胀、食欲缺乏、恶心和呕吐等消化道症状的重要原因。

（二）肠梗阻期

当腹腔内的原发肿瘤和继发肿瘤发展到一定程度的时候，肠壁水肿更加严重，较大的肿瘤组织可以从腔内或腔外对肠腔形成明显的压迫，堵塞肠道，从而引发明显的肠梗阻，疾病的发展进入梗阻期。此时肠内容物已经无法正常通过消化道，造成完全性的梗阻，患者食物的运输、消化和吸收都出现障碍，造成明显的腹痛、腹胀、食欲缺乏、恶心和呕吐等消化道症状，患者营养状态急剧下降，开始出现蛋白质和热量营养不良。此时需要临床的积极干预，不然患者会不可避免进入衰竭中毒期。

（三）衰竭中毒期

患者长期的消化道完全梗阻，陈旧的肠内容物在患者肠腔内发酵，造成了大量的毒素吸收，患者面容晦暗，偶尔可以有低热表现。严重的营养不良，进一步加速了患者自身免疫力的下降。最终导致肠道黏膜屏障的破坏，造成肠道的细菌移位，引发全身的炎症和中毒反应。如果营养支持问题和肠梗阻问题没有得到及时有效解决，患者将不可避免地感染中毒，引发全身多脏器功能衰竭，患者也将不可避免走向生命的终点。

三、临床分级评价体系

（一）一级恶性肠梗阻

1.单处小肠梗阻　位于十二指肠、空肠和回肠部位的肠梗阻，可以通过腹部CT和消化道造影验证，经证实单处的局段肠管通过障碍，近端梗阻肠腔扩张，远端通畅，可以定义为单处小肠梗阻，单处小肠梗阻是绝佳的手术适应证，可以通过手术解决肠道通畅性问题。

2.单处大肠梗阻　位于盲肠、升结肠、横结肠、降结肠、乙状结肠和直肠的梗阻，可以通过腹部CT、消化道造影可以得到验证，经证实单处的局段肠管通过障碍，近端梗阻肠腔扩张，远端通畅，可以定义为单处大肠梗阻，单处大肠梗阻是绝佳的手术适应证，可以通过手术解决肠道通畅性问题。

（二）二级恶性肠梗阻

1.多处小肠梗阻　位于十二指肠、空肠和回肠部位的肠梗阻，可以通过腹部CT和消化道造影验证，经证实多处的局段肠管通过障碍，可以定义为多处小肠梗阻。多处小肠梗阻手术较为复杂，有时需要联合切除较大范围肠管，手术风险高，术后出现肠瘘等严重并发症的概率大，需要严格把握手术适应证。

2.多处大肠梗阻　位于盲肠、升结肠、横结肠、降结肠、乙状结肠和直肠的梗阻，可以通过腹部CT、消化道造影得到验证，经证实多处的局段肠管通过障碍，可以定义为多处的大肠梗阻，需要进行大范围的大肠肠管切除，行结肠造口术或回肠造口术。

3.小肠和大肠并发梗阻　小肠与大肠并发的肠梗阻，可以通过腹部CT、消化道造影得到验证，经证实多处的局段肠管通过障碍，可以尝试使用肠梗阻导管来减压和疏通肠道，积极的外科手术可以切除梗阻肠段或行造口减压，但手术后消化道的有效长度和功能受损严重，手术的适应证要严格把握。

（三）三级恶性肠梗阻

1.恶性肠梗阻伴大量腹水　无论是发生在小肠还是大肠的恶性肠梗阻，如果出现了大量的恶性腹水，那么患者就已经濒临终末期了，预期生存时间不长，即使施行了手术，效果也可能会不理想。大量的腹水，可能会浸泡肠道吻合口，造成吻合口瘘的高发，反而加速患者的死亡，手术的适应证要严格把握。

2.恶性肠梗阻伴肠坏死或肠穿孔　无论是发生在小肠还是大肠的恶性肠梗阻，由于肠管的血供障碍造成肠坏死或肠穿孔，都是严重的合并症，此时施行急诊手术，效果可能也不理想。肿瘤晚期患者免疫力低下、愈合能力差，此时施行的手术，也仅仅限于肠段切除和肠造口术，肠管吻合手术的并发症发生率高，若术后腹腔感染，会加速患者的死亡。

3.小肠系膜挛缩　在人体腹腔中，大肠的系膜相对固定，小肠的系膜活动度相对大，这也是小肠切除较长肠段后，可以施行无张力吻合的解剖基础。但如果原发肿瘤和继发肿瘤侵犯肠系膜及其根部，造成小肠系膜挛缩固定，小肠肠管失去活动度，那么肠切除、肠吻合和肠造口在技术上都会存在困难，常导致手术失败，反而加速患者的死亡，手术的适应证要严格把握。

四、计分系统

（一）短期预后计分系统

短期预后计分系统，从与患者30天病死率相关的危险因素中发展而出，用于评估排除了治疗方法的恶性肠梗阻患者的30天病死率。5个因素被发现是30天病死率的预测因素，每个因素存在计1分，不存在计0分。在影像学检查中，存在腹腔内转移癌计1分，存在腹水计1分，存在小肠完全性梗阻计1分；实验室检查中，存在低蛋白血症计1分，存在白细胞升高或降低计1分。每例恶性肠梗阻的患者得分是0～5分。在入院时无危险因素的患者死亡率最低。死亡率随着危险因素数量的增加而显著增加，见表6-1。

表6-1　30天死亡率相关因素

影像学检查发现	
转移癌	1分
腹水	1分
完全性肠梗阻	1分
实验室检查发现	
血白细胞水平异常	1分
低白蛋白血症	1分

（二）手术收益计分系统

我们创立了完全性恶性肠梗阻患者是否可以从手术中短期获益的评分系统。这种倾向评分系统由4个因素组成：影像学检查可见转移癌、白细胞增多、正常白蛋白水平和非妇科肿瘤；如果存在1个因素计1分，每位患者得分0～4分。这个计分系统用来评估完全性恶性肠梗阻的患者接受手术或非手术治疗的30天病死率。在完全性小肠梗阻的患者中，随着危险因素的增加30天死亡率也在增加，也更倾向于非手术治疗，见表6-2和图6-1。

表6-2 完全性恶性肠梗阻患者手术获益因素

转移癌	1分
血白细胞升高	1分
正常白蛋白水平	1分
非妇科肿瘤	1分

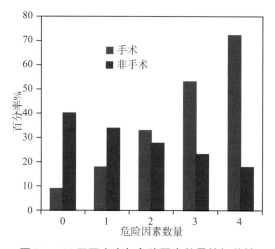

图6-1 30天死亡率与危险因素数量的相关性

（张展志 王 林 石汉平 王 欣 朱乾坤 张秉栋）

参 考 文 献

1. Henry JC，Pouly S，Sullivan R，et al. A scoring system for the prognosis and treatment of malignant bowel obstruction，Surgery，2012，152（4）：747-757.

2. 饶本强，石汉平. 恶性肠梗阻：技术、情感和希望的博弈. 肿瘤代谢与营养电子杂志,2017,4（2）：136-143.

3. 吕云福. 肠梗阻的常见病因分类与治疗策略. 中华普外科手术学杂志（电子版），2011，5（3）：251-255.

◈◈ 第 7 章 ◈◈

恶性肠梗阻的鸡尾酒疗法

　　恶性肠梗阻（malignant bowel obstruction，MBO）顾名思义是由恶性肿瘤导致的肠梗阻，发病率差异很大，为 5% ～ 50%；最常见于进展期卵巢、胃和结直肠肿瘤，MBO 不仅见于腹盆腔内肿瘤，也见于其他部位肿瘤，如乳腺癌、黑素瘤的腹盆腔转移。MBO 有 3 种形式：肠内占位、肠外挤压及腊肠样改变（肠壁病变），通常以后两种形式同时出现。约 50% 是大、小肠同时受累，约 30% 是小肠受累，接近 20% 是单纯大肠受累。MBO 的病理生理与良性疾病所致的肠梗阻既有相似之处，也有显著不同，其治疗既遵循肠梗阻的一般原则，也遵循恶性肿瘤的一般治疗原则。尽管 MBO 总体预后差，预计寿命 1 ～ 9 个月，但是 MBO 并非不治之症，更非等同于死亡。积极有效的综合治疗仍然可以显著改善肿瘤患者生活质量、延长生存时间。借助鸡尾酒思维，我们提出 MBO 的鸡尾酒疗法，即整合疗法，详述如下。

一、抑制分泌

　　肠梗阻条件下的胃肠液分泌是一个病理生理学矛盾，抑制胃肠液分泌是肠梗阻治疗的基本原则，常用药物有生长抑素类似物、抗胆碱能药物两类，两者作用机制不同，均可减少鼻胃管的留置，前者更具优势。

　　1. 生长抑素类似物　　生长抑素类似物如奥曲肽（octretide，OCT）、施他宁，是 MBO 的基本用药。通过减少胃酸分泌、减慢肠道运动、减少胆汁、减少内脏血流，调节胃肠道功能，同时抑制血管活性肠肽（vasoactive intestinal peptide，VIP）介导的炎症反应，减少肠液分泌。生长抑素类似物目前有 14 肽（施他宁）及 8 肽（奥曲肽）环状化合物，两者最大的区别在于奥曲肽的半衰期为 80 ～ 160 分钟，明显长于施他宁的 1.1 ～ 3 分钟，因此，奥曲肽较多用于 MBO、消化道肿瘤及神经内分泌肿瘤的治疗，而施他宁在控制消化道出血、抑制消化液分泌方面可能更具优势。奥曲肽有长效、短效两种制剂，比较研究发现两者作用和安全性相似，但是长效奥曲肽使用更加方便，后者更常用于神经内分泌肿瘤的治疗。

　　Mercadante S 等综述 20 年的研究认为，奥曲肽是 MBO 患者抑制分泌的第一选择。推荐及早使用，从 0.2mg、每 8 小时 1 次开始，第 5 天会出现显著疗效。对于无法手术根除或无法耐受手术的 MBO 患者，需要考虑长期维持应用生长抑素类似物，使用剂量差异很大，个别人有 2.2mg/d 使用经历。比较研究发现，生长抑素类似物在抑制消化液分泌、减轻恶心、呕吐、腹痛等肠梗阻症状方面的作用显著强于抗胆碱能药物，而两者的不良反应相似，见表 7-1。

表7-1　生长抑素类似物与抗胆碱能药物对消化液分泌的作用比较

胃管引流量（ml）	奥曲肽	丁溴东莨菪碱
治疗前（基础）	1515±401	1486±432
治疗后第1天	563±315*+	1206±278
治疗后第2天	355±205*+	808±312
治疗后第3天	298±189*+	783±258*

*$P < 0.05$与治疗前比较，+$P < 0.05$与丁溴东莨菪碱比较

2.抗胆碱能药物　抗胆碱能药物是经典的传统用药，包括丁溴东莨菪碱（scopolamine butylbromide/hyoscine butylbromide，40～120mg/d，皮下或静脉注射）、氢溴酸东莨菪碱（hyoscine hydrobromide，0.8～2.0mg/d，皮下注射）及甘罗溴铵（glycopyrrolate，0.1～0.2mg，每天3次，皮下或静脉注射），通过竞争性抑制平滑肌毒蕈碱受体及障碍肠壁神经节神经传递，减轻胃肠道平滑肌张力，减少蠕动，同时直接作用于肠腔黏膜细胞及唾液腺毒蕈碱胆碱能受体，抑制消化液分泌；具有抑制平滑肌蠕动、抑制消化液分泌的双重作用，但抑制蠕动的作用较明显，而抑制分泌的作用则相对较弱。抗胆碱能药物可引起口腔干燥、口渴等不良反应，并有可能加重腹胀等不适。丁溴东莨菪碱与阿托品、氢溴酸东莨菪碱不同，其脂溶性低，不能通过血脑屏障，因此，不会引起中枢系统不良反应，如嗜睡和幻视等。Mercadante S等比较了丁溴东莨菪碱和奥曲肽在不可手术MBO患者的作用，18例患者随机分为OCT（0.3mg/d）及丁溴东莨菪碱（60mg/d）皮下注射两组，观察参数包括呕吐、恶心、困倦、持续和阵发性腹痛，用李克特量表（Likert scale）评估（0无、1轻度、2中度、3重度）治疗前及治疗后24小时、48小时、72小时上述参数的变化情况，并记录每日皮下或静脉给予的液体量。发现丁溴东莨菪碱组上述所有时间点呕吐发作次数、恶心严重程度均比OCT组高，两组间口干、困倦及绞痛无差异，提示丁溴东莨菪碱疗效不及OCT，副作用相当。

二、抑制呕吐

不同作用机制的止呕药联合应用比单一使用任何一种止呕药效果更好，治疗目标是尽量完全控制恶心、呕吐，或至少将呕吐减少至每天1～2次。

1.促动力药（prokinetic drug）　甲氧氯普胺（胃复安，metoclopramide）是一种多巴胺2受体拮抗剂，同时具有5-羟色胺4受体激动效应，被普遍推荐用于MBO，60～240mg/d，皮下注射，促进胃排空。适用于功能性肠梗阻、不完全性肠梗阻和无绞痛的患者。甲氧氯普胺的止吐作用机制是通过加强胃和上段小肠的运动，促进胃蠕动和排空，提高肠内容物的通过率，同时也具有中枢性镇吐作用；但是，该药的促动力机制，在止吐作用的同时，因促进胃肠蠕动作用加重腹部绞痛，甚至加重恶心、呕吐。因此，甲氧氯普胺不推荐用于机械性肠梗阻、完全性肠梗阻。

2.中枢性止吐药　是神经阻滞剂（neuroleptic drug），包括氟哌啶醇（haloperidol，5～15mg/d，皮下注射），甲氧异丙嗪（methotrimeprazine，6.25～50mg/d，皮下注射），甲哌氯丙嗪（prochlorperazine，25mg，8小时1次塞肛）及氯丙嗪（chlorpromazine，

50 ～ 100mg，每8小时1次塞肛或肌内注射）。该类药物通过作用于与呕吐反应相关的中枢化学感受器，而达到中枢性镇吐作用。氟哌啶醇是一种多巴胺拮抗药，是化学感受器触发区抑制物，它的镇定作用及抗胆碱能活性比吩噻嗪（phenothiazines）弱，副作用较小。甲哌氯丙嗪及氯丙嗪不推荐连续皮下注射，因为它们可以引起皮肤刺激。

3.抗组胺药（antihistamine drug）　在部分国家和地区，抗组胺药是梗阻性呕吐的一线用药。包括赛克利嗪（cyclizine，100 ～ 150mg/d，皮下注射或50mg，每8小时塞肛），茶苯海明（dimenhydrinate，50 ～ 100mg，皮下注射或塞肛），其他还有苯海拉明（diphenhydramine），敏克静（meclozine）。

三、抑制炎症

MBO伴随前列腺素、细胞因子大量释放，肠腔内高压，肠壁充血水肿，具有显著的炎症反应，因此，抗炎治疗是MBO治疗的重要措施。在无抗炎治疗禁忌证的情况下，需考虑早期及时应用抗炎治疗。常用药物为糖皮质激素及非甾体抗炎药（nonsteroidal anti-inflammatory drug，NSAID）。抗炎治疗在肠梗阻早期、尤其是不全性肠梗阻，应用效果较好；晚期完全性肠梗阻，尤其是伴消化道溃疡及出血风险者，应用激素等抗炎治疗，疗效不佳，而且胃肠道毒性风险较高。

1.糖皮质激素　可以直接抑制炎症反应，减轻肠壁水肿，还具有止吐作用。常用药物有甲泼尼松龙、地塞米松，传统上一般推荐小剂量、短期使用；对MBO患者建议根据症状来确定，不必拘泥于"小剂量"，一般情况下，先行大剂量给药，然后慢慢减量，如甲泼尼松龙120mg/d，1周后降为80mg/d，再1周后降为40mg/d。笔者主张足量使用，快进快出（早期使用，尽快停药）。

糖皮质激素对减轻手术后疼痛、水肿的作用已经得到Meta分析的肯定。对肠梗阻尤其是MBO的随机对照研究少，样本量小。Atie M等报道3例胃底折叠术、胃肠吻合术、肠肠吻合术患者，由于手术后肠壁水肿引起肠梗阻，常规非手术治疗无效后，使用静脉注射地塞米松8mg，连续3天，肠梗阻症状完全缓解。他们认为，地塞米松可以有效治疗手术后早期炎症或水肿导致的肠梗阻。Laval G等将一组不可手术肿瘤患者随机分为安慰剂组、甲泼尼松龙40mg/d组及甲泼尼松龙240mg/d组，连续3天，所有患者入组前28天没有接受抗肿瘤治疗，而且符合下列条件中的至少3条：每天呕吐不少于2次，肛门停止排气≥12小时，停止排便≥4天并排除粪便嵌塞，腹痛绞痛，小肠扩张，腹部X线见液气平面或结肠气体消失。研究者每天观察患者症状变化，治疗后4天评价治疗结果，58例患者入组，52例可以评价，发现未留置胃管的40例患者中，甲泼尼松龙组症状缓解率为68%，对照组为33%，$P = 0.047$；留置胃管的12例患者中，甲泼尼松龙组症状缓解率为60%，对照组为33%，$P = 0.080$。由于样本量小，无法比较甲泼尼松龙不同剂量的组间疗效差异。

糖皮质激素如何使用？ Sun X等的研究提供了借鉴。他们将急性加重慢性阻塞性肺疾病（chronic obstructive pulmonary disease，COPD）患者随机分为两组，一组雾化吸入布地奈德（budesonide）3mg，每日2次，一组全身使用甲泼尼松龙（醋酸甲基强的松龙注射液）40mg，静脉注射，连续3天，然后甲泼尼龙片8mg，口服，每日2次），分别在治疗前、治疗后1、4、7天检测白介素（interlukin，IL）-8、肿瘤坏死因子-α（tumor necrosisfactor α，TNF-α）、高敏C反应蛋白（high-sensitive C-reactive protein，Hs-CRP）及组蛋白脱乙酰酶2（histone deacetylase 2，HDAC2）蛋白表达，发现两组间上述炎症反应参数无显著差异，雾化吸入组不良反应（心率、血压、血糖、睡眠及胃肠道症状）比全身使用组更低。MBO患者由于留置胃肠减压管及其他原因，常需要同时进行雾化吸入，在雾化液中加入糖皮质激素也许可以避免静脉及口服注射。

地塞米松已经被中华医学会呼吸病学分会《雾化吸入疗法在呼吸疾病中的应用专家共识（2016）》将地塞米松列为适合雾化使用的传统"呼三联"药物。此外，地塞米松口服生物利用率高，药粒小，易水溶解，不全性肠梗阻可以吞服或溶水后服用，而且地塞米松皮下及静脉注射无局部刺激。

2. COX Ⅱ（cyclooxygenase Ⅱ）抑制剂　炎症与肿瘤的关系已经研究了几十年，得出了肿瘤的本质是一种慢性低度不可逆炎症的结论，炎症被认为是肿瘤的生物学特征之一。

COX Ⅱ抑制剂不仅抑制炎症，减轻水肿，减轻疼痛，而且抑制肿瘤生长，NSAID和特异性COX2抑制剂可以明显降低结直肠癌、肝癌风险，所以被看成是肿瘤患者的辅助治疗。Chan等给1279例诊断为Ⅰ、Ⅱ、Ⅲ期结直肠癌患者规律口服阿司匹林，随访11.8年后发现，阿司匹林组患者总死亡率为35%，其中结直肠癌特异性死亡为15%，对照组为39%及19%。与对照组相比，阿司匹林组结直肠癌特异性死亡、总死亡多变量风险比分别为0.71（95% CI，0.53～0.95）、0.79（95% CI，0.65～0.97）。研究同时发现，阿司匹林的疗效与COX2表达密切相关，COX2表达阳性患者获益更多，COX2表达阳性患者结直肠癌特异性死亡多变量风险比为0.39（95% CI，0.20～0.76）；而COX2弱表达或无表达的患者，阿司匹林不能降低死亡风险，结直肠癌特异性死亡多变量风险比为1.22（95% CI，0.36～4.18）。不仅临床观察性研究证实了COX2抑制剂对结直肠癌的抑制作用，3个大型随机对照研究APC、APPROVe及PreSAP也已经明确证明了COX2抑制剂可以显著降低结直肠癌家族史及结直肠息肉患者发生结直肠癌的风险。NSAID、COX Ⅱ抑制剂在MBO中的作用未见报道，如果使用，要充分考虑安全性问题。我们团队使用过程中未见不良反应。

由于NSAID（除阿司匹林外）长期使用可以增加心血管风险，妨碍了它们在肿瘤患者中的使用，因此，开发新型COX2抑制剂是临床实际需求。Kim SH等报道一种新型COX2抑制剂家族成员CG100649，可以同时抑制COX2及碳酸酐酶Ⅰ/Ⅱ（carbonic anhydrase-Ⅰ/-Ⅱ，CA-Ⅰ/-Ⅱ），通过抑制肿瘤细胞增殖，发挥抑制小鼠结直肠癌前病变及结直肠癌进展的作用。

四、控制疼痛

MBO患者常出现持续性腹痛、阵发性加重。MBO的镇痛治疗，除选择抗胆碱能解痉药物外，常需要中枢性镇痛药。阿片类镇痛药是控制MBO腹痛最有效的药物，对中、重度持续性疼痛和绞痛均有效。根据病情选择吗啡、芬太尼、美沙酮等强阿片类镇痛药。对于无法口服用药的患者，首选芬太尼透皮贴剂，或吗啡皮下、肌内或静脉注射。阿片类镇痛药的临床用药应遵循WHO肿瘤疼痛治疗指南，规范化、个体化用药。强阿片类药物治疗时，应该重视个体化滴定用药剂量，防治恶心呕吐、便秘等药物不良反应。临床上，应注意避免因阿片类药所致便秘处理不当引起粪便嵌塞，而加重肠梗阻。此外，对于未明确病因的肠梗阻患者，应注意使用阿片类药物可能影响病情观察和决策手术。

如果在吗啡使用的情况下，绞痛持续存在，则应该联合使用抗胆碱能药物如丁溴东莨菪碱或氢溴酸东莨菪碱。丁溴东莨菪碱与阿托品、氢溴酸东莨菪碱不同，它的脂溶性很低，不能通过血脑屏障，因此不会引起中枢系统不良反应如嗜睡和幻视。

五、抗击肿瘤

MBO的始动因素是恶性肿瘤，抗肿瘤治疗是根本的解决方案，包括手术、放疗、化疗、分子靶向治疗、免疫治疗及代谢调节治疗。多模式综合治疗的效果显著好于单一疗法。明确这种治疗是姑息性的，而不是根治性的，目的在于缓解症状，减轻肿瘤负荷。具体治疗方案的制订应该由多学科团队（multidisciplinary team，MDT）讨论决定，同时充分听取患者及其家属的意见，因人制宜、因时制宜、因事制宜，制订个体化的治疗方案。依据循证医学证据结合个体化用药思路选择化疗药物。根据免疫组化药物基因组学检查结果，选择合适药物，制订精准治疗方案；无药物基因组学检查结果时，参照指南推荐意见，先选择细胞周期特异性药物，考虑单药有效率高的细胞周期特意异性化疗药物1～2种，然后选择细胞周期非特异性药物，实施续贯化疗，联合使用分子靶向药，患者多可获益。Chouhan J等回顾性分析了MD安德森癌症中心单中心82例患者完全胃肠外营养（total parenteral nutrtion，TPN）条件下姑息化疗的结果，10例患者肠梗阻缓解，19例患者影像学评估对化疗有反应，其中6例肠梗阻缓解。Paul Olson TJ等筛查2347篇MBO论文，对MBO患者的姑息手术进行了综述，发现手术可以使32%～100%患者解除肠梗阻症状，45%～75%患者恢复饮食，34%～87%患者出院回家。但是，手术死亡率高（6%～32%），严重并发症常见（7%～44%），再梗阻率、再入院率、再手术率高（分别为6%～47%，38%～74%，2%～15%）。生存时间有限（中位时间为26～273天），手术后住院消耗了患者余生的相当一部分时间（11%～61%）。结论认为手术可以使MBO患者获益，但是代价较大：死亡率高，住院时间长。de Boer NL等有类似报道。高龄、低白蛋白、体力状况差是影响MBO手术成功率的3个主要障碍。出现MBO（确诊）与末次化疗的间隔时间是手术治疗的重要预测参数，间隔时间越长，手术概率越大，效果越好。我们的体会是，手术前预康复，提高体能，改善营养，可以消除上述两个不利因素（低白蛋白、体力状况差），多数患者可以耐受合理的放疗、化疗及手术，效果良好。Goto T等报道一组女性生殖系统肿瘤MBO姑息手术结果，发现手术组患者中位生存时间146天，显著长于非手术组的69天，$P<0.0001$，图7-1。

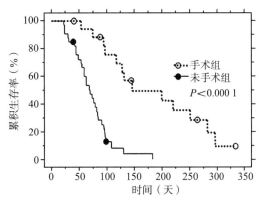

图7-1　女性生殖系统肿瘤MBO手术与非手术治疗生存比较

六、液体管理

MBO患者由于胃肠减压、呕吐等多种原因，常合并脱水及电解质紊乱；同时由于毛细血管渗漏，全身组织水肿。所以MBO患者体液代谢特点是有效循环不足、无效循环增多，重要生命器官灌注不足，第三间隙液体增多。因此，MBO患者的液体管理策略是补液与脱水并行。

补液治疗的目的是满足水、电解质的基础需要量，预防脱水相关症状如口渴、口干、便秘、直立性低血压、精神症状、嗜睡、虚弱等，补液的途径可以是口服、静脉或皮下输液（hypodermoclysis，HDC）。相对而言，HDC更加安全，输液量可达到1000 ～ 1500ml，液体可以选择生理盐水或葡萄糖盐水。补液适用于存在脱水症状的MBO患者，但是MBO患者的口干、口渴症状有时可能与静脉或口服补液量无关。口腔护理和反复吸吮冰块、液体、或涂唇膏等措施，可能减轻口干、口渴症状。补液量必须注意权衡补液疗效和补液可能导致的不良反应。

但是补液的作用仍然有较多争议。Gemlo B等报道27例居家终末期MBO患者，经过中心静脉导管给予10%葡萄糖电解质溶液，与家庭肠外营养、与住院患者相比，显著节约了医疗费用。Ripamonti C等报道，超过1L的静脉输液可以显著减少恶心和困倦。也有研究报告小剂量静脉液体治疗可以避免大量补液相关症状（呕心、腹痛/腹胀、外周水肿、呼吸困难），改善自我感觉及生活质量。还有研究报告每天1000ml与100ml生理盐水对终末期患者脱水症状（疲劳、幻觉、肌阵挛、嗜睡）、生活质量及生存时间没有区别性影响。有学者甚至认为即使是小剂量的补液也可能增加消化液分泌，加重肠梗阻、导致恶心、增加呕吐频次。

与补液相比，脱水在MBO的价值更大。各种原因导致的组织水肿是肠道功能及其他器官功能障碍的重要原因，肠壁水肿更是加重MBO的重要因素。MBO患者常合并过量输液及组织水肿，脱水应该成为一项基本治疗。我们团队的体会是在提高胶体渗透压的前提下利尿，联合使用白蛋白（10 ～ 20g）和呋塞米（20 ～ 80mg）或其他利尿药，分别于白蛋白使用前后静脉注射利尿药。

七、促进排空

在众多的促进排空药物中，以口服水溶性显影剂（oral water soluble contrast，OWSC）对肠梗阻的作用最为明确，既有诊断作用，又有治疗目的，但要注意潜在肾毒性。OWSC是一种含碘显影剂，是泛影酸钠和泛影葡胺葡萄糖的高渗溶液。Ceresoli M等荟萃分析了OWSC在手术后粘连性肠梗阻的价值，发现对于预测非手术缓解的敏感性为92%、特异性为93%。口服OWSC 8小时后拍摄腹部X线片，可以显著提高诊断准确率，24小时内到达结肠提示可以非手术缓解。使用OWSC降低了手术需求（OR 0.55，$P = 0.003$），缩短了住院时间（−2.18天，$P < 0.000\,01$），缩短了肠梗阻缓解时间（−28.25小时，$P < 0.000\,01$）。但是对于MBO，Syrmis W等的Meta分析发现，只有Lee C等的一个研究符合标准，入组病例只有9例，研究者本人无法获得研究结论。不过，对于口服OWSC后何时拍摄腹部X线片，他们的研究给出了一个明确的时间点，分别是30分钟、6小时、12小时、24小时，然后每天1次，直至第14天。口服OWSC的量为

100ml。需要说明的是，OWSC 在 MBO 中的应用缺乏研究，是多方面原因导致的，伦理学的障碍是一个现实的挑战，缺乏有效研究证据并非意味着 OWSC 无效，而是意味着需要更多的研究。我们体会 OWSC 对 MBO 效果良好。传统中药在手术后粘连性肠梗阻也有很多应用，据此 Suo T 等进行了荟萃分析，然而由于原始研究方法学的局限性，作者未能得出任何结论。传统中药在 MBO 中的作用未见随机对照试验（randomized control trial，RCT）研究。灌肠在很多地方是肠梗阻治疗常规，灌肠液内加入甘露醇等高渗液体，既可以刺激肠道排空，又可以消除肠黏膜水肿，但是对完全性、机械性肠梗阻作用有限。

八、改善体能

包括全身体能锻炼及口腔运动。多项观察研究发现：结直肠癌患者的体力活动量与低复发率、低死亡率密切相关，呈剂量效应关系。与体力活动量无增加及不爱活动或活动不足的患者相比，增加体力活动量的结直肠癌患者死亡率减低。运动不仅仅提高放化疗疗效，而且减低肿瘤相关性、抗肿瘤治疗相关性不良反应，包括恶病质、抑郁、焦虑及认知障碍，还能增加肠道蠕动力、改善心肺功能、规避深静脉血栓风险、降低抑郁症发生甚至缩短住院时间。运动通过物理（如增加血流、剪切血管床应力、交感兴奋作用）及内分泌（如应激、激素、肌肉细胞因子）机制调节肿瘤生长动力学和代谢，通过增加先天性和细胞毒性免疫细胞（如自然杀伤细胞）的动员和浸润增强抗肿瘤免疫，通过减少代谢副产物（如减少肿瘤内乳酸水平）调节肿瘤免疫原性，通过调节肠道菌群（增加粪便微生物多样性、富集短链脂肪酸代谢途径）促进免疫及代谢平衡，通过减低系统炎症反应水平（如减少 C 反应蛋白、TNF-α）改善肿瘤患者的全身免疫及代谢健康。体能锻炼方法多种多样，选择任何一种适用方法均可，有专业人员指导的身体康复运动更好。口腔运动，如咀嚼、吞咽会刺激消化液分泌、促进胃肠道运动、促进排空，防止胃瘫。

九、引流减压

胃肠减压是肠梗阻的经典治疗手段，有利于缓解胃肠管壁局部组织水肿，患者症状得以缓解。但是鼻胃管（nasogastric tube，NGT）不能作为常规措施，只能作为暂时手段。抗分泌药物的使用可以减少 NGT 的留置率。由于 NGT 使患者有居多不适及并发症，长期留置只能在抗分泌药物无效，而且胃造瘘手术不能实施时使用。对 MBO 患者来说，NGT 的减压效果远远不够，多数需要肠梗阻导管减压，以抽除肠道内的液体及气体，同时实施肠内营养，置管途径有经鼻、经肛门、经造口、经皮穿刺。

在外科手术不能实施、药物治疗无效的情况下，经皮穿刺排气胃造口管（venting gastrostomy tube，VGT）是终末期 MBO 患者的一种选择。Lilley EJ 等比较了内科治疗、外科手术及 VGT 的效果，发现与内科治疗患者相比，VGT 患者再入院、ICU 治疗、院内死亡减少，进入临终关怀病房的概率升高。外科手术降低了再次入院率及临终关怀入院率，但是增加了进入 ICU 的可能性。结论认为，VGT 比内科治疗及外科手术更能节约医疗资源。Thampy S 等总结了 25 个研究 1194 例 VGT 患者，VGT 一次成功率为 91%，恶心、呕吐症状缓解率为 92%，严重并发症罕见，主要并发症是轻微的伤口感染及管周漏液，腹水不是 VGT 的绝对禁忌证，引流腹水后放置 VGT 更加安全。结论认为 VGT 安全有效，可以作为MBO的合适治疗选择。在VGT有禁忌证的情况下，可以选择经皮经食管胃造口（percutaneous transesophageal gastrostomy，PTEG）。

十、改善营养

对完全性肠梗阻的患者来说，TPN是患者赖以生存的唯一营养来源，其目的是维持或恢复患者的营养状况，纠正或者预防营养不良相关症状。但是肠外营养对不可手术MBO患者的作用仍然是有争议的。TPN可能延长生存时间，但是同时可以导致并发症并延长住院时间。Sowerbutts AM等分析了13个研究721例MBO患者家庭肠外营养（home parenteral nutrition，HPN）研究报道，发现由于研究设计（主要是缺乏对照）等多方面的缺陷，不能得出家庭肠外营养对MBO患者总生存时间、生活质量的任何肯定或否定的结论。尽管如此，对年轻、肿瘤生长较慢、肿瘤未累及重要生命器官、可能死于饥饿而不是肿瘤扩散的这部分患者，TPN仍然可以获益，这些患者可以在家庭肠外营养的支持下，生存数月。Obling SR等最近报道一组不可治愈的胃肠道肿瘤患者，经过补充性家庭肠外营养12周后，患者去脂体重（fat free mass，FFM）显著增加，生活质量显著改善。TPN需要较长时间使用，短时间使用受益有限。选择TPN适应证的一个有效考量是卡式功能状态（kamofsky，KPS）评分＞50%。TPN不能作为终末期患者的常规治疗组成，更不能作为一种对患者及其家属的心理安慰，而只能用于部分有适应证的患者。完全性肠梗阻患者是明确的肠内营养禁忌证。但是，笔者团队发现，在放置了肠梗阻导管的情况下，肠内营养制剂的使用不再是禁忌，而是现实。笔者选择蛋白质制剂（氨基酸、短肽或整蛋白制剂）或无渣肠内营养剂，使用量100～1000ml，充分利用小肠的吸收功能，获得了满意效果。同时，鼓励患者尽可能经口摄入食物或饮品，哪怕是让患者体验一下自己喜欢的食物味道也是有益的。

十一、肠腔再通

MBO根据发生时间分为先发性肠梗阻（initial symptom MBO）及后发性肠梗阻（post-treatment MBO）。前者是指以肠梗阻为首发表现的MBO，后者是指恶性肿瘤治疗后出现的MBO，两者相比，前者的手术机会更多，肠道再通的概率更大、生存时间也更长（图7-2）。具体手术方式包括肠切除、肠造口、肠旁路、支架，后者常是外科手术的前期过渡。理想的方式当然是切除肿瘤并肠管吻合，在肿瘤不能切除的情况下，肠造口、肠旁路术同样不失为一种理想选择。肠梗阻再通之始，注意肠道微生态平衡的重建、肠道生物屏障和解剖屏障的重建。

先发性与后发性肠梗阻生存比较，见图7-2。

关于大肠肿瘤梗阻，国际上已经形成

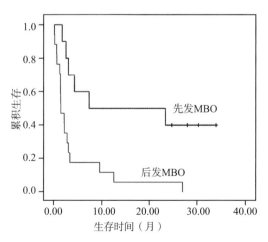

图7-2 先发性与后发性肠梗阻生存比较

了多个专家共识。Webster PJ等总结发现，全世界目前有19个大肠肿瘤肠梗阻专家共识，8个共识建议首选外科手术，2个共识建议留置支架、作为手术的前期治疗，9个共识建议选择手术或支架均可。一期切除，吻合或者不吻合，是推荐最多的治疗措施。由此可见，全世界目前对于潜在可切除大肠肿瘤，没有达成一致性意见或共识。但是对于姑息性条件下，这些专家共识均认为支架优于手术。Wang X等系统分析了左半结直肠癌梗阻急诊手术与先支架再择期手术的结果，9个RCT研究包括594例患者，281例患者实施先支架再择期手术，313例患者实施急诊手术，先支架再择期手术患者一期肠吻合率更高，死亡率更低，并发症更轻。两组吻合口漏发生率相同。结论支持先支架再择期手术。同样作为左半结直肠癌梗阻手术前的过渡手段，经肛门减压管与金属支架的效果哪一个更好？Kagami S等的比较研究得出了明确结论，结肠支架在多个方面优于肛门减压管。

十二、小结

MBO的治疗目前举步维艰、停滞不前。加拿大学者Lee YC等的最新报道为MBO治疗吹来了新风，提供了借鉴。他们制订了一个跨专业MBO计划（interprofessional MBO program），并比较了执行该计划前后的结果。与执行MBO计划之前相比，执行MBO计划后患者姑息化疗率更高（83%比56%）、手术率更低（11%比21%），住院时间更短（13天比22天），中位总生存时间更长（243天比99天），部分患者TPN时间持续6个多月。结论认为制订并实施跨专业MBO管理计划，可以显著改善MBO患者的治疗，改善临床结局。

MBO是一个现实的挑战，一方面患者人数众多，他们经受着巨大的身心折磨，另一方面目前没有理想的解决方案。无论从研究结果来看，还是临床工作体会，MBO目前没有一个适用于所有患者的金科玉律，也没有一把可以确切解决所有问题的万能钥匙。理想的MBO治疗应该是、也只能是个体化基础上的综合治疗。MBO患者千差万别，因此要根据每一位患者的实际情况制订方案。每一种治疗手段都有一定的作用，但是同时又没有任何一种是确定性治疗，所以需要综合治疗。组建跨专业的多学科MBO诊疗团队，制订平衡理想与现实的MBO诊疗规范，确立以解决主要矛盾——提高生活质量为导向的治疗目标，充分听取患者及其亲属的意见，MBO的治疗仍然可以收获高质量、长生存的理想生活。

（石汉平　张　西　张　琪　张康平　唐　蒙　潘　磊）

参 考 文 献

1. Armas I，Brandão M，Guerreiro I，et al. Incidental diagnosis of breast cancer in the pursuit of the treatment of intestinal obstruction. Autops Case Rep，2019，9（1）：e2018071.

2. Ahmed M，Abbas H，Abdulsalam M，et al. Small bowel intussusception caused by metastatic melanoma：a case report. Cureus，2019，11（7）：e5251.

3. Mercadante S，Porzio G. Octreotide for malignant bowel obstruction：twenty years after. Crit Rev Oncol Hematol，2012，83（3）：388-392.

4. Anthony T，Baron T，Mercadante S，et al. Report of the clinical protocol committee：development of

randomized trials for malignant bowel obstruction. J Pain Symptom Manage，2007，34（1 Suppl）：S49-S59.

5. Peng X，Wang P，Li S，et al. Randomized clinical trial comparing octreotide and scopolamine butylbromide in symptom control of patients with inoperable bowel obstruction due to advanced ovarian cancer. World J Surg Oncol，2015，13：50.

6. Mercadante S，Ripamonti C，Casuccio A，et al. Comparison of octreotide and hyoscine butylbromide in controlling gastrointestinal symptoms due to malignant inoperable bowel obstruction. Support Care Cancer，2000，8（3）：188-191.

7. Chen Q，Chen J，Hu B，et al，Song J. Submucosal injection of dexamethasone reduces postoperative discomfort after third-molar extraction：A systematic review and meta-analysis. J Am Dent Assoc，2017，148（2）：81-91.

8. Atie M，Khoma O，Dunn G，et al. Gastrointestinal tract obstruction secondary to post-operative oedema：does dexamethasone administration help? J Surg Case Rep. 2016；2016（8）：rjw139.

9. Sun X，He Z，Zhang J，et al. Compare the efficacy of inhaled budesonide and systemic methylprednisolone on systemic inflammation of AECOPD. Pulm Pharmacol Ther，2015，31：111-116.

10. 中华医学会呼吸病学分会《雾化吸入疗法在呼吸疾病中的应用专家共识》制定专家组. 雾化吸入疗法在呼吸疾病中的应用专家共识. 中华医学杂志，2016，96（34）：2696-2708.

11. Hanahan D，Weinberg RA. Hallmarks of cancer：the next generation. Cell. 2011；144（5）：646-674.

12. Chan AT，Ogino S，Fuchs CS. Aspirin use and survival after diagnosis of colorectal cancer. JAMA，2009，302（6）：649-658.

13. Arber N，Eagle CJ，Spicak J，et al. Celecoxib for the prevention of colorectal adenomatous polyps. N Engl J Med，2006，355（9）：885-895.

14. Baron JA，Sandler RS，Bresalier RS，et al. A randomized trial of rofecoxib for the chemoprevention of colorectal adenomas. Gastroenterology. 2006；131（6）：1674-1682.

15. Bertagnolli MM，Eagle CJ，Zauber AG，et al. Celecoxib for the prevention of sporadic colorectal adenomas. N Engl J Med，2006，355（9）：873-884.

16. Kim SH，Margalit O，Katoh H，et al. CG100649, a novel COX-2 inhibitor，inhibits colorectal adenoma and carcinoma growth in mouse models. Invest New Drugs，2014，32（6）：1105-1112.

17. 于世英，沈琳，江志伟，等. 晚期肿瘤患者合并肠梗阻治疗的专家共识. 中华肿瘤杂志，2007，29（8）：637-640.

18. Doverspike L，Kurtz S，Selvaggi K. Palliative chemotherapy：does it only provide false hope? The role of palliative care in a young patient with newly diagnosed metastatic adenocarcinoma. J Adv Pract Oncol，2017，8（4）：382-386.

19. Lee YC，Jivraj N，Wang L，et al. Optimizing the care of malignant bowel obstruction in patients with advanced gynecologic cancer. J Oncol Pract. 2019，15（12）：e1066-e1075.

20. Chouhan J，Gupta R，Ensor J，et al. Retrospective analysis of systemic chemotherapy and total parenteral nutrition for the treatment of malignant small bowel obstruction. Cancer Med，2016，5（2）：239-247.

21. Paul Olson TJ，Pinkerton C，Brasel KJ，et al. Palliative surgery for malignant bowel obstruction from carcinomatosis：a systematic review. JAMA Surg，2014，149（4）：383-392.

22. de Boer NL，Hagemans JAW，Schultze BTA，et al. Acute malignant obstruction in patients with peritoneal carcinomatosis：The role of palliative surgery. Eur J Surg Oncol，2019，45（3）：389-393.

23. Medina-Franco H，García-Alvarez MN，Ortiz-López LJ，et al. Predictors of adverse surgical outcome in the management of malignant bowel obstruction. Rev Invest Clin，2008，60（3）：212-216.

24. Goto T，Takano M，Aoyama T，et al. Outcomes of palliative bowel surgery for malignant bowel obstruction in patients with gynecological malignancy. Oncol Lett，2012，4（5）：883-888.

25. 于恺英，张骁玮，潘磊，等. 老年患者快速康复6字法则. 肿瘤代谢与营养电子杂志，2019，6（3）：273-276.

26. Nakajima N，Takahashi Y，Ishitani K. The volume of hydration in terminally ill cancer patients with hydration-related symptoms：a prospective study. J Palliat Med，2014，17（9）：1037-1041.

27. Bruera E，Hui D，Dalal S，et al. Parenteral hydration in patients with advanced cancer：a multicenter，double-blind，placebo-controlled randomized trial. J Clin Oncol，2013，31（1）：111-118.

28. Ceresoli M，Coccolini F，Catena F，et al. Water-soluble contrast agent in adhesive small bowel obstruction：a systematic review and meta-analysis of diagnostic and therapeutic value. Am J Surg，2016，211（6）：1114-1125.

29. Syrmis W，Richard R，Jenkins-Marsh S，et al. Oral water soluble contrast for malignant bowel obstruction. Cochrane Database Syst Rev，2018，3：CD012014.

30. Lee C，Vather R，O'Callaghan A，et al. Validation of the phase II feasibility study in a palliative care setting：gastrografin in malignant bowel obstruction. Am J Hosp Palliat Care，2013，30（8）：752-758.

31. Laneader A，Angelos P，Ferrell BR，et al. Ethical issues in research to improve the management of malignant bowel obstruction：challenges and recommendations. J Pain Symptom Manage，2007，34（1 Suppl）：S20-S27.

32. Suo T，Gu X，Andersson R，et al. Oral traditional Chinese medication for adhesive small bowel obstruction. Cochrane Database Syst Rev. 2012；（5）：CD008836.

33. Gillis C，Buhler K，Bresee L，et al. Effects of nutritional prehabilitation，with and without exercise，on outcomes of patients who undergo colorectal surgery：a systematic review and meta-analysis. Gastroenterology，2018，155（2）：391-410.

34. Song M，Chan AT. The potential role of exercise and nutrition in harnessing the immune system to improve colorectal cancer survival. Gastroenterology，2018，155（3）：596-600.

35. Lilley EJ，Scott JW，Goldberg JE，et al. Healthcare utilization，and end-of-life care among older adults with malignancy-associated bowel obstruction：comparative study of surgery，venting gastrostomy，or medical management. Ann Surg，2018，267（4）：692-699.

36. Thampy S，Najran P，Mullan D，et al. Safety and efficacy of venting gastrostomy in malignant bowel obstruction：a systematic review. J Palliat Care，2020，35（2）：93-102.

37. Selby D，Nolen A，Sittambalam C，et al. Percutaneous transesophageal gastrostomy（PTEG）：a safe and well-Tolerated procedure for palliation of end-stage malignant bowel obstruction. J Pain Symptom Manage，2019，58（2）：306-310.

38. Sowerbutts AM，Lal S，Sremanakova J，et al. Home parenteral nutrition for people with inoperable malignant bowel obstruction. Cochrane Database Syst Rev，2018，8：CD012812.

39. Obling SR，Wilson BV，Pfeiffer P，et al. Home parenteral nutrition increases fat free mass in patients with incurable gastrointestinal cancer. Results of a randomized controlled trial. Clin Nutr，2019，38（1）：182-190.

40. Chen JH，Huang TC，Chang PY，et al. Malignant bowel obstruction：A retrospective clinical analysis. Mol Clin Oncol，2014，2（1）：13-18.

41. Webster PJ，Aldoori J，Burke DA．Optimal management of malignant left-sided large bowel obstruction：do international guidelines agree? World J Emerg Surg，2019，14：23．

42. Wang X，He J，Chen X，et al．Stenting as a bridge to resection versus emergency surgery for left-sided colorectal cancer with malignant obstruction：A systematic review and meta-analysis．Int J Surg，2017，48：64-68．

43. Kagami S，Funahashi K，Ushigome M，et al．Comparative study between colonic metallic stent and anal tube decompression for Japanese patients with left-sided malignant large bowel obstruction．World J Surg Oncol，2018，16（1）：210．

第8章

症状控制与综合性药物治疗

一、禁食与进食

对于完全性肠梗阻患者，患者应禁食水，行肠外营养。对于部分性肠梗阻，患者肠道尚残存部分功能，患者可进食无渣或低渣饮食，可进食无渣特殊医学食品，一方面可以经肠道吸收部分营养，另一方面可维护肠屏障。在不能治愈的恶性肿瘤患者行全肠外营养目前尚有争议，肠内、肠外营养能让部分非癌性恶病质患者增加肌肉体积、改善功能状况、提高生活质量。由癌性恶病质导致的体重丢失和营养不良，肠外营养不能改善临床结局。回顾性研究没有发现肠外营养改善能改善终末期患者总生存期、功能状况和生活质量。全胃肠外营养的风险：是侵入性的，需要可能诱发感染的中心静脉通路，需要频繁水、电解质监测；可诱发血栓形成、腹泻、高血糖和肝功能衰竭。预期生存在1个月以上全肠外营养随对生存期延长有一定作用，亦可改善生活质量。尤其适合肿瘤负荷小能手术治疗、或者化疗效果较好、Karnofsky（KPS）行为状态评分较高的肿瘤患者。

二、胃肠减压

上消化道梗阻和（或）频繁大量呕吐的患者应考虑胃肠减压。与鼻胃管相关的不良反应通常为置管相关的轻度不适，但是长期置管会增加发生更严重不良事件的风险，包括吸入性肺炎、黏膜溃疡、咽炎和鼻窦炎、长期胃肠减压（＞1个月）建议（内镜或介入放射学指导）进行胃造瘘术，胃造瘘术的并发症包括渗漏、出血、蜂窝织炎、导管阻塞或移位，以及极少的气腹和腹膜炎。

三、水、电解质平衡维护

尽管静脉补液是大多数肠梗阻的常规护理方法，但终末期MBO患者由于恶病质大量细胞外液膨胀，腹水和胃肠道分泌物增加的风险，因此，存在限制MBO静脉补液量。一些研究表明，常规的人工静脉补液并不能改善MBO患者预后，人工静脉补液需考虑患者及其家属的意愿。

四、腹水

恶性腹水通常表现为腹胀和疼痛，早期饱腹感和呼吸困难。恶性腹水的出现涉及多个病理生理学因素包括血管上皮生长因子引起的血管通透性，淋巴阻塞，门静脉高压和低白蛋白血症。腹水脱落细胞学查见癌细胞是恶性腹水诊断的"金标准"，但仅

58%～75%恶性腹水可查见癌细胞。恶性腹水对症治疗包括利尿药使用和腹腔穿刺术，尽管它们都只能暂时缓解症状。迄今为止，尚无随机研究评估恶性腹水中利尿药的使用，其建议很大程度上是根据肝硬化研究得出的。由于肾素-血管紧张素-醛固酮轴在恶性腹水的病理生理中作用有限，利尿药治疗癌性腹水有效率较低（＜40%）。利尿药用于腹膜转移与患者预后不良有关，多达1/3的腹膜转移相关腹水患者出现急性肾衰竭或症状性低血压，而不能充分调动第三间隙液体，这可能与低渗透压有关。对于有症状的恶性腹水，可以行腹腔穿刺置管引流腹水。腹腔穿刺置管禁忌证包括局部腹水，感染性腹膜炎和未矫正的凝血功能异常。

五、腹胀、腹痛

腹痛的处理，MBO患者有两种类型的腹痛：持续性腹痛和阵发性腹部绞痛。不同类型的腹痛处理方法不同，强阿片类镇痛药如吗啡、羟考酮、芬太尼用于缓解持续的腹痛，通过剂量滴定达到完全镇痛，患者有恶心、呕吐可通过皮下、静脉、舌下和透皮贴剂给药。绞痛可选择东莨菪碱药物丁溴东莨菪碱、氢溴酸东莨菪碱，格隆溴铵，生长抑素。阿片类镇痛药应剂量滴定以控制持续的腹痛，且不会引起明显副作用即可。尽管也可以考虑使用芬太尼透皮贴剂，但多数MBO腹痛需注射给药。MBO爆发痛的处理，给予即释阿片类镇痛药，用量取决于阿片类药物的背景剂量，难以控制的爆发痛，需警惕肠穿孔的发生。

六、综合性药物治疗

1.生长抑素类似物在恶性肠梗阻中的应用　生长抑素广泛分布于神经系统和胃肠道；生长抑素类似物对胃肠道有广泛的抑制作用；减少水、钠和氯分泌进入肠腔，增加电解质和水的吸收；抑制胃酸分泌；抑制多种胃肠、胰腺激素如胃泌素、血管活性肠肽、促胰腺素、胰岛素和高血糖素等分泌；减少胰液中碳酸氢盐和酶的分泌；减少肠腔容量。抑制肠道蠕动；减少内脏和门静脉血流，减轻肠壁血管充血。在某些情况下，减少腹水。对神经内分泌肿瘤和实体瘤也有抑制作用。

生长抑素类似物被推荐用于治疗MBO已有20余年，目前被多项指南推荐。如果患者预期生存期大于1个月，可考虑使用长效生长抑素。目前已经有多项生长抑素类似物治疗恶性肠梗阻的随机、双盲、多中心研究结果发表。2012年发表在JCO上的一项研究结果表明：兰瑞肽对不能手术的腹膜转移恶性肠梗阻患者呕吐症状有效，患者整体满意度高，安全性可耐受。另一项在64例腹膜转移MBO患者中进行的多中心、随机、双盲研究结果发现，善得定联合糖皮质激素能减轻MBO症状。推荐剂量：生长抑素（14肽），6mg/24h；奥曲肽（8肽），0.6～1.2mg/24h；兰瑞肽，30mg/2周；奥曲肽微球，善宁20～30mg/4周。

2.抗胆碱类药物　抗胆碱药可减少胃肠道分泌物、积液、呕吐。抗胆碱能药物结合的毒蕈碱受体分布在肌间和黏膜下神经丛肠神经元。剂量：丁溴东莨菪碱40～120mg/d。氢溴酸东莨菪碱0.2～0.9mg/d。格隆溴铵、季铵胆碱，具有最小的中枢神经系统渗透，不易引起谵妄或心脏的副作用，推荐剂量为0.1～0.2mg皮下或静脉注射，每日3～4次。

3.肾上腺皮质激素　糖皮质激素既可以减轻肠壁水肿，减少肠腔积液，又有止吐、镇痛作用。荟萃分析发现，每天静脉注射6～16mg地塞米松能改善MBO症状，但不影响预后。减少症状和改善60%的患者的肠道功能但不影响预后。一般3～5天可起效，否则即应停用糖皮质激素，短期使用糖皮质激素副作用小。合并高血压、糖尿病、感染等疾病时要谨慎使用。

4.止吐药物　甲氧氯普胺可用于功能性肠梗阻的患者，但在完全性机械性肠梗阻中并不推荐使用，因其可能加剧绞痛、恶心和呕吐。吩噻嗪类药物减少恶心和呕吐。氯丙嗪、丙氯拉嗪、异丙嗪均可治疗MBO的恶心呕吐。氟哌啶醇，丁酰苯类选择性多巴胺D_2受体拮抗药，具有弱的抗胆碱能活性。在低剂量时产生镇静比吩噻嗪类弱，是恶心和谵妄患者的理想药物，剂量范围为5～15mg/d，分次给药或间歇或连续静脉滴注。奥氮平系非典型抗精神病药，可拮抗启动呕吐的多种神经递质受体（D2、H1、ACH、5HT3）。常规止吐药无效时可以使用，剂量范围为每日2.5～20mg。一项小样本（20例）的回顾性研究结果表明，奥氮平可有效缓解MBO患者的恶心（18/20，90%）和呕吐（8/10，80%）。奥氮平有可溶性片剂可舌下给药治疗顽固性恶心，可避免皮下注射或静脉注射使用止吐药。

5.泻剂（造影剂、乳果糖）　对于部分肠梗阻或肠功能障碍的患者，考虑使用粪便软化剂。完全肠梗阻应避免使用乳果糖或刺激性泻药。

6.其他（如益生菌）　肠道是个巨大的细菌库，却只吸收机体需要的营养物质，依靠的就是肠屏障，肠梗阻发生后，肠道的机械屏障、化学屏障、生物屏障及免疫屏障均遭到破坏，肠道菌群发生横向和纵向移位，继而出现肠源性感染。当患者尚有肠功能残存，适量的肠内营养，有利于肠屏障维护。对完全性肠梗阻患者，可常规静脉应用针对革兰阴性菌和针对厌氧菌的药物。

对于非手术适应证的机械性MBO患者，有效的化疗是成功疏通肠道的前提条件，同时因肠梗阻患者体质差，化疗耐受性差，化疗方案的选择应审慎，兼顾患者耐受性、药物剂量和疗效之间的平衡。积极审慎应用抗肿瘤化学药物，推测肿瘤化疗药物敏感性存在的可能性，确定可选择药物范围是切入点，通常胃癌、结直肠癌、卵巢癌铂敏感复发化疗敏感性多存在，利用化疗疏通梗阻肠道的把握相对较大。尽量选择细胞周期特异性化疗药物，此类药物疗效具有时相依赖而非剂量依赖，保证总体剂量不减少，在减少单次给药剂量同时，增加药物暴露机会是化疗给药的主要方式，达到"低毒高效"的目的。如患者有分子靶向治疗或免疫检查点抑制剂适应证，应予以相应治疗；如HER-2扩增胃癌化疗可联合曲妥珠单抗；RAS及BRAF野生型结直肠癌化疗可联合西妥昔单抗；*BRCA*基因突变卵巢癌可考虑使用多腺苷二磷酸核糖聚合酶（poly-ADP-ribosepolymerase，PARP）抑制剂；MSI肿瘤可考虑使用免疫检查点抑制剂。

（李苏宜）

参 考 文 献

1. Tuca A，Guell E，Martinez-Losada E，et al．Malignant bowel obstruction in advanced cancer patients：epidemiology,management,and factors influencing spontaneous resolution．Cancer Manag Res,2012,4：

159-169.

2. Mooney SJ，Winner M，Hershman DL，et al. Bowel obstruction in elderly ovarian cancer patients：a population-based study. Gynecol Oncol，2013，129（1）：107-112.

3. Winner M，Mooney SJ，Hershman DJ，et al. Incidence and predictors of bowel obstruction in elderly patients with stage IV colon cancer：a population-based cohort study. JAMA Surg，2013，148（8）：715-722.

4. Diver E，O'Connor O，Garretl L，et al. Modest benefit of total parenteral nutrition and chemotherapy after venting gastrostomy tube placement. Gynecol Oncol，2013，129（2）：332-335.

5. Franke AJ，Igbal A，Starr JS，et al. Management of malignant bowel obstruction associated with GI cancers. J Oncol Pract，2017，13（7）：426-434.

6. Ripamonti CI，Easson AM，and Gerdes H. Management of malignant bowel obstruction. Eur J Cancer，2008，44（8）：1105-1115.

7. Mercadante S，Casuccio A，Mangione S. Medical treatment for inoperable malignant bowel obstruction：a qualitative systematic review. J Pain Symptom Manage，2007，33（2）：217-223.

8. Levy M，Smith T，Alvarez-Perez A，et al. Palliative Care Version 1. 2016. J Natil Compr Canc Netw，2016，12（12）：1379-1388.

9. Pascale，M，Blumberg J，Landau A，et al. Symptomatic treatment with lanreotide microparticles in inoperable bowel obstruction resulting from peritoneal carcinomatosis：a randomized，double-blind，placebo-controlled phase Ⅲ study. J Clini Oncol，2012，30（35）：4337-4343.

10. Laval G，Rousselot H，Toussaint-Martel S，et al. SALTO：a randomized，multicenter study assessing octreotide LAR in inoperable bowel obstruction. Bull Cancer，2012，99（2）：E1-E9.

11. Glare P，Pereira G，Kristjanson LJ，et al. Systematic review of the efficacy of antiemetics in the treatment of nausea in patients with far-advanced cancer. Supportive Care Cancer，2004，12（6）：432-440.

12. Keisuke K，K Masahiro，M Tatsuya. Olanzapine for the relief of nausea in patients with advanced cancer and incomplete bowel obstruction. J Pain Symptom Manage，2012，44（4）：604-607.

13. 李苏宜，石汉平. 恶性肠梗阻诊断治疗的临床路径. 肿瘤代谢与营养电子杂志，2014（3）：27-30.

14. Chakraborty A，Sellby D，Gardiner K，et al. Malignant bowel obstruction：natural history of a heterogeneous patient population followed prospectively over two years. J Pain Symptom Manage，2011，41（2）：412-420.

15. Yang S，Li S，Yu H，et al. Metronomic chemotherapy with 5-fluorouracil and cisplatin for inoperable malignant bowel obstruction because of peritoneal dissemination from gastric cancer. Curr Oncol，2016，23（3）：e248-e252.

第9章

恶性肠梗阻的营养与代谢治疗

一、营养治疗在恶性肠梗阻中的定位与价值

对于恶性肿瘤患者的营养治疗已成为恶性肿瘤多学科综合治疗的重要组成部分。肿瘤患者营养不良的主要原因有：①肿瘤引起的机体代谢异常状态；②肿瘤生长部位相应器官功能影响而引起的营养不良；③肿瘤治疗的毒性反应。严重营养不良（不足）是影响外科手术患者临床结局的重要因素；而不适当的营养治疗同样会给患者带来危害。因此，临床医师要重视化疗给肿瘤患者带来的营养风险，积极评估，及早应对，维持患者营养水平，为肿瘤患者提供良好的代谢环境，以争取更多的手术治疗。

肿瘤伴肠梗阻患者肿瘤体积较大，病情多至中晚期，此类患者正常进食及营养吸收已经受到影响，故基础性营养状态不佳，且全身的抗肿瘤治疗可同时对正常组织细胞产生损伤，部分患者出现严重的恶心、呕吐等胃肠道症状，患者营养状态进一步下降，手术切除肿瘤后，术后早期患者肠道功能受到抑制，加上手术创伤引起的全身应激及营养消耗状态，患者整体上呈营养消耗远大于营养合成的状态，不利于预期疗效的实现。积极的营养干预被认为是优化肿瘤患者围术期状态的可靠方式，可辅助预期疗效的实现，并优化远期结局。营养支持治疗可以维持恶性肠梗阻患者的营养状态，纠正营养不良，甚至可以延长某些患者的生存时间，并且积极的营养治疗会为化疗、分子靶向治疗提供机会，使失去指征的患者再获得治疗机会，目前认为两者联合应有益于生存质量提高和生存期延长。

肿瘤伴肠梗阻患者的营养治疗原则是：减除肿瘤负荷，联合胃肠功能调理、营养素及能量补充、代谢调理剂治疗，预防和治疗肠黏膜屏障，延缓恶病质进展，以达到争取手术机会并改善生活质量的治疗目的。恶性肿瘤患者营养治疗的目的是维持体重，而不是增加体重，供应量过高可能增加脏器负荷；需同时考虑总能量摄入，以及供能的生热营养素比例。低热量摄入的概念有利于减少感染性并发症与费用支出。

营养治疗可提高终末期恶性肿瘤患者生活质量，而能否延长其生存期尚无定论。是否给予恶性肿瘤合并肠梗阻患者进行营养治疗不仅仅是一个医学问题，更多地涉及伦理、患者及其家属意愿的层面。有报道指出，重度蛋白质-能量缺乏型营养不良、恶病质患者中单纯的营养治疗既不能保持机体无脂体重，也未提高患者的平均生存时间及远期生存。但是，在亚洲国家许多终末期肿瘤患者在无希望延长生存期的情况下仍在接受营养治疗。日本和韩国学者的回顾性研究显示，终末期恶性肿瘤患者在死亡前1个月，仍有较高比例的个体在接受管饲、全胃肠外营养以及静脉输注白蛋白。目前这方面仍缺

乏充分的高级别的循证医学依据。医师应以临床指征和社会伦理学理论为依据，对于每一位患者均应认真评估营养治疗的风险效益比，掌握营养治疗适应证，在尊重患者的权力，兼顾公平合理地使用有限的医疗资源的条件下，决定是否实施营养治疗。

二、禁忌证与适应证

1.禁忌证　恶性肿瘤合并肠梗阻的患者，在发生下列情况时，不建议给予营养支持和治疗。

（1）接近生命终点时：大部分患者只需极少量的食物和水来减少饥渴感，并防止因脱水而引起的精神混乱。此时，过度营养治疗反而会加重患者的代谢负担，影响其生活质量。

（2）生命体征不稳和多脏器衰竭者：血流动力学不稳定者禁用肠内、外营养，此类患者原则上不考虑系统性的营养治疗。终末期肝肾功能衰竭和严重胆汁淤积者禁用肠外营养。

2.适应证　营养支持和治疗的方式、能量和特殊成分需要在判定全身营养状况和患者胃肠道功能状况的基础上制订营养治疗计划。无论肠内或肠外营养治疗患者，都需要监测出入液量、水肿或脱水的症状和体征、血电解质水平等，并及时调整补充剂量，根据病情，选择肠内或肠外途径补充。生命体征平稳而合并有完全性肠梗阻患者，应选补液及完全性肠外营养；一旦肠道功能部分或者完全恢复，可尝试使用肠道内给予少量营养物质，观察有无胃肠道不耐受及肠道功能的恢复情况，逐步缓慢过渡至完全肠内营养。

三、肠外营养

1.全胃肠外营养（total parenteral nutrition，TPN）　TPN的主要目的是维持或恢复患者的营养，纠正或预防与营养不良相关的症状。TPN在MBO治疗中的作用存在争议，一方面可延长患者的生存时间，另一方面可导致并发症，延长不必要的住院时间。TPN不应作为MBO患者的常规治疗，仅选择性用于某些MBO患者（肿瘤生长缓慢、可能因为饥饿而非肿瘤扩散而死亡者）。Cozzagliao等的研究结果显示，TPN适用于KPS评分＞50%，而且预期生存时间＞2个月的MBO患者。

2.恶性肠梗阻的肠外营养的途径　肠外营养推荐以全合一（all-in-one，AIO）的方式输注，长期使用肠外营养时推荐使用经外周静脉穿刺置入中心静脉导管（peripherally inserted central catheter，PICC）、中心静脉导管（central venous catheter，CVC）或输液港（port），后者更好。输液港可以长期留置，以备后用，不影响患者的形象，不妨碍患者的日常生活及社会活动如洗浴、社交、工作，从而提高患者的生活质量。

3.肠外营养的所需的营养支持（表9-1）

（1）能量目标需要量：欧洲肠外与肠内营养学会（European Society for clinical Nutrition and Metabolism，ESPEN）2009年指南建议：肿瘤患者能量摄入推荐量与普通健康人无异，即卧床患者20～25kcal/（kg·d），活动患者25～30kcal/（kg·d）。肠外营养建议采用20～25kcal/（kg·d）计算非蛋白质能量。肿瘤患者的实际能量需求常超过普通健康人，营养治疗的能量最少应该满足患者需要量的70%以上。

表9-1　肠外营养每日推荐量

能量	83.68 ～ 125.52kJ/（kg·d）		
葡萄糖	2 ～ 4g/（kg·d）	脂肪	1 ～ 1.5g/（kg·d）
氮量	0.1 ～ 0.25g/（kg·d）	氨基酸	0.6 ～ 1.5g/（kg·d）

电解质（肠外营养成人平均日用量）

钠　1840～2300mg	钾　2340～5850mg	氯　2840～3550mg
钙　200 ～ 400	镁　192～288mg	磷　310 ～ 930mg

脂溶性维生素	A　2500U	D　100U	E　10mg	K_1　10mg
水溶性维生素	B_1　3mg	B_2　3.6mg	B_6　4mg	B_{12}　5μg
	泛酸　15mg	烟酰酸　40mg	叶酸　400μg	C　100mg
微量元素	铜　0.3mg	碘　131μg	锌　3.2mg	硒　30～60μg
	钼　19μg	锰　0.2～0.3mg	铬　10～20μg	铁　1.2mg

（2）蛋白质目标需要量：蛋白质需要量应该满足机体100%的需求，推荐范围最少为1g/（kg·d），到目标需要量的1.2 ～ 2g/（kg·d）。肿瘤恶病质患者蛋白质的总摄入量（静脉＋口服）应该达到1.8 ～ 2g/（kg·d），支链氨基酸（branched-chain amino acid，BCAA）应该达到≥ 0.6 g/（kg·d），乙烯丙烯酸共聚物（ethylene acrylic acid，EAA）应该增加到≥ 1.2g/（kg·d）。严重营养不良肿瘤患者的短期冲击营养治疗阶段，蛋白质给予量应该达到2g/（kg·d）；轻、中度营养不良肿瘤患者的长期营养补充治疗阶段，蛋白质给予量应该达到1.5g/（kg·d）[1.25 ～ 1.7g/（kg·d）]。高蛋白饮食对肿瘤患者有益。

氨基酸溶液是目前肠外营养（parenteral nutrition，PN）主要的蛋白质供给形式。平衡型氨基酸制剂能满足绝大多数肿瘤患者的蛋白质需求，尚无足够证据表明特殊氨基酸在肿瘤患者营养支持中具有优势。此外，由于静脉输注氨基酸的净利用率不到100%，因此应适当降低热氮比（≤100%）。同时，静脉输注氨基酸可能引起高氨基酸血症，进而加强蛋白质分解代谢，因此，以正氮平衡为目的时蛋白质目标需要量应接近2g/（kg·d）。

恶性肠梗阻患者氮需求量较大，但由于患者机体的高分解状态无法通过单纯提高氮输注量扭转，过度增加氮输注量，其利用率亦难以提高，故建议日供氮量为7g/m²× 体表面积（m²）× 年龄系数。因外源性蛋白质几乎不能用于机体自身蛋白质的再合成，营养支持的氮来源应是比例合适的复合氨基酸。肝、肾功能中重度异常时，应注意减少甚至停止氨基酸供给。

（3）矿物质、维生素及微量元素：矿物质、维生素及微量元素是肠外营养中重要的组成成分，对维持机体水、电解质和酸碱平衡，保持人体内环境稳定，维护各种酶的活性和神经、肌肉的激应性以及营养代谢的正常进行均起着十分重要的作用。营养支持易引起血清矿物质水平出现波动且幅度较大，应加强监测，准确合理地给予，避免机体电解质，微量元素以及维生素的紊乱。水溶性维生素的肾阈值较低，易出现缺乏，也应注意补充。

（4）肠外营养的标准配方：临床上常采用下列公式计算恶性肠梗阻患者的每日能量需要量：日能量需求＝25－30kcal/kg×体重（kg）×年龄系数×活动系数（AF）×体温系数（temperature factor，TF）（1kcal＝4.184kJ）。

年龄系数为：18～60岁，1.0；60～70岁，0.9；70岁以上，0.8。

AF为：卧床1.2，卧床和室内活动1.25，轻体力活动1.3。

TF为：38℃　1.1，39℃　1.2，≥40℃　1.3～1.4。

85%～90%的能量来自非蛋白质，维持氮平衡所需的蛋白质及能量供应均应充足。脂肪能量应占非蛋白质能量的50%，可减少葡萄糖给予量，补充必需脂肪酸。

四、肠内营养

1.自张性金属支架　自张性金属支架可选择性用于十二指肠或直肠梗阻的患者，禁用于多部位肠梗阻和腹腔病变广泛的患者。该治疗费用高，在MBO的应用价值存在较大争议，因此应根据患者个体情况谨慎选用。多项临床研究结果显示，自张性金属支架可以使梗阻的肠腔再通，术后可能进食少量的食物。常见并发症包括局部疼痛、肠出血和肠穿孔。

Gray RT等报道了一组预计生存时间＜3个月的食管癌患者，置入支架后患者的吞咽困难评分显著下降（2.90 vs.1.54，P＜0.001）。Pellen MG等报道，即便是可以手术切除的食管癌病变，在手术前新辅助化疗之前，通过支架恢复消化道通畅，进而实施肠内营养，也有助于治疗营养不良，提高手术的安全性，而支架本身相关性并发症既少又小，而且可以处理。Siddiqui AA等有类似的报道，而且他们的病例数量更多，但是他们都没有报道长期结果。

2.鼻胃管或鼻肠管引流（nasal gastric tube，NGT）　NGT仅推荐用于需要暂时性减少胃潴留的MBO患者。长期使用NGT仅限于药物治疗不能缓解症状而又不适于行胃造瘘手术的患者。NGT可产生严重明显不适感，引起鼻咽部刺激、鼻软骨腐蚀、出血或换管或自发性脱出等并发症。

3.胃造瘘　胃造瘘适用于药物治疗无法缓解呕吐症状的MBO患者，慎用于既往多次腹部手术、肿瘤广泛转移、合并感染、门静脉高压、大量腹水及出血风险的患者。胃造瘘方法包括手术胃造瘘和内镜引导下经皮胃造瘘（percutaneous endoscopic gastrostomy，PEG）。PEG创伤小，是首选的胃造瘘方法。83%～93%胃造瘘患者的恶心、呕吐症状可能明显缓解。胃造瘘及间歇减压后，还可允许患者少量进食，让患者"恢复"胃肠道的积极功能状态，从而避免使用NGT所致的身心痛苦。

五、代谢调节治疗

许多恶性肠梗阻患者由于腹腔内广泛播散及身体无法耐受等原因常无法手术治疗，只能应用胃肠减压和肠外营养支持来维持生命。全身炎性反应综合征常发生在此类患者。阻断炎性反应的级联有助于肠梗阻症状的改善。鱼油多不饱和脂肪酸（eicosapentaenoic acid，EPA）在动物肿瘤模型中有积极作用，体外研究亦证实EPA对肿瘤细胞有抑制。

有研究表明静脉应用含有n-3脂肪酸的鱼油脂肪乳剂后，单核－巨噬细胞所分泌的促炎症因子IL-8、IL-10和TNF-α显著降低，而抑炎症因子IL-4、IL-6显著升高。其主要机制可能在于通过丝裂原活化的蛋白激酶信号转导途径来调节炎症相关基因的表达，因此，含有n-3脂肪酸的鱼油脂肪乳剂在恶性肠梗阻患者的全身炎症反应综合征中起到了"消防队员"的作用。且应用含有n-3脂肪酸的鱼油脂肪乳剂后，患者耐受性良好，证明其安全性是有保障的。恶性肠梗阻患者的疼痛感较对照组减轻，可能和致痛因子TNF-α显著降低有关，有助于缓解患者的疼痛。

然而大样本的临床研究中的结果则有争议。Dewey等的关于EPA大型文献回顾研究显示，口服EPA对恶病质患者没有帮助。不过，值得注意的是，这个回顾所涉及的文献中，至少有两个研究在EPA的给药量上存在不足，不能达到治疗的初衷。另外3项研究还存在着用药时间过短以及在分析时采用了消化道肿瘤患者的数据等情况，这些都有可能对正确评估EPA的口服疗效产生影响。2004年的一项对421例接受放化疗的恶性肿瘤患者的研究显示，EPA的添加不能提高生活质量，也不能增加患者体重。但是最近加拿大的一个针对前列腺癌12项对照研究的荟萃分析则认为，虽然摄入EPA对前列腺癌的发病率没有改善，但是能降低患者的死亡率。

关于营养配方中谷氨酰胺的添加，2010年11月美国学者发表的研究结果认为，谷氨酰胺能在小鼠的模型中起到一定的抑制全身肿瘤转移的作用。另有在小鼠结肠癌模型上的研究显示，谷氨酰胺和n-3不饱和脂肪酸的联合使用虽不能抑制肿瘤，但能使接受伊立替康和氟尿嘧啶化疗的小鼠体重增加，食欲增加，白细胞水平升高，对化疗的耐受程度明显增强。但是，上述结论离证实人类中的同等效应还有待时日。

由于n-3PUFA在免疫调节、代谢等方面的重要作用，使其在临床上被广泛应用，尤其是在肿瘤患者的肠外营养支持治疗中起着重要作用。ESPEN在肿瘤患者营养指南中指出，对于接受化疗和有体重减轻或营养不良风险的晚期肿瘤患者，建议补充n-3PUFA或鱼油，以稳定或改善食欲、摄食量、瘦体重和体重。

六、肠屏障重建与维护

实验研究结果显示，肿瘤进行性生长干扰了器官内谷氨酰胺循环，消耗大量谷氨酰胺。肿瘤患者胃肠黏膜、肝、中枢神经系统和免疫细胞中可观察到谷氨酰胺的明显降低。临床前证据显示，谷氨酰胺对不同类型肠黏膜损伤的修复均有保护作用，可以提高接受化疗的肿瘤患者总淋巴细胞计数，改善机体免疫状态。研究结果显示，口服或经肠外途径补充谷氨酰胺可改善化疗相关黏膜炎、呕吐、腹泻及血细胞减少。

谷氨酰胺是生理情况下循环中含量最多的游离氨基酸（500 ～ 900 μmol/L），在维持肠道相关淋巴组织的功能，免疫功能的调节以及维持肠黏膜完整性方面有着重要作用。研究发现谷氨酰胺可通过改善潘氏细胞和杯状细胞的状态，纠正全肠外营养诱导的Th2细胞因子水平的异常，提高抗细菌侵袭能力，从而提高肠道非特异性免疫力。总之，谷氨酰胺在保护肠黏膜屏障功能、防止肠源性感染、酸碱平衡调节和机体抗氧化应激等方面均具有重要意义。

ESPEN在手术患者临床营养指南中指出：肠内喂养不足而需要进行肠外营养支持的手术患者，可以考虑通过肠外营养补充谷氨酰胺。

七、恶性肠梗阻治疗康复中的膳食要点

由于MBO通常发生于恶性肿瘤晚期患者，故此通过饮食来较难预防。清淡易消化的饮食相对来说可以延缓肠梗阻发生的时间，例如，各种蔬菜、水果、豆类等植物性膳食，主食应选用山楂、萝卜、金橘、酸梅汁等促进消化富含硒的食品，如富硒矿泉水、富硒鸡蛋等，有利于消化吸收。同时应让患者多吃煮炖蒸等易消化的食物，如蔬菜、海带、胡萝卜等，亦可使用奶制品、肉鱼豆蛋类等烹饪精细的食物，避免使用莴苣、菠菜、瑞士苔莜菜等多纤维食物。同时，一些不易嚼烂、易形成团块的食物，如糯米、竹笋、黄豆芽、筋膜、肌腱等，要尽量少食。一旦出现肠梗阻症状时则应及时进食水，以补液、支持为主，避免加重病情。

（窦　攀）

参 考 文 献

1. Aleksandrova K，Drogan D，Boeing H，et al．Adiposity，mediating biomarkers and risk of colon cancer in the European prospective investigation into cancer and nutrition study．Int J Cancer，2014，134（3）：612-621．

2. Li C，Jeong Y，Kim M．Mammea longifolia planch and triana fruit extract induces cell death in the human colon cancer cell line，SW480，via mitochondria-related apoptosis and activation of p53．J Med Food，2017，20（5）：485-490．

3. Laval G，Rousselot H，Toussaint-Martel S，et al．SALTO：a randomized，multicenter study assessing octreotide LAR in inoperable bowel obstruction．Bull Cancer，2012，99（2）：E1-E9．

4. Mercadante S，Porzio G．Octrcotide for malignant bowel obstruction：twenty years after．Crit Rev Oncol Hematol，2012，83（3）：388-392．

5. Huhmann M B，August D A．Review of American Society for Parenteral and Enteral Nutrition（ASPEN）Clinical　Guidelines for Nutrition Support in Cancer Patients：nutrition screening and assessment．Nutr Clin Pract，2008，23（2）：182-188．

6. Lundholm K，Daneryd P，Bosaeus I，et al．Palliative nutritional intervention in addition to cyclooxygenase and erythropoietin treatment for patients with malignant disease：Effects on survival，metabolism，and function．Cancer，2004，100（9）：1967-1977．

7. 黎介寿．重症患者营养治疗个体化的思考．肠外与肠内营养，2009，16（4）：193-194．

8. 于世英，王杰军，王金万，等．晚期肿瘤患者合并肠梗阻治疗的专家共识．中华肿瘤杂志，2007（08）：637-640．

9. 中国抗癌协会中国抗癌协会肿瘤营养与支持治疗专业委员会中国抗癌协会肿瘤康复与姑息治疗专业委员会等．肿瘤营养治疗通则．肿瘤代谢与营养电子杂志，2016，3（01）：28-33．

10. Bozzetti F，Forbes A．The ESPEN clinical practice Guidelines on Parenteral Nutrition：present status and perspectives for future research．Clin Nutr，2009，28（4）：359-364．

11. 石汉平．肿瘤新疗法——代谢调节治疗．肿瘤代谢与营养电子杂志，2014（01）：3-5．

12. 石汉平．肿瘤恶液质患者的蛋白质应用．肿瘤代谢与营养电子杂志，2014（02）：1-5．

13. Bozzetti F，Arends J，Lundholm K，et al．ESPEN Guidelines on Parenteral Nutrition：non-surgical oncology．Clin Nutr，2009，28（4）：445-454．

14. Arends J，Bodoky G，Bozzetti F，et al．ESPEN Guidelines on Enteral Nutrition：Non-surgical oncol-

ogy. Clin Nutr，2006，25（2）：245-259.

15. 中华医学会肠外肠内营养学分会. 肿瘤患者营养支持指南. 中华外科杂志，2017，55（11）：801-829.

16. 临床诊疗常规 - 肠外肠内营养学分册（2008版）. 北京：人民卫生出版社，2008.

17. Fini L，Piazzi G，Ceccarelli C，et al. Highly purified eicosapentaenoic acid as free fatty acids strongly suppresses polyps in Apc（Min/＋）mice. Clin Cancer Res，2010，16（23）：5703-5711.

18. Schley PD，Jijon HB，Robinson LE，et al. Mechanisms of omega-3 fatty acid-induced growth inhibition in MDA-MB-231 human breast cancer cells. Breast Cancer Res Treat，2005，92（2）：187-195.

19. Dewey A，Baughan C，Dean T，et al. Eicosapentaenoic acid（EPA，an omega-3 fatty acid from fish oils）for the treatment of cancer cachexia. Cochrane Database Syst Rev，2007（1）：D4597.

20. Jatoi A，Rowland K，Loprinzi CL，et al. An eicosapentaenoic acid supplement versus megestrol acetate versus both for patients with cancer-associated wasting：a North Central Cancer Treatment Group and National Cancer Institute of Canada collaborative effort. J Clin Oncol，2004，22（12）：2469-2476.

21. Xue H，Le Roy S，Sawyer MB，et al. Single and combined supplementation of glutamine and n-3 polyunsaturated fatty acids on host tolerance and tumour response to 7-ethyl-10-［4-（1-piperidino）-1-piperidino］carbonyloxy-camptothecin（CPT-11）/5-fluorouracil chemotherapy in rats bearing Ward colon tumour. Br J Nutr，2009，102（3）：434-442.

22. Arends J，Bachmann P，Baracos V，et al. ESPEN guidelines on nutrition in cancer patients. Clin Nutr，2017，36（1）：11-48.

23. 王新颖. 免疫营养制剂临床应用争议与共识. 中国实用外科杂志，2018（3）：261-266.

24. Wang X，Pierre JF，Heneghan AF，et al. Glutamine Improves Innate Immunity and Prevents Bacterial Enteroinvasion During Parenteral Nutrition. JPEN J Parenter Enteral Nutr，2015，39（6）：688-697.

25. Weimann A，Braga M，Carli F，et al. ESPEN guideline：Clinical nutrition in surgery. Clin Nutr，2017，36（3）：623-650.

第10章

恶性肠梗阻的化疗

　　恶性肠梗阻是指胃肠道原发或继发于胃肠道或腹膜的恶性肿瘤引起的肠梗阻，最常见于结直肠癌、卵巢癌及胃癌等肿瘤，腹腔外的肿瘤引起恶性肠梗阻相对比较少见，但部分晚期乳腺癌、肺癌等转移到腹腔也会导致恶性肠梗阻。恶性肠梗阻是恶性肿瘤患者常见的并发症，它发生在10%～20%的结直肠癌患者、30%～40%的胃癌患者及20%～50%的卵巢癌患者，是引起患者最终死亡的因素之一。恶性肠梗阻患者不得不住院治疗，导致大量医疗资源占用及医疗费用的支出。目前临床缺乏有效的治疗恶性肠梗阻的方法与药物，手术干预的结果通常较差，一些研究结果显示临床获益的可能性较低。由于恶性肠梗阻个体状况差异较大，患者营养状况、体质往往较差，常被排除在各种临床研究适应人群之外。晚期肿瘤患者腹膜转移后往往涉及小肠多段多灶性受侵犯，临床多数情况下只能采取胃肠减压及肠外营养支持等保守治疗方法。目前针对恶性肠梗阻化疗及靶向治疗的临床试验较少，治疗恶性肠梗阻药物相对都缺乏临床依据，很少的资料几乎都是回顾性资料，因此，在选择化疗及靶向治疗方案时，必须根据患者的身体状况及临床特征，慎重选择。本章将分别就恶性肠梗阻的抢救性化疗、靶向治疗及序贯化疗分别进行阐述。

　　恶性肠梗阻的治疗可分为治疗肠梗阻的一般性治疗，这与其他因素导致的肠梗阻的治疗原则是一致的，除了进行必要的肠外营养支持外，应积极给予胃肠减压治疗措施。胃肠减压是减轻胃肠道张力最有效的方法，一旦患者腹部X线平片有气液平面出现，宜尽早进行插入鼻胃管进行胃肠减压，有条件的医院可根据患者的梗阻部位给插入经肛型肠梗阻导管，可以引流消化道内容物，快速减压，有效缓解梗阻症状。同时在药物治疗方面可给予抗分泌药物如生长抑素奥曲肽等。

　　恶性肠梗阻还可根据患者情况针对病因进行治疗，如部分患者可给予姑息性肿瘤切除、姑息性造瘘术、肠道支架置入术等。对一些初治的患者，身体状况较好，且可预期对化疗及靶向治疗有效的患者还可以考虑给予全身的化疗及靶向治疗。例如，有些初治的卵巢癌、原发于肠道的恶性淋巴瘤、部分胃肠道肿瘤等，因对化疗及靶向治疗敏感，若患者身体状况良好，可给予抢救性化疗。目前靶向药物在临床应用取得成功，有些靶向药物能明显提高化疗的疗效，如抗Her-2neu的赫赛汀单抗能明显提高Her-2扩增晚期胃癌化疗的效果，抗表皮生长因子受体（epithelial growth factor receptor，EGFR）的西妥昔单抗、帕尼单抗对RAS野生型左半结直肠癌患者的化疗效果。抗血管治疗药物副作用中易引起出血及消化道出血，这类药物如贝伐珠单抗在存在恶性肠梗阻的患者中应慎重选择应用。有些患者因肿瘤及肠梗阻因素，可能存在较长时间的能量摄入不足，伴有不同程度的营养不良，可先给予积极的全肠外营养支持治疗，等营养状况改善后再给予化疗与靶向治疗。若体质状态恢复不理想，在化疗策略上，可考虑行序惯性化疗及先给予毒性较低的化疗药物或靶向治疗药物，后视患者恢复状况给予毒性较大的化疗药物或联合放射性治疗。

总之，恶性肠梗阻是恶性肿瘤常见的并发症，要充分估计对患者全身的影响。积极给予一般的治疗肠梗阻措施外，在化疗及靶向治疗中要充分考虑治疗的毒副作用以及对患者可能造成的危害。

一、抢救性化疗

在胃肠道原发肿瘤、系膜或腹盆腔肿瘤及其复发转移瘤患者肠梗阻是常见并发症，称之为恶性肠梗阻。其中晚期胃肠道癌患者肠梗阻的发生率为10%～28%，晚期卵巢癌患者肠梗阻的发生率为5%～51%，乳腺癌或者黑素瘤是引起恶性肠梗阻的最常见的非肠道肿瘤。其中小肠梗阻多于结肠，可分为部分性肠梗阻和完全性肠梗阻。其梗阻原因多是肿瘤转移侵犯肠系膜、肠壁肌、神经。

恶性肠梗阻从病理类型上分为：机械性肠梗阻，这是最常见的病理类型，病理亚型包括肠腔外占位性肠梗阻，由原发肿瘤肠系膜和网膜肿块、腹腔或盆腔粘连、放疗后纤维化等所致；功能性肠梗阻，又称动力性肠梗阻，由肿瘤浸润肠系膜、肠道肌内、腹腔及肠道神经丛，导致肠运动障碍；少数由副癌综合征神经病变、慢性假性肠梗阻、化疗药物神经毒性所致的麻痹性肠梗阻。恶性肿瘤所致的机械性肠梗阻可能合并炎性水肿、便秘、肿瘤及治疗所致的纤维化、恶病质或电解质紊乱、肠道动力异常、肠道分泌降低、肠道菌群失调及药物不良反应等因素，使病情更为复杂化。恶性肠梗阻发生后，肠道内液体分泌吸收平衡破坏是肠梗阻病理生理过程中最重要的病理生理改变。通常情况下，消化道分泌消化酶、胃肠液、电解质等促进营养物质的吸收，人体每天约分泌入肠腔内8000ml液体，肠梗阻时液体积聚导致近端肠管扩张，反馈刺激肠液分泌，使得肠腔进一步扩张，肠壁变薄，肠道对水、电解质吸收分泌量进一步增加，导致恶性循环，最终出现电解质紊乱、酸碱失衡、循环血容量减少、细菌毒素入血、感染、中毒，严重者可出现多器官功能衰竭，甚至休克死亡。

对于这类患者的治疗，部分可采用手术治疗金属支架等方法暂时缓解，但广泛期患者不适用。化疗作为全身治疗方法之一，主要是通过化学药物来消灭患者机体内的癌细胞，起到控制患者病情恶化，延长患者生命的效果。但化疗由于具有"敌我不分"特点，容易给患者带来严重的毒副作用，因此，对于恶性肠梗阻患者进行抢救性化疗需正确选择化疗的对象，选准合适的给药时机。

恶性肠梗阻的根本原因在于原发病的存在，部分患者尚能通过改道手术来缓解症状，但即使能进行手术缓解梗阻，仍有约1/3的患者以后会复发肠梗阻，多数患者大多会放弃病因治疗，以胃肠减压、补液支持、纠正血电解质紊乱和酸碱平衡失调，抗感染为主，这样对症处理虽然能在一定程度上延长生存时间，但对缓解患者痛苦效果不够理想。以往不推荐对肠梗阻患者行化疗，主要因为化疗胃肠道反应可能会引起或加重电解质紊乱和酸碱失衡。但随着化疗药物和给药方式的进步，化疗疗效有了较大的进步，同时支持辅助方法的改进也为化疗的顺利进行提供了保障，如放置内支架肠梗阻导管等治疗后再进行化疗等病因治疗则能够一定程度上改善病情甚至延长生存期。部分化疗敏感的癌种在出现恶性肠梗阻时可根据病情、患者身体状况及家庭等多个因素考虑是否可行抢救性化疗，如化疗有效，则有望缓解肠梗阻。因此临床要掌握抢救性化疗原则：①根据病理类型及具体病情因人而异；②冲击性联合化疗，主要药物在一天内静脉给药完毕，以期尽早出现效果；③注意肝肾毒性，可考虑卡铂替代顺铂；④加强营养支持，加强护理与监测。

对于化疗比较敏感的癌种，如妇科肿瘤，并发恶性肠梗阻给予抢救性化疗，OS优于最佳支持治疗，尤其在化疗初治的患者中疗效最佳，优于铂类敏感以及铂类耐药的患者。有研究报道，在胃癌腹膜播散合并恶性肠梗阻患者中，给予5-FU和顺铂化疗后，耐受良好，部分患者进食情况得到明显改善，并显示出积极的疗效。近年来许多研究证实奥曲肽在肠梗阻治疗中疗效明确，对于恶性肠梗阻患者给予奥曲肽联合化疗治疗，能够一定程度上提高化疗耐受性，增加患者化疗可能起效的概率。另有一些研究采用动脉插管介入性小剂量化疗灌注疗法，对腹腔转移引起的恶性肠梗阻腹水等有一定疗效，且全身副作用小，耐受性好，该给药方式具有给药剂量小，肿瘤局部浓度高，起效快等特点，故可适用于一般状况差KPS评分低于60的晚期及老年患者及部分既往全身治疗无效的患者，该给药方式不直接与肠管和腹膜接触，不易引起肠坏死或穿孔，也不易造成腹腔粘连，不影响后续治疗，一旦恶性肠梗阻症状得到改善，积极配合全身化疗则可进一步获得疾病控制，纠正肠梗阻。亦有一些负面研究表明，积极的给予全身化疗和全肠外营养治疗恶性肠梗阻的意义有限，可能并不会给患者带来获益，反而增加了患者有限生命时间里的住院时间，增加医疗负担，但病例数较少，相关的结果需要进一步的随机对照研究提供更高级别的证据。

（刘　锐　巴　一）

参 考 文 献

1. 于世英，王杰军，王金万，等. 晚期肿瘤患者合并肠梗阻治疗的专家共识，2007，29（8）：637-640.

2. Dean E，Khoja L，Clamp A，et al. Malignant bowel obstruction in advanced ovarian cancer. Future Oncol，2017，13（6）：513-521.

3. Yang S，Li S，Yu H，et al. Metronomic chemotherapy with 5-fluorouracil and cisplatin for inoperable malignant bowel obstruction because of peritoneal dissemination from gastric cancer. Curr Oncol，2016，23（3）：e248-252.

4. Nishi H，Nakata K，Hiraki Y，et al. ExaminationofPatientswith Malignant Obstruction Treated with Chemotherapy after Ileo/Coleostomy. Gan To Kagaku Ryoho，2016 Nov，43（12）：1452-1454.

5. Chouhan J，Gupta R，Ensor J，et al. Retrospective analysis of systemic chemotherapy and total parenteral nutrition for the treatment of malignant small bowel obstruction. Cancer Med，2016，5（2）：239-247.

二、靶向治疗

恶性肠梗阻的治疗也是一个多学科的综合治疗，在出现肿瘤所致的恶性肠梗阻时，除手术外还可以选择自膨胀金属支架置入临时或短期解决梗阻问题，如患者一般状况许可，后续也会接受全身化疗，在化疗基础上配合靶向药物治疗可提高治疗的有效率，增加肿瘤的缩小，防止再梗阻，并改善患者的生活质量。靶向药物方面目前尚没有专门针对恶性肠梗阻的靶向药物，但针对恶性肠梗阻的治疗指南中提及了靶向药物。靶向药物在恶性肠梗阻中的应用主要针对于结肠内或结肠外肿瘤性因素所致的肠梗阻，对动力性或粘连性肠梗阻等并不适用。也就是说目前的靶向药物主要针对于引起肠梗阻的原发肿瘤，例如，针对肠癌的贝伐单抗、西妥昔单抗、帕尼单抗、阿柏西普及瑞格非尼，针对胃癌的曲妥珠单抗、针对卵巢上皮性肿瘤的贝伐单抗及针对肝癌的索拉非尼等。新型抗肿瘤免疫药物PD-1/PD-L1单抗无器官选择性，针对微卫星高度不稳定（high-level microsatellite instability，MSI-H）的恶性肿瘤效果更佳，但在恶性肠梗阻情况下应用PD-1/PD-L1单抗的安全性没有临床研究结果可以参考。在晚期胃癌、肠癌、卵巢癌等恶性肿瘤中，靶向药物单独或联合化疗获得了阳性的结果，可提高治疗的有效率、在不同程度上延长患者生存，但在合并肠梗阻的特殊情况下，这些药物应更慎重，特别是抗血管生成药物。针对常用的靶向药物及其临床研究结果进行如下简单介绍。

1.抗血管生成药物 抗血管生成是通过作用于血管及血管内皮细胞，从而抑制血管内皮细胞的有丝分裂、减少新生血管的生成阻断肿瘤细胞生长所需的血液、氧气和其他营养供应，从而发挥抗肿瘤作用。目前常用的抗血管生成的药物有贝伐单抗、阿柏西普、帕尼单抗、索拉非尼等，其中贝伐单抗是应用最广泛的抗血管生成药物，也是研究最多的药物，包括在肠梗阻等特殊情况下应用的安全性也有报道。在肠梗阻支架置入后是否可应用抗血管生成药物尚有争议，但目前的一些回顾性研究及Meta分析结果提示该情况下联合应用贝伐单抗将增加胃肠道穿孔风险，因此，欧洲胃肠内镜学会（European Society of Gastrointestinal Endoscopy，ESGE））在2014年发表的指南中强调，强烈不推荐正在接受或即将接受贝伐单抗治疗的患者给予自扩张金属支架（self-expandable metallic stent，SEMS）支架置入治疗。另外指出，尽管没有证据，由贝伐单抗可增加支架置入后的穿孔风险可以推断出，作用机制相同的新的抗血管生成药物阿柏西普及瑞格非尼也将增加穿孔风险。因此，该指南的主要推荐中指出：自膨胀金属支架首推荐与恶性肠梗阻的姑息性治疗（强烈推荐，高级别证据），除了正在接受或考虑接受抗血管生成药物如贝伐单抗治疗的患者（强烈推荐，低级别证据）。同年，法国消化内镜学会内镜和肿瘤委员会在2014年发表的指南也给出了相同的推荐。

贝伐单抗（bevacizumab，商品名：Avastin、阿瓦斯汀、安维汀）是抗血管生成药物的典型代表，是重组的人源化单克隆抗体，可与竞争性结合VEGF受体，其功能主要是与内源性血管内皮生长因子（vascularendotheliialgrowthfactor，VEGF）结合，防止其激活血管内皮生长因子受体VEGFR-1和VEGFR-2。贝伐单抗除可以抑制血管生成之外，此外，还可以促进异常纤曲的肿瘤血管向正常方向发展，重建肿瘤血管网，从而使肿瘤内部血管更通畅、血供更丰富，有利于抗肿瘤药物进入肿瘤发挥抗肿瘤作用。贝伐单抗半衰期长约20天。不直接针对肿瘤细胞，故不受细胞毒性药物耐药性干扰。2004年2月26日获得FDA的批准，是美国第一个获得批准上市的抑制肿瘤血管生成的药物。2010年5月在中国成功上市。目前，FDA已批准贝伐单抗用于转移性结直肠癌、转移性乳腺癌、晚期非小细胞肺癌、转移性肾细胞癌的一线治疗，其中，最容易发生腹腔转移导致肠梗阻的是结直肠癌。

（1）结直肠癌：贝伐单抗在晚期结直肠癌一线、二线及维持治疗中均占有一定的作用。在晚期转移性结直肠癌一线治疗中，贝伐单抗与FOLFOX、XELOX、FOLFIRI或FOLFOXIRI方案联合应用可将客观有效率（objective response rate，ORR）提高10%左右，并延长PFS和OS。结直肠原发肿瘤及腹腔转移肿瘤的明显缩小有助于肠梗阻的缓解，但贝伐单抗的主要不良反应是高血压、蛋白尿及出血，也有穿孔的不良反应，在发生肠梗阻特别是支架置入后肠穿孔的发生率明显升高。以下是目前的几个大的Ⅲ期临床研究中贝伐单抗的有效率及安全性情况，在没有明显肠梗阻的情况下，联合贝伐单抗化疗时穿孔的病例数略有增加，在贝伐单抗一线化疗时，AVF2107g研究发现贝伐单抗的加入使IFL方案化疗的有效率由34.8%升高到44.8%，无病生存期由6.2个月延长到10.6个月，总生存期由15.6个月延长到20.3个月。贝伐单抗联合IFL化疗组的402例患者中有6例（1.5%）发生了胃肠道穿孔，而在397例IFL方案化疗组中未见肠穿孔病例。NO 16966研究发现在贝伐单抗联合FOLFOX/XELOX方案化疗的694例患者中，4例（＜1%）患者出现了胃肠道穿孔，675例单纯化疗组有2例患者出现肠穿孔。贝伐单抗二线化疗也可提高治疗有效率，延长PFS和OS，但肠穿孔的有效率也升高，E3200研究发现，贝伐单抗单药或联合FOLFOX4二线治疗时也可提高化疗有效率，并提高PFS和OS，贝伐单抗联合FOLFOX4组、FOLFOX4组和贝伐单抗组的有效率分别为22.7%、8.6%和3.3%，PFS分别为7.3个月、4.7个月和2.7个月，总生存分别为12.9个月、10.8个月和10.2个月。不良反应的观察发现，在291例FOLFOX4方案化疗组中未见肠穿孔，在286例贝伐单抗联合FOLFOX4化疗组和243例贝伐单抗化疗组分别出现了3例肠穿孔。但该研究中，贝伐单抗的应用剂量为10mg/kg体重，高于目前推荐的标准剂量。

由于贝伐单抗本身有胃肠道穿孔、伤口愈合延迟及出血等不良反应，因此，在伴有肠梗阻或不全性肠梗阻的结直肠癌患者应用贝伐单抗时一定要慎重，已在用药的患者如出现急性完全性肠梗阻需要手术时将增加出血风险。在已行自扩张金属支架（self-expandable metallic stent，SEMS）置入后，应用贝伐单抗化疗可能增加穿孔的风险，是支架相关肠穿孔的不良预后因素之一。目前多为回顾性和Meta分析的结果可供参考。Cennamo V等通过对28例放置自膨胀金属支架的结肠癌的观察发现，放置支架后给予贝伐单抗联合XELOX化疗的2例患者分别在第1周期和第4周期化疗时出现肠穿孔，但在XELOX联合帕尼单抗方案化疗的2例患者未发现肠穿孔。Di Mitri R等回顾性分析了201例不能根治性手术的恶性肠梗阻性支架置入的患者，结果发现12（6.0%）例患者发生了穿孔，其中8例应用贝伐单抗的患者有4例（50%）发生了肠穿孔，而未接受贝伐单抗或单纯化疗患者的肠穿孔率为2.5%，风险增加19.6倍。由于该研究为回顾性研究，且应用贝伐单抗的患者人数较少，肠穿孔的发生率可能高估。美国单中心回顾性研究收集了1999—2008年近10年的放置自膨胀金属支架的恶性肠梗阻患者的长期不良反应及危险因素，共收集了168例患者，其中收集了贝伐单抗相关的安全性，结果发现在支架置入前应用贝伐单抗的6例患者均未发生并发症，在支架置入后应用贝伐单抗的23例姑息性治疗的患者中，有8例（34.8%）出现并发症，其中有4/23例（17.4%）出现肠穿孔，明显高于未使用贝伐单抗的11/145例（7.6%），肠穿孔发生的中位时间为21天。这也提示放置自膨胀金属支架后应用贝伐单抗后不良反应发生率增加，但在应用支架前使用的贝伐单抗的安全性因病例数太少尚不能判断肯定安全，因此也需要慎重。

Amal Imbulgoda 等在2015年发表了回顾性研究结果，收集了10余年共87例放置自膨胀金属支架的结直肠癌恶性肠梗阻患者的信息，结果发现未做化疗患者中4/30例（13%）发生肠穿孔，单纯化疗组3/47（6%）、联合贝伐单抗化疗组2/10例（20%）患者发生肠穿孔，这2例患者接受的贝伐单抗联合FOLFIRI方案化疗。针对支架置入后穿孔危险因素的Meta分析发现接受贝伐单抗治疗较没有贝伐单抗时增加穿孔风险，分别为12.5%和9.0%，支架置入后不联合贝伐单抗的化疗患者穿孔发生率为7.0%。2014年van Halsema EE等通过4086例结直肠支架置入患者的Meta分析发现，肠穿孔发生率为7.4%，单纯化疗组肠穿孔发生率为7.0%，并不增加肠穿孔的发生，而贝伐单抗为基础的治疗是肠穿孔的危险因素，肠穿孔发生率为12.5%。

（2）卵巢癌：2011年新英格兰杂志刊登了2篇超过1000例的关于贝伐单抗联合化疗的Ⅲ期临床研究结果。ICON7研究共入组1528例患者，结果发现贝伐单抗（7.5mg/kg，每3周重复1次）联合紫杉醇＋卡铂方案卵巢癌可提高PFS，联合贝伐单抗后有效率可由标准化疗的48%提高到67%，在745例联合贝伐单抗化疗的患者中，出血、胃肠道穿孔（10/745例）及高血压、蛋白尿的比例高于单纯化疗组。入组1873例患者发现贝伐单抗（15mg/kg，每3周重复1次）联合化疗可延长PFS。贝伐单抗的主要不良反应是高血压，明显高于安慰剂组。目前也有贝伐单抗联合化疗二线治疗卵巢癌的研究，提示贝伐单抗二线治疗也可以提高治疗有效率。Van Cutsem E 等观察了铂类耐药的复发卵巢癌患者应用贝伐单抗（10mg/kg，每2周重复1次或15mg/kg，每3周重复1次）联合多柔比星脂质体＋周方案紫杉醇或者拓扑替康化疗，结果发现联合贝伐单抗后ORR可由11.8%提高到27.3%，并将PFS由3.4个月延长到6.7个月。贝伐单抗组更多见高血压及蛋白尿，2.2%患者发生胃肠道穿孔。

因此，在卵巢癌所致的恶性肠梗阻时，特别是行自膨胀金属支架置入后，贝伐单抗虽可以提高治疗有效率，促进肿瘤缩小，但仍存在增加穿孔发生的风险，目前尚无指南对此进行推荐，建议在这种情况下慎重评估和慎用。

2.西妥昔单抗（cetuximab，商品名Erbitux，爱必妥）　西妥昔单是一种嵌合（鼠/人）单克隆抗体，最初被用于三线单药治疗以奥沙利铂或伊立替康治疗失败或不能耐受伊立替康的转移性结直肠癌中，后开始用于 RAS 基因无突变的晚期结直肠癌的一、二线化疗中，因此在应用该药之前需要进行基因突变的检测。目前的Ⅲ期临床研究结果提示，西妥昔单抗联合化疗也可提高有效率，增加肿瘤完全缓解和部分缓解的比例，且耐受性较好，主要不良反应为痤疮样皮疹，在无明显肠梗阻的晚期结直肠癌患者中并不增加肠穿孔的发生率，目前尚没有西妥昔单抗在恶性肠梗阻患者支架置入后应用的大规模临床试验结果，参照晚期结直肠癌临床试验结果及目前指南鉴于西妥昔单抗联合化疗对有效率的提升较明显，有助于争取肿瘤缩小和肠梗阻的缓解。

3.帕尼单抗（panitumumab，商品名：Vectibix，维克替比）　帕尼单抗是第一个完全人源化单克隆抗体，其靶向作用于表皮生长因子受体（EGFR），2005年7月，Panitumumab获得FDA快速通道审批资格。纳入1183例患者的PRIME研究发现KRAS野生型转移性结直肠癌患者应用FOLFOX4联合帕尼单抗较FOLFOX4方案可延长PFS，中位生存虽延长了4.2个月，但未达到统计学差异。对结直肠癌来说，帕尼单抗也是选择之一。

4.曲妥珠单抗（trastuzumab，商品名：Herceptin，赫赛汀） 曲妥珠单抗是抗Her-2的单克隆抗体，通过附着在Her-2上来阻止人体表皮生长因子在Her-2上的附着，从而阻断癌细胞的生长，赫赛汀还可以刺激身体自身的免疫细胞去摧毁癌细胞。临床上目前主要用于Her-2过度表达的转移性乳腺癌和晚期胃癌。ToGA研究中曲妥珠单抗联合顺铂＋氟尿嘧啶类（氟尿嘧啶或卡培他滨）方案化疗将有效率由化疗的35%提高到47%，并延长了PFS和OS，使HER-2阳性的晚期胃癌生存期超过1年。因此，对于胃癌腹盆腔转移肿瘤压迫所致恶性肠梗阻时，曲妥珠单抗也是可考虑的药物，当出现肠梗阻给予自膨胀金属支架置入后的安全性需更多临床研究证实。

恶性肠梗阻常需要紧急处理，如急诊手术或行自膨胀金属支架等，紧急处理后如患者一般情况允许可继续进行全身化疗，或联合应用靶向药物治疗。靶向药物治疗可提高治疗的有效率，增加肿瘤的缩小，防止再梗阻，但由于靶向药物本身的作用机制等问题，也可能增加手术及支架置入后并发症的风险，特别是抗血管生成药物，目前多为回顾性研究及Meta分析结果，提示可能增加穿孔的发生，因此，在支架置入的患者尤其要慎用抗血管生成药物，其他不同作用机制的靶向药物由于证据有限，需要更多临床试验结果支持，在肠梗阻的特殊条件下才可以更安全地应用。

（葛少华　巴　一）

参 考 文 献

1. van Hooft JE，van Halsema EE，Vanbiervliet G，et al. Self-expandable metal stents for obstructing colonic and extracolonic cancer：European Society of Gastrointestinal Endoscopy（ESGE）Clinical Guideline. Endoscopy，2014，46（11）：990-1053.

2. Sudarski S，Haubenreisser H，C Dösch，et al. Place of colorectal stents in therapeutic management of malignant large bowel obstructions. Endoscopy，2014，46（6）：546-552.

3. Mortimer J，Zonder HB，Pal SK. Lessons learned from the bevacizumab experience. Cancer Control，2012，19（4）：309-316.

4. Saltz LB，Clarke S，Diaz-Rubio E，et al. Bevacizumab in combination with oxaliplatin-based chemotherapy as first-line therapy in metastatic colorectal cancer：a randomized phase III study. J Clin Oncol，2008，26（12）：2013-2019.

5. Hurwitz H，Fehrenbacher L，Novotny W，et al. Bevacizumab plus irinotecan，fluorouracil，and leucovorin for metastatic colorectal cancer. N Engl J Med，2004，350（23）：2335-2342.

6. Loupakis F，Cremolini C，Masi G，et al. Initial therapy with FOLFOXIRI and bevacizumab for metastatic colorectal cancer. N Engl J Med，2014，371（17）：1609-1618.

7. Giantonio BJ，Catalano PJ，Meropol NJ，et al. 3rd：Bevacizumab in combination with oxaliplatin，fluorouracil，and leucovorin（FOLFOX4）for previously treated metastatic colorectal cancer：results from the Eastern Cooperative Oncology Group Study E3200. J Clin Oncol，2007，25（12）：1539-1544.

8. Small AJ，Coelho-Prabhu N，Baron TH. Endoscopic placement of self-expandable metal stents for malignant colonic obstruction：long-term outcomes and complication factors. Gastrointest Endosc，2010，71（3）：560-572.

9. Cennamo V，Fuccio L，Mutri V，et al. Does stent placement for advanced colon cancer increase the

risk of perforation during bevacizumab-based therapy?Clin Gastroenterol Hepatol, 2009, 7（11）: 1174-1176.

10. Di Mitri R, Mocciaro F, Traina M, et al. Self-expandable metal stents for malignant colonic obstruction: data from a retrospective regional SIED-AIGO study. Dig Liver Dis, 2014, 46（3）: 279-282.

11. Imbulgoda A, MacLean A, Heine J, et al. Colonic perforation with intraluminal stents and bevacizumab in advanced colorectal cancer: retrospective case series and literature review. Can J Surg, 2015, 58（3）: 167-171.

12. van Halsema EE, van Hooft JE, Small AJ, et al. Perforation in colorectal stenting: a meta-analysis and a search for risk factors. Gastrointest Endosc, 2014, 79（6）: 970-982 e7.

13. Perren TJ, Swart AM, Pfisterer J, et al. A phase 3 trial of bevacizumab in ovarian cancer. N Engl J Med, 2011, 365（26）: 2484-2496.

14. Burger RA, Brady MF, Bookman MA, et al. Incorporation of bevacizumab in the primary treatment of ovarian cancer. N Engl J Med, 2011, 365（26）: 2473-2483.

15. Pujade-Lauraine E, Hilpert F, Weber B, et al. Bevacizumab combined with chemotherapy for platinum-resistant recurrent ovarian cancer: The AURELIA open-label randomized phase III trial. J Clin Oncol, 2014, 32（13）: 1302-1308.

16. Van Cutsem E, Kohne CH, Hitre E, et al. Cetuximab and chemotherapy as initial treatment for metastatic colorectal cancer. N Engl J Med, 2009, 360（14）: 1408-1417.

17. Bokemeyer C, Bondarenko I, Hartmann JT, et al. Efficacy according to biomarker status of cetuximab plus FOLFOX-4 as first-line treatment for metastatic colorectal cancer: the OPUS study. Ann Oncol, 2011, 22（7）: 1535-1546.

18. Bang YJ, Van Cutsem E, Feyereislova A, et al. Trastuzumab in combination with chemotherapy versus chemotherapy alone for treatment of HER2-positive advanced gastric or gastro-oesophageal junction cancer（ToGA）: a phase 3, open-label, randomised controlled trial. Lancet, 2010, 376（9742）: 687-697.

三、序贯化疗

由于恶性肠梗阻的患者往往同时合并其他并发症，身体状况比较差，多数已不太适合做积极的全身化疗，尤其是多次化疗失败的患者，或对化疗不敏感的肿瘤患者。但对一些初次诊治的合并恶性肠梗阻肿瘤患者，尤其是不全肠梗阻的患者，经积极通便治疗后肠梗阻暂时得到缓解的患者，应抓住时机给予适当的化学治疗，积极控制肿瘤的发展，可有效缓解恶性肠梗阻。而对一些对化疗比较敏感的恶性肿瘤并发的肠梗阻，如卵巢癌并发肠梗阻、小肠淋巴瘤并发的恶性肠梗阻，也可以考虑给予系统的化学治疗，减少肿瘤对肠道的压迫，从而缓解恶性肠梗阻。但是，恶性肠梗阻本身肠道生理病理与没有合并肠梗阻的患者有很大的不同，这类患者本身出现治疗的不良并发症的概率会大大增加，治疗期间应积极观察，积极治疗，以减少并发症带来的严重后果。本文将就引起恶性肠梗阻最常见的恶性肿瘤如结直肠癌、胃癌、卵巢癌的诱导化疗分别进行阐述。

1.晚期结直肠癌并发恶性肠梗阻的序贯化疗　结直肠癌是最常见的消化道恶性肿瘤之一，其发病率与死亡率在消化道恶性肿瘤中仅次于胃癌、食管癌及原发性肝癌。由于早期缺乏特异性症状，多数确诊时已属于中晚期。由于结直肠癌生长于肠腔，部分患者因为急性肠梗阻就诊。这些患者可经过外科手术根治性切除，或姑息造瘘后联合全身的化疗，可使部分患者长期得到生存。

然而，结直肠癌术后复发率较高，其中一些患者出现腹腔种植性转移，导致小肠粘连并发肠梗阻。这些患者中只有少部分只存在局部的转移，给药支架治疗或肠梗阻导管治疗后可缓解肠梗阻症状，大部分患者是小肠多发的粘连梗阻，无法进行局部治疗，预后往往较差。一旦确诊，首先给予积极的营养支持治疗，同时减轻腹腔胃肠张力。合并腹水的患者，可置管给予充分的引流腹水，同时给予积极胃肠减压，必要时给予生长抑素类药物，以减少胃肠道分泌物。在排除存在绞窄性肠梗阻情况下，对于初治的患者可给予序惯性化疗。因为伊立替康不适合在肠梗阻的患者使用，因此，化疗方案只能选用以5-FU、LV、L-OHP组成的FOLFOX方案。对于身体状况较差的患者，给予方案上可选择序贯给药的方法，先给予毒性较低的5-FU及LV，序贯给予L-OHP。对于左半肠癌患者，若检测KRAS、NRAS为野生型，可考虑化疗联合靶向EGFR的西妥昔单抗，或帕尼单抗治疗。因肠梗阻患者肠道张力较大，使用抗血管类药物，会增加肠穿孔的风险，故不建议联合使用贝伐株单抗治疗。若患者行分子病理诊断为微卫星高度不稳定型（MSI-H/dMMR）时，因这些患者对免疫治疗有良好的反应，还可给予PD-1抑制剂治疗。

2.晚期胃癌并发恶性肠梗阻的序贯化疗　在全球范围内，胃癌是最常见的第5种恶性肿瘤，也是导致癌性相关死亡的第三大原因。胃癌中贲门癌近年来发病率有持续升高趋势，而非贲门胃癌的发病具有明显的地理位置特征，在日本、韩国、中国以及东南亚地区和部分东欧国家的发病率明显高于其他地区。多数胃癌患者确诊时已属于中晚期，腹膜转移是仅次于淋巴结转移的部位。肿瘤的生长自身发展会引起上消化道梗阻，如贲门部肿瘤会引起贲门梗阻，胃窦部肿瘤引起幽门梗阻。在一些晚期胃癌患者发生腹膜转移较为常见，部分患者会因为腹膜肿瘤的生长导致肠道粘连，引起不完全性肠梗阻，甚至完全性肠梗阻。

对于合并消化道梗阻的患者首要的目的是尽快恢复消化道的进食功能，同时应评估患者的营养状况，给予积极的肠内或肠外营养支持，避免长期摄入不足导致的营养不良及内环境的紊乱，为后续的全身化疗建立基础。治疗方法因充分评估疾病本身的特征，给予个体化的诊疗措施。如伴随贲门或幽门梗阻的患者，可首选考虑在胃镜、介入给予支架置入、或营养管置入，以及局部的放射治疗等。这些方法安全、可靠，对患者创伤较小，患者耐受性较高。部分幽门梗阻的患者经过多学科讨论后也可选择胃空肠造瘘或空肠造瘘建立营养通路。对部分合并腹水的患者，可根据情况行置管引流，可减少腹水对胃肠道的压迫。

胃癌合并消化道梗阻的治疗因根据患者的身体状况及疾病特征制订个体化的治疗方案。患者仅合并贲门或幽门部位梗阻，经置入支架、营养管，或经过胃空肠吻合术后，患者的消化道梗阻已经消除，可经过积极的营养支持治疗后，再次评估患者的营养状况，若患者营养不良已经改善，可给予联合化疗。化疗方案应根据治疗目的有所不同，经过多学科评估后若患者可以或经过化疗后可以行R0切除的局部晚期胃癌患者，可以给予术前化疗，或序惯性化疗与化、放疗。几项临床研究显示术前序惯性化疗后给予同步化放疗，能使局部晚期的可切除胃癌的病理缓解率。美国MD Adeson肿瘤中心的Ajani教授2006年报道了RTOG9904的研究结果，该研究方案为5-FU、LV及DDP

2周前诱导化疗后再序惯性给予5-FU与PTX方案的同步放化疗。结果显示43例可评价患者中，26%的患者达到病理学完全缓解，77%的患者完成了R0切除。在另外一项以CPT-11与DDP方案诱导化疗后，序惯性给予同方案的同期放化疗后R0切除率也达到了65%。这些研究说明在患者身体状况允许下，序惯性的化疗及放疗，可有效减轻局部肿瘤的压迫，对缓解消化道梗阻也起到实质性作用。

然而，上述研究所用的化疗方案毒性较大，对于那些腹膜广泛转移的患者，肠道存在多阶段粘连梗阻的患者，尤其是体质较弱的患者的化疗要慎重。这些患者由于已属于肿瘤晚期，理论上已经无法治愈，预后往往较差，治疗首选减轻腹腔胃肠张力。合并腹水的患者，可置管给予充分的引流腹水，同时给予积极胃肠减压，必要时给予生长抑素类药物，以减少胃肠道分泌物。在排除存在绞窄性肠梗阻情况下，对于初治的患者可给予序贯性化疗，化疗方案以毒副作用较轻的5-FU、LV与L-OHP为主，化疗期间尽量避免使用5-羟色胺抑制剂类止吐药物。总之这部分患者预后不佳，化疗不宜过于积极，若2～3周期依然无效，以对症支持治疗为主，不建议继续给予全身化疗，避免患者承受过度不必要的化疗。若患者行分子病理诊断为微卫星高度不稳定型（MSI-H）时，因这些患者对免疫治疗有良好的反应，还可给予PD-1抑制剂治疗。

3. 晚期卵巢癌并发恶性肠梗阻的序贯性化疗　卵巢癌是常见的妇科恶性肿瘤之一，死亡率高居妇科恶性肿瘤首位，是严重威胁妇女健康的最大疾患。由于卵巢癌早期缺乏特异性症状，多数患者就诊时已属于晚期。卵巢癌也是易并发肠梗阻的恶性肿瘤，据报道5.5%～51%的恶性肠梗阻患者原发肿瘤是卵巢来源的恶性肿瘤。对于没有合并肠梗阻的卵巢癌患者治疗是外科手术联合全身或腹腔内化疗的治疗模式。对于合并肠梗阻的卵巢癌患者个体间病情差异较大，目前很少开展有针对性临床研究，且已开展的临床研究也往往把肠梗阻患者排除在外。且多数合并肠梗阻的卵巢癌患者往往都经历过多次化疗后进展，本身对化疗的敏感性降低，预后也较差。

卵巢癌合并恶性肠梗阻的患者，小肠多部位梗阻常见，大多都是腹膜腹腔转移所致，局部治疗机会极少。一旦确诊卵巢癌合并肠梗阻，治疗首选减轻腹腔胃肠张力，并给予积极的肠外营养支持治疗。合并腹水的患者，可置管给予充分的引流腹水，同时给予积极胃肠减压，必要时给予生长抑素类药物。在排除存在绞榨性肠梗阻情况下，对于初治的患者可给予序贯性化疗。根据有限的回顾性资料报告，相对单纯营养支持治疗，化疗联合营养支持治疗的患者生存期明显延长。化疗的目的是缩减肿瘤本身，因此，在治疗前要充分考虑预期的反应。对于那些已经多线治疗失败的患者尤其要慎重。化疗方案包括给予以铂类为基础的化疗，或序惯性再给予紫杉醇或吉西他滨等化疗药物。化疗方案的选择要充分考虑患者的耐受性，以及既往治疗方案。给药方案可根据患者的全身状况给予适当剂量，建议以每周给药的方案可能会更好。化疗期间尽早评价疗效，无效时及时调整化疗方案，或终止化疗。若患者行分子病理诊断为微卫星高度不稳定型（MSI-H/dMMR）时，因这些患者对免疫治疗有良好的反应，还可给予PD-1抑制剂治疗。

对于其他原发部位的恶性肿瘤并发的肠梗阻，如少部分晚期乳腺癌及肺癌等会出现腹腔转移引起患者恶性肠梗阻。应根据患者的自身状况，以及既往原发肿瘤治疗情况，制订合适的治疗方案。

总之，恶性肿瘤合并肠梗阻预后较差，目前开展针对性的全身化疗的临床研究极少，还缺少高级别的循证医学证据支持，在临床上要慎重使用。尤其是那些经过多程化疗后进展的患者，往往已经对化疗敏感性降低，这时即使给予足量的化疗，所以想通过化疗缓解恶性肠梗阻的概率较小。而这些患者往往营养状况较差，全身各个脏器功能存在不同程度的损伤，可能会加剧化疗的不良反应，反而容易给患者带来风险。

（李鸿立　巴　一）

参 考 文 献

1. Siegel RL，Miller KD，Jemal A. Cancer statistics，2018. CA Cancer J Clin，2018，68：7-30.

2. Franke AJ，Iqbal A，Starr JS，et al. Management of Malignant bowel obstruction associated with GI cancer. J Oncol Practice，2017，13（7）：426-434.

3. Lee YC，Jivraj N，O'Brien C，et al. Malignant bowel obstruction in advanced gynecologic cancers：an updated review from a multidisciplinary perspective. Obstet Gynecol Int，2018：1867238.

4. Chouhan J，Gupta R，Ensor J，et al. Retrospective analysis of systemic chemotherapy and total parenteral nutrition for the treatment of malignant small bowel obstruction. Cancer Med，2016，5（2）：239-247.

5. Le DT，Uram JN，Wang H，et al. PD-1 blockade in tumors with mismatch-repair deficiency. N. Engl. J. Med，2015，372：2509-2520.

6. Ajani JA，Winter K，Okawara GS，et al. Phase II trial of preoperative chemoradiation in patients with localized gastric adenocarcinoma（RTOG 9904）：quality of combined modality therapy and pathologic response. J Clin Oncol，2006，24：3953-3958.

7. Rivera F，Galan M，Tabemero J，et al. Phase II trial of preoperative irinotecan-cisplatin followed by concurrent irinotecan-cisplatin and radiotherapy for resectable locally advanced gastric and esophagogastric junction adenocarcinoma. Int J Radiat Oncol Biol Phys，2009，75：1430-1436.

8. Yang S，Li S，Yu H，et al. Metronomic chemotherapy with 5-fluorouracil and cisplatin for inoperable malignant bowel obstruction because of peritoneal dissemination from gastric cancer. Curr. Oncol，2016，23：248-252.

9. Franko J，Shi Q，Meyers JP，et al. Prognosis of patients with peritoneal metastatic colorectal cancer given systemic therapy：an analysis of individual patient data from prospective randomized trials from the analysis and research in cancer of the digestive system（ARCAD）database. Lancet Oncol，2016，17：1709-1719.

10. Klaver YL，Leenders BJ，Creemers GJ，et al. Addition of biological therapies to palliative chemotherapy prolongs survival in patients with peritoneal carcinomatosis of colorectal origin. Am J Clin Oncol，2013，36：157-161.

11. Baratti D，Kusamura S，Pietrantonio F，et al. Progress in treatment for colorectal cancer peritoneal metastases during the years 2010-2015. A systematic review. Crit Rev Oncol Hematol，2016，100：209-222.

第11章

恶性肠梗阻的介入治疗

一、肠梗阻减压导管置入

肠道梗阻后，胃肠道蠕动受限，肠屏障功能下降，肠管扩张易发生穿孔、绞窄或菌群移位失调，并导致诸多复杂、凶险的临床症状。胃肠减压是恶性肠梗阻非手术治疗的一个主要的措施，如果梗阻部位较高，肠道内积存的内容物就会反流至胃内，可以经胃肠减压管吸出；如果梗阻部位较低，由于普通的胃肠减压管长度较短，对于远端肠管内的潴留物不能直接进行吸引，从而不能完全解除肠梗阻症状。而肠梗阻导管可以置入远端肠管，迅速缓解腹腔压力，改善肠壁血液循环效果明显，防止肠壁坏死、穿孔，还可配合肠内营养，改善肠壁组织灌注，恢复肠道生理。

（一）适应证和禁忌证

1.适应证

（1）恶性肠梗阻术后早期的肠梗阻或粘连性肠梗阻。

（2）晚期肿瘤性梗阻患者应用肠梗阻导管进行肠道减压、肠内营养、药物灌注治疗等。

（3）经肛型肠梗阻导管最适合于左侧大肠癌性梗阻。

（4）改善肠梗阻的术前症状。

2.禁忌证

（1）绞窄性肠梗阻是肠梗阻导管置入的绝对禁忌。

（2）经肛门型肠梗阻导管不适合完全性梗阻患者。

（3）肠梗阻导管需要肠道蠕动带动导管下行，因此肠蠕动减慢或消失的患者为相对禁忌。

（4）食管、胃底重度静脉曲张出血期。

（5）消化道穿孔患者。

（6）全身状况极差或伴严重器官功能不全者慎行肠梗阻导管。

（二）术前准备

1.详细了解患者病史，完善血常规、生化、心电图等相关检查。

2.行腹部立位平片、消化道造影或内镜检查明确肠梗阻的部位、程度、长度、性质，有无合并瘘，并了解是否具有多段梗阻。行电子计算机断层扫描（computed tomography，CT）、磁共振成像（magnetic resonance maging，MRI）检查有助于了解肿瘤与梗阻段肠管的关系、浸润程度及转移情况，为肿瘤的临床分期和治疗提供依据。

3.向患者及其家属交代病情及手术相关事宜，签署知情同意书。

4.术前禁食水不能少于4小时，留置胃管进行胃肠减压；直肠、结肠梗阻者，术前要做清洁灌肠。

5.术前口腔、去掉义齿，必要时肌内注射地西泮10mg，术前10分钟肌内注射山莨菪碱10mg以抑制胃肠运动。

6.准备相关药品及操作器材（普通导丝、交换导丝、导管、Guiding导管、肠梗阻导管、造影剂、吸引器）。

(三)操作方法

1.经鼻肠梗阻导管置入　患者去枕平卧，头尽量后仰并偏向右侧30°～45°，应用利多卡因进行鼻腔与口咽部局部麻醉。导丝插入导管中，在透视下二者配合依次通过鼻、咽、食管、胃、十二指肠插入上段空肠，保留导管退出导丝，造影确认病变并显示邻近解剖结构和空间关系，交换引入硬交换导丝，置入肠梗阻导管，在透视下将导管内导丝抽回5cm，再将肠梗阻导管向前推送5cm，反复操作，至肠梗阻导管进入空肠50cm远侧，决定留置位置后，拔出导丝，向前端气囊内注入10～15ml无菌蒸馏水，向胃内适度推送导管，导管外端不固定，于吸引口接负压吸引装置。

2.经肛肠梗阻导管置入　患者左侧卧位，X线透视下经肛置入导丝和导管，受阻时经导管注入造影剂，观察肠道走行及梗阻部位，调整导管方向，使导丝缓慢通过梗阻段，跟进单弯导管，退出导丝，经单弯导管注入造影剂，显示梗阻近段结肠，引入导丝，退出单弯导管，沿导丝引入扩张管，通过梗阻部位，停留数分钟，然后退出扩张管，沿导丝置入肠梗阻导管，完全通过梗阻部位，使其前端达扩张结肠。向肠梗阻导管水囊注射阀注入灭菌蒸馏水，使水囊充满，防止导管脱出，固定肠梗阻导管，于吸引口接负压吸引装置。

（四）术后处理及注意事项

1.肠梗阻导管前端气囊扩张后，可随肠蠕动的推进力使肠梗阻导管不断前进，直至梗阻端上方，进行直接、高效地吸引，完成肠内减压，减轻肠壁水肿。肠梗阻导管的前端如果没有到达梗阻部位，将导管留置后，在鼻腔外预留10～20cm的松缓弯曲长度，将导管固定在脸颊部，导管由于肠蠕动向深处前行，当面颊部松缓弯曲消失时，再次做10～20cm的松缓弯曲，将导管重新固定，随时观察导管刻度，了解进管长度，根据病情可透视观察导管运行位置以及肠管减压效果。若导管停滞，仍有未充分减压肠段，可应用导丝配合在透视下使导管沿导丝前行，反复调整导丝、导管，直至导管前端抵达梗阻部位停止行进。

2.置管后要定期冲洗管腔，排液流出不好时，可注入适量的生理盐水冲洗，以确认导管是否被堵塞，如果发生堵塞，用温水洗净内腔。

3.负压吸引期间，记录冲洗量和吸引量，计算引流量。要注意过度的负压吸引容易造成肠黏膜被吸引到导管侧孔上，产生肠套叠、出血的可能。

4. 在肠梗阻期间要禁食，置管后24～48小时，如果患者腹痛、腹胀症状明显缓解，透视下肠内气体消失，72小时后可以进食少量流质饮食并逐渐加量，同时口服肠道抗生素。置管5～6天后基本可以停止静脉输液，恢复全肠内营养。

5. 拔管时先口服液状石蜡，抽净前端水囊，然后缓慢、匀速向外牵拉，不宜强行牵拉，防止因吸附肠黏膜引起肠套叠。如果怀疑黏膜被吸附到侧孔上的时候可反向注入少量空气解除吸附。

6. 如果患者腹痛、腹胀等症状无明显缓解，梗阻扩张肠管无显著改善，导管停止不前，肠道引流量增多，影像学检查出现肠管绞窄、腹盆腔积液或肠壁水肿样增厚等，应紧急行手术治疗。

（五）并发症

1. 胃肠道损伤出血　操作过程中导管、导丝损伤黏膜可以发生出血，出血量少时不需要治疗即可自行停止，个别患者可出现大出血，需积极进行治疗。

2. 胃肠道穿孔　肠梗阻会引起肠管肿胀、使肠壁变的非常脆弱，容易受到损伤，穿孔多数是由导丝造成的，因此操作的整个过程中动作应轻柔，在X线监视下完成整个操作过程是避免肠穿孔的有效手段。一旦发生穿孔部分患者可以自愈，如果出现腹膜炎等症状，应紧急行手术治疗。

3. 误吸性肺炎　如果导管插入时患者发生呕吐，可因误吸呕吐物造成的肺部炎症，严重时甚至可引起窒息。因此术前应进行充分的胃肠减压，如果出现呕吐立即进行吸引，将头侧位等措施可防止误吸发生。

4. 肠管短缩　固定肠梗阻导管使其无法进一步前行或导管全部进入体内仅余末端吸口时，导管球囊仍然保持膨胀状态，可能引发此并发症。球囊在膨胀状态下，由于肠蠕动使导管被带入肠管更深处，但导管已被固定长度无法改变，肠管会变成蛇腹状被短缩。如果不处理，小肠的浆膜之间会粘连可能导致小肠功能化短缩，进而导致肠重叠的发生。因此，导管到达梗阻部位时要注意收缩球囊，可预防此并发症的产生。

5. 肠套叠　肠梗阻导管的刺激下肠管蠕动加剧，消除扩张的侧肠管轮状肌的痉挛性收缩，容易嵌入松弛的肛门侧肠管，从而引发肠重叠。因此，在导管被拔出前都要注意其发生的可能性。

6. 肠梗阻复发　有肠管自身的原因造成的，也有拔管过早或经口摄食过早造成的，通过谨慎考虑肠梗阻导管的拔管时机以及进食时间可防止肠梗阻复发。

7. 肠梗阻导管无法拔出　因为导管留置时间过长或肠道内弯曲过多导致与肠管间摩擦力过大引起。可在拔管前一天口服液状石蜡等肠润滑剂150～250ml，拔管前半小时从肠梗阻导管引流口处注入液状石蜡等肠润滑剂50～100ml，可使拔管更加顺利进行。

（六）疗效评价

肠梗阻导管置入后，要观察置管后患者腹痛、腹胀的缓解情况，是否恢复排气；腹围缩小的程度：每天测量腹围（平脐水平腹部的周径），以置管前为100%，置管后腹围与之对比；观察记录减压导管的液体出入量，判断引流效果；听诊判断肠道蠕动情况；通过腹部X线平片明确肠道内积气、积液变化情况。

二、肠道支架置入

胃肠道恶性梗阻的患者，无法进食、营养不良、水电解质紊乱，腹痛、腹胀、呕吐症状明显，生活质量低下。在DSA透视下放置姑息性或过渡性肠道支架可以在短时间内解除肠梗阻，一般情况下会取得较好的效果。过渡性的支架置入也为进一步手术提供了较充分的术前准备时间，从而提高了手术的成功率。

（一）适应证和禁忌证

1.适应证

（1）恶性肿瘤浸润、压迫引起的肠腔狭窄或闭塞。

（2）恶性肠梗阻外科术后肠道吻合口狭窄、闭塞。

（3）恶性肠梗阻患者外科手术前过渡期的姑息性治疗，可作为术前准备替代肠造瘘术。

（4）对于不能行手术切除或修补的肠瘘患者，可行覆膜支架封堵瘘口。

2.禁忌证

（1）绞窄性肠梗阻患者。

（2）食管-胃底重度静脉曲张出血期，重度内痔或肛周静脉曲张出血期。

（3）急性炎症、溃疡性结肠炎出血期。

（4）广泛的肠粘连并发多处肠梗阻。

（5）有严重的出血倾向或凝血功能障碍。

（6）全身状况极差或伴严重器官功能不全者。

（7）狭窄的长度最长不宜超过10cm。

（8）距离肛门较近的直肠癌。

（二）术前准备

1.详细了解患者病史，完善血常规、生化、心电图等相关检查。

2.行腹部立位X线平片、消化道造影或内镜检查明确肠梗阻的部位、程度、长度、性质，有无合并瘘，并了解是否具有多段梗阻，以初步确定采用支架的类型、长度、内径。行CT、MRI检查有助于了解肿瘤与梗阻段肠管的关系、浸润程度及转移情况，为肿瘤的临床分期和治疗提供依据。

3.向患者及其家属交代病情及手术相关事宜，签署知情同意书。

4.术前禁食水不能少于4小时，留置胃管进行胃肠减压；直肠、结肠梗阻者，术前要做清洁灌肠。

5.术前口腔、去掉义齿，必要时肌内注射地西泮10mg，术前10分钟肌内注射山莨菪碱10mg以抑制胃肠运动。

6.准备相关药品及操作器材（普通导丝、交换导丝、导管、Guiding导管、球囊导管、支架、造影剂、吸引器）。

（三）操作方法

上消化道支架置入时，患者去枕平卧，头尽量后仰并偏向右侧30°～45°，应用利多卡因进行鼻腔与口咽部局部麻醉，安置牙垫，导丝插入导管中，在透视下经口腔送入，依次通过食管、胃、十二指肠，通过狭窄段并尽可能深入空肠。结直肠支架置入时，患者采用仰卧位或左侧卧位，导丝插入导管中，在透视下经肛门送入，在两者配合下通过梗阻段进入远端结肠内。保留导管撤出导丝，造影明确梗阻段情况，对梗阻部位进行准确定位并测量梗阻段长度。交换引入硬交换导丝，如果梗阻严重，可先沿导丝送入球囊导管至狭窄段，对局部进行预扩张，需要注意的是，恶性肠梗阻患者球囊扩张时出血和穿孔的风险较大，不可用暴力扩张，球囊直径以≤25mm为宜。沿导丝送入肠道支架释放系统，使支架头端越过狭窄段远端20～30mm，直肠支架应距离肛管30mm以上，确定位置准确无误后，缓慢释放支架。注入造影剂，观察支架位置、狭窄段成形和肠道通畅情况，并摄片，可根据需要再引入球囊导管行支架内扩张。

（四）术后处理及注意事项

1.肠道支架置入后需观察2～3小时，注意生命体征，防止出血、穿孔等并发症。

2.明确梗阻已解除且观察2小时无异常即可准予进食流质，以后循序进食固体食物。

3.养成每天排大便的习惯，观察患者大便通畅度、性状、有无便血等，对于需要手术的患者在支架置入大便通畅后即可行肠道准备，择期手术。

4.术后定期进行随访造影或内镜检查，部分患者待体质恢复后可配合放化疗或其他综合治疗。

（五）并发症

1.胃肠道损伤出血 操作过程中导管、导丝损伤黏膜可以发生出血，支架自膨过程中肿瘤表面撕裂也可造成出血，出血量少时不需要特殊处理即可自行停止，个别患者可出现大出血，需积极进行治疗。

2.胃肠道穿孔、破裂 肠梗阻会引起肠管肿胀、使肠壁变得非常脆弱，容易受到损伤，穿孔可由导丝造成；另外，经假腔道扩张或用大球囊扩张也可导致肠道破裂，患者经常感到剧烈疼痛，甚至引起死亡。因此操作的整个过程中动作应轻柔，在X线透视下操作，遇阻时及时回撤调整方位，避免强行推送是避免发生穿孔的关键。一旦发生穿孔应立即停止支架置入，如果是导丝引起肠道穿孔一般可以自愈，无须特殊处理，如果肠道穿孔、破裂较大引起腹膜炎者，应紧急行手术治疗。

3.误吸性肺炎 如果行上消化道支架置入时患者发生呕吐，可因误吸呕吐物造成的肺部炎症，严重时甚至可引起窒息。因此，术前应进行充分的胃肠减压，如果出现呕吐立即进行吸引，将头侧位等措施可防止误吸发生。

4.支架放置失误、移位、脱落 与支架管径选择不当、支架置入位置过偏有关，也可发生于外压性肿瘤缩小，梗阻段管腔松懈时。因此，释放支架前必须认真核对支架是否位置准确，尤其是合并瘘的患者，一定确保支架被膜能完全覆盖瘘口。释放过程中必须固定释放系统的尾端，在透视下缓慢后撤外套管，注视支架张开的情况，如有前移及时牵拉尾端，后移时推送尾端向前以调整支架位置。单丝编织的网管状支架脱落后常能自行排出体外，一般无须特殊处理，也可经内镜取出。但若所用支架为切割型，附有倒刺或芒丝以及支架端缘为硬性锐角则不易脱落，如果脱落，取出时风险较大，应慎重。

5. 支架再狭窄 近期再狭窄主要是由于支架支撑力不足，未能使狭窄段有效扩张，支架端缘与近端肠壁成锐角或近端肠曲游离段过长，造成近端肠壁遮覆支架上口或脱入支架内引起。选择喇叭口为杯形或内收形，支撑力强且横向及纵向柔顺性均好的内支架，置入长度尽可能越过近端迂曲游离段，或足以通过锐性拐角，能使正常肠段与支架口顺应衔接，常可避免发生近期再狭窄或机械性梗阻。中远期发生再狭窄，主要与支架刺激肠黏膜过度增生以及肿瘤向支架网眼内过度生长有关。可以在原有支架内重新套入新的支架，也可采用微波、射频、高频电凝、激光灼烧使其再通。支架置入后配合放化疗等综合治疗，可延缓再狭窄的发生时间。

6. 疼痛及刺激症状 支架自膨过程中可出现疼痛症状。直肠位于盆腔底部，且直肠下端感觉敏感，故直肠支架放置不当会有明显不适感，可出现疼痛、便意、肛门下坠感等刺激症状，选择支架管径勿过粗（＜30mm），支架下端放置位置勿过低（距肛管应＞30mm），支架喇叭口不宜朝向近肛端（减少喇叭口对肠壁刺激）可使不适感减轻。

7. 胰腺炎及梗阻性黄疸 使用覆膜支架易堵塞胰管开口及胆管开口，诱发胰腺炎或梗阻性黄疸，而网状支架极少发生，对已有胆管阻塞者可经内镜逆行胰胆管造影术（endoscopic retrograde cholangiopancreatography，ERCP）或经皮肝穿胆道引流术（percuteneous transhepatic cholangio drainage，PTCD）放置胆管支架同时引流。

三、动脉灌注化疗

经动脉局部灌注化疗是通过介入的方法将化疗药物直接注入肿瘤供血动脉，由于给药直接到达靶器官，使靶器官成为首关效应器官，增加了肿瘤局部药物浓度，大多数抗癌药在一定范围内杀伤作用呈浓度依赖性，从而提高了疗效；另外，动脉灌注化疗可以明显减少体循环的药物量，降低全身药物浓度，减少毒副作用。动脉灌注化疗是肿瘤局部治疗的重要手段，目的是延长患者的生存期和提高生存质量，临床上也越来越重视该方法在肿瘤治疗方面的价值。根据灌注化疗药物的方式可分为一次性冲击化疗药物灌注术和长期间歇性化疗药物灌注术。

（一）适应证和禁忌证

1. 适应证 ①肿瘤切除术前局部灌注化疗提高切除率；②术后局部灌注化疗，预防复发和转移；③各种原因不能手术切除或拒绝外科手术的晚期肿瘤患者的姑息性治疗；④肿瘤发生转移。

2. 禁忌证 ①造影剂过敏者；②全身情况衰竭、明显恶病质者；③美国东部肿瘤协作组（Eastern Cooperative Oncology Group，ECOG）评分＞3分，预期生存时间少于2个月者；④有凝血功能障碍不能纠正，有明显出血倾向者；⑤肝、肾功能严重障碍者；⑥白细胞＜3×10^9/L，血小板＜50×10^9/L；⑦肿瘤呈巨大溃疡型者、易出血者为相对禁忌证。

（二）术前准备

1.详细了解患者病史，完善血常规、生化、心电图等相关检查。

2.行影像学检查，明确肿瘤的部位、数目、大小、与周围组织结构的关系及转移情况，最好取得病理学诊断，合并肠梗阻的患者应明确梗阻的部位、程度、长度、性质，有无合并瘘。

3.向患者及其家属交代病情及手术相关事宜，签署知情同意书。

4.术前禁食水不能少于4小时，肠梗阻患者进行胃肠减压。

5.术前应充分水化、利尿，给予止吐药。

6.准备相关药品及操作器材（普通导丝、普通导管、微导管、微导丝、造影剂、化疗药）。

（三）操作方法

采用Seldinger法穿刺股动脉插管，根据肿瘤的部位可将导管插至腹腔干、肠系膜上动脉、肠系膜下动脉、髂内动脉、骶正中动脉，造影明确肿瘤部位、范围、血供等情况。肿瘤血管造影的征象包括：肿瘤染色、充盈缺损、血管粗细不均、走行紊乱、扭曲缠绕、血管湖、静脉早期显影，超选择性插管至肿瘤供血动脉，导管到位后灌注化疗药物，治疗中多根据肿瘤血供来决定一支动脉或多支动脉给药。化疗药物的选择应根据肿瘤的生物特性和化疗药物的特性单独或联合给药；药物剂量参照全身静脉化疗而定；灌注时间应根据化疗药物的抗肿瘤特性调节，采用细胞周期非特异性药物，应在较短时间内匀速注入，以保持高浓度的药物持续灌注，采用细胞周期特异性药物，应以低浓度药物持续注入为宜；灌注方式可采用一次冲击或保留导管长期间歇性化疗药物灌注。

（四）术后处理及注意事项

1.术后穿刺侧肢体制动平卧24小时，局部加压，防止穿刺部位出血；保留导管者需防止导管脱出。

2.术后观察患者双侧足背动脉搏动及皮温情况。

3.术后保肝、抑酸、水化、营养支持、维持水电解质平衡。

（五）并发症

1.消化道反应　灌注后部分患者会出现恶性、呕吐、腹痛、腹泻、便秘、溃疡、胃肠道出血、黏液血便等反应，原因可能为大剂量的化疗药物对消化道黏膜的直接刺激作用、对中枢化学感受器的作用和对自主神经系统的作用。为避免或减少消化道化疗灌注的副作用，应尽量选择性插管，防止大剂量化疗药物直接进入非肿瘤组织供养动脉。术前、术后给予质子泵抑制剂、胃黏膜保护剂，同时应用抑制恶心、呕吐的药物。

2.骨髓抑制　抗癌药物大多数都有不同程度的骨髓抑制作用，这往往是被迫减量或停止化疗的最常见原因。受影响最大的是白细胞，尤其是粒细胞减少最为严重，它可以导致致命的继发感染并发症。抗癌药物可引起两类造血损伤，一类是可逆的，主要是造血前体细胞室的减少，可被残留的干细胞增殖活性的增加所代偿；另一类是永久性不可逆的，表现为干细胞增殖潜能的下降。临床用药应注意尽量不要把骨髓毒性大的药物联合使用，以免造成骨髓的永久性损伤。预防骨髓抑制的措施是严格掌握化疗的适应证，根据患者的一般情况、是否做过化疗决定剂量；同时继续必要的支持治疗。如果出现骨髓抑制，一般治疗措施是：①白细胞$<4\times10^9$/L或血小板$<8\times10^{10}$/L应减少化疗药物的剂量，如白细胞$<3\times10^9$/L或血小板$<6\times10^{10}$/L则应停药，白细胞$<2\times10^9$/L应给予抗生素预防感染，$<1\times10^9$/L应无菌隔离；②血小板严重减低，有出血倾向时应给予止血和输注血小板治疗；③小量多次输新鲜血和其他中西药治疗；④使用升白细胞药物如GM-CSF。

3.靶血管的损伤　在靶血管内灌注高浓度的化疗药物，加上超选择插入导管的刺激因素，可引起血管内膜的水肿、撕裂、血栓形成、血管栓塞、血管狭窄、动脉瘤形成等创伤。预防的方法是将药物浓度降低，缓慢进行药物灌注，重复灌注应间隔足够时间。同时，应谨慎操作和给予足够的抗凝血药物。

4.肝脏、肾脏、心脏毒性　许多抗癌药物对肝脏有一定程度的损害作用，尤其是在肝脏本身疾病和潜在疾病如原发性肝癌和转移性肝癌、病毒性肝炎、肝硬化等情况下，更容易发生肝脏毒性反应。肝脏毒性有3种类型，中毒性肝炎或胆汁淤积、肝纤维化、肝静脉窦阻塞。肝功能损伤的防治主要有：制订化疗方案前一定要检查肝功能情况，如果肝功能有变化，应变使用肝脏毒性大和经肝脏代谢的药物，同时降低药物剂量，治疗过程中密切注意患者情况，定期检查肝功能，如果出现肝功能损伤，应及时进行保护肝治疗。临床上顺铂最容易发生肾毒性，肾毒性的防治：用药前询问病史并检查肾功能，对以往有肾功能不全的患者慎重用药；使用顺铂时，在化疗前后常规化验β_2微球蛋白，有助于早期发现肾功能损伤，如有β_2微球蛋白升高，应减量或改用肾脏毒性小的药物如卡铂。对心脏有毒性的抗癌药物主要是蒽环类抗癌药多柔比星，它可引起急性、亚急性和慢性心脏毒性。其他如大剂量的环磷酰胺和5-FU等也可引起心肌损伤、心绞痛和心电图异常。多柔比星慢性心脏毒性反应发生于用药后数周或数月，呈明显的剂量相关性。多柔比星心肌病变的防治应注意以下几点：控制累积剂量，以不超过550mg/m^{2}为宜；以低毒性蒽环类药物代替多柔比星；应用抗氧化剂等药物减轻心肌损伤；使用载体如脂质体等增强药物的靶向作用，降低心脏毒性。

（六）疗效评价

1.组织学评价　肿瘤灌注化疗前后组织学改变通常分为3级。

（1）无效至轻度有效：癌细胞全部正常，即使多少有些变形（如细胞质嗜酸性空泡形成、核肿胀等），但尚未崩解，也有可能继续生存下去。这样的癌细胞在组织学切片上占癌的1/3以上。

（2）中度有效：无效至轻度有效中所述的变性但能继续生存的癌细胞不超过1/3，其他均为崩解坏死或趋于崩解坏死的癌细胞。

（3）显效：只能见到一些趋于崩解坏死的癌细胞及癌细胞残迹，而见不到无效至轻度有效中所述的可能有生存能力的癌细胞。

2.局部疗效评价　肿瘤局部控制指标推荐使用改良的实体瘤疗效评价标准（modifield response evaluation criteria in solid tumors，mRECIST）（表11-1），通过术后影像学检查测量肿瘤大小及肿瘤存活情况评价治疗效果，疗效评价分为完全缓解（complete response，CR）、部分缓解（partial response，PR）、稳定（stable disease，SD）和进展（progressive disease，PD），其中CR＋PR为有效率（response rate，RR）。

表11-1　实体瘤疗效评价标准

疗效	靶病灶
CR	所有（非淋巴结的）靶病灶动脉期强化消失，并且治疗后所有原病理性淋巴结（包括靶病灶和非靶病灶）短径均小于10 mm
PR	所有靶病灶的长径总和减少≥30%
SD	变化介于PR和PD之间
PD	所有靶病灶的长径总和增加至少为20%，并且长径总和增加的绝对值在5 mm以上，或者是出现新的病灶

靶病灶：当存在多个可以测量的病灶时，按照病灶大小及可以重复测量的原则，每个脏器最多选取2个病灶，总共不超过5个病灶

3.临床疗效评估　在判断局部疗效的基础上，观察患者的临床症状、评估生活质量和精神状态改善情况等；参考WHO的中位生存期、无进展生存期、总生存期等评价标准。

四、腹腔热灌注化疗

腹腔热灌注化疗（hyperthermic intraperitoneal chemotherapy，HIPEC）主要是运用癌细胞和正常组织对温度耐受的特殊性差异，通过腹腔热灌注治疗系统将含化疗药物的灌注液加热到一定的温度，然后持续循环、恒温灌注到患者腹腔中并维持一定时间，预防和治疗腹膜的种植转移。

（一）适应证和禁忌证

1.适应证

（1）HIPEC治疗腹膜癌　①胃癌、结直肠癌、胆管癌、胰腺癌、卵巢癌、子宫内膜癌；②腹膜假性黏液瘤；③腹膜恶性间皮瘤；④癌性腹水；⑤其他恶性肿瘤腹膜种植转移的研究性治疗。

（2）HIPEC预防腹膜癌　①进展期胃癌、结直肠癌、卵巢癌根治手术后预防腹膜种植转移；②进展期胆管癌、胰腺癌根治手术后的研究性治疗。

2.禁忌证

（1）各种原因所致腹腔内广泛粘连，腹腔有明显炎症。

（2）吻合口存在水肿、缺血、张力等愈合不良因素者。

（3）肠梗阻患者。

（4）心、肝、肾等重要器官功能严重障碍者。

（5）严重出凝血功能障碍。

（6）患者的生命体征不稳定。

（7）恶病质患者。

（二）术前准备

1.详细了解患者病史，完善血常规、生化、心电图等相关检查。

2.行影像学检查，明确肿瘤的部位、数目、大小、与周围组织结构的关系、有无腹水及腹水量，最好取得病理学诊断。

3.肿瘤体积的评估：术中根据日本胃癌研究规约和Sugarbaker的腹膜转移癌指数（peritoneal carcinomatosis index，PCI）系统量化肿瘤体积。PCI将腹部分成13个区，再结合每个区内病灶的大小（lesion size，LS）相加计分，测定所有侵犯腹膜的癌肿。见图11-1。0～8区除腹膜外尚包括该区内相应解剖结构上的癌结节。LS计分需在分离所有粘连、显露全部脏层与壁层的腹膜表面后加以计算和测定。LS评分为0～3分，以肉眼可见最大结节直径作为代表性评分对象。LS-0表示未发现种植病灶，LS-1表示种植灶直径≤0.5cm，LS-2表示种植灶直径0.5～5.0cm，LS-3表示种植灶直径＞5.0cm或融合。原发肿瘤处或局部复发处因肯定能被切除而无须计算在内。若肿瘤结节融合成片或与脏器融合在一起，则直接计分为LS-3，即使薄片的融合也是如此。各区的LS分值累计所得即为PCI计分，范围0～39分。

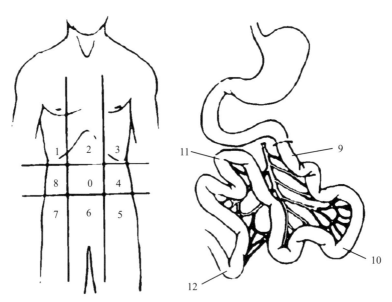

图11-1　计算腹膜癌指数（PCI）的分区模式图

0：中央（腹正中切口-全部大网膜-横结肠）；1：右上腹（右肝叶上方表面-右膈表面-肝右后间隙）；2：上腹中部（上腹脂肪垫-左肝叶-小网膜-镰状韧带）；3：左上腹（左膈表面-脾-胰尾-胃的前、后面）；4：左侧腹（降结肠-左结肠旁沟）；5：左下腹（直至乙结肠处的盆腔外侧壁-乙状结肠）；6：盆腔（女性包含卵巢、输卵管、子宫-膀胱-Douglas凹-直肠）；7：右下腹（盆腔右侧壁-盲肠-阑尾）；8：右侧腹（右结肠旁沟-升结肠）；9～12：全部小肠（上段空肠为9，下段空肠为10，上段回肠为11，下段回肠为12）

4.细胞减灭术（cytoreductive surgery，CRS）及其减瘤程度判断：对于腹膜癌患者，在行HIPEC前尽可能实施CRS，最大程度清除肉眼可见肿瘤，为HIPEC提供良好的条件，而HIPEC可消除或缩小CRS术后残存的病灶。在完成CRS后于腹壁4个象限各放置1条灌注管，两侧入水口导管位于脐上4～5cm与锁骨中线相交处，两侧出水导管位于脐下4～5cm与锁骨中线相交处，在无菌条件下将管路与外循环管及体腔热灌注治疗仪连接，构成循环通路。

CC评分目前采用Jacquet和Sugarbaker制定的标准来评定术中残留肿瘤量。CC-0表示CRS后整个手术野已无肉眼可见瘤结节；CC-1表示术后残余瘤直径＜2.5mm；CC-2表示残余瘤直径介于2.5～2.5cm；CC-3表示残余瘤直径＞2.5cm，或腹腔和盆腔内任何部位存在无法切除的病灶。以残余瘤直径不超过2.5mm（CC-0分和CC-1分）被视为彻底的CRS。

5.向患者及其家属交代病情及手术相关事宜，签署知情同意书。

（三）操作方法

HIPEC可采用腹腔镜辅助、或在影像设备引导下、或开腹状态下放置管。一般置4根管，2根为灌注管，2根为流出管。通常把灌注管放置在肿瘤附近，把流出管放置在远离肿瘤区域。灌注管连接精准腹腔热灌注治疗系统，恒温、恒速、恒量地注入和排出腹腔。HIPEC灌注液、温度、时间、循环流速等参数设定如下：①灌注液为生理盐水和化疗药物混合液，一般生理盐水用量为3000～5000ml，灌注液的量以腹腔充盈和循环畅通为原则，化疗药物根据原发肿瘤来选择敏感的药物，剂量参考静脉化疗剂量；②治疗温度设定为43℃；③治疗时间为60～90分钟，根据不同药物选择不同的治疗时间，多数药物为60分钟，多次HIPEC时，每次间隔时间为24小时；④循环流速一般为300～600ml/min。

（四）并发症

1.常见不良事件　治疗后会出现低热、恶心、呕吐、腹胀或腹痛等不适，予以解热、止吐、解痉、镇痛等对症处理后较易缓解。温热与化疗药物联合，可能产生相互叠加的不良反应，如骨髓抑制或胃肠道反应等，应密切观察或监测病情变化。个别患者会出现胃排空障碍、肠麻痹等并发症，但这些并发症多与患者本身的疾病因素或手术有关，经对症处理后多可恢复正常。

2.热损伤　如温度过高（＞45℃）可引起热损伤，并可能导致腹腔粘连，按照控制温度可避免。

3.腹腔感染　术中无菌操作不严等可引起。

4.治疗过程中血氧饱和度下降　为腹腔压力增高、影响呼吸所致。

5.其他　拔管困难或断裂。

（五）疗效评价

1.常用相关肿瘤标志物检测。

2.B超、CT、MRI、PET-CT等影像学评价。

3.部分患者微创或开放手术探查评价。

4.KPS评分（表11-2）或ECOG评分（表11-3）。

5.无进展生存率和总生存率。

6.实体瘤疗效评价标准（表11-1）。

表11-2　Karnofsky（卡氏，KPS，百分法）功能状态评分标准

体力状况	评分
正常，无症状和体征	100分
能进行正常活动，有轻微症状和体征	90分
勉强可进行正常活动，有一些症状或体征	80分
生活可自理，但不能维持正常生活工作	70分
生活能大部分自理，但偶尔需要别人帮助	60分
常需他人照料	50分
生活不能自理，需要特别照顾和帮助	40分
生活严重不能自理	30分
病重，需要住院和积极的支持治疗	20分
重危，临近死亡	10分
死亡	0分

表11-3　ECOG体力状况评分标准

评分	体力状况
0	活动能力完全正常，与起病前活动能力无任何差异
1	能自由走动及从事轻体力活动，包括一般家务或办公室工作，但不能从事较重的体力活动
2	能自由走动及生活自理，但已丧失工作能力，日间不少于一半时间可以起床活动
3	生活仅能部分自理，日间一半以上时间卧床或坐轮椅
4	卧床不起，生活不能自理
5	死亡

（王承恩　李晓光）

参 考 文 献

1. Kim M N，Kim B K，Han K H，et al. Evolution from WHO to EASL and mRECIST for hepatocellular carcinoma：considerations for tumor response assessment. Expert Rev Gastroenterol Hepatol，2015，9（3）：335-348.

2. Li D，Du H，Shao G，et al. Clinical application of transanal ileal tube placement using X-ray monitoring. Oncol Lett，2017，13（1）：137-140.

3. Shi Y，Zhang X P，Qin H，et al. Naso-intestinal tube is more effective in treating postoperative ileus than naso-gastric tube in elderly colorectal cancer patients. Int J Colorectal Dis，2017，32（7）：1047-1050.

4. Yamaguchi D，Morisaki T，Tsunada S. Effective insertion method of transnasal ileus tube for adhesive small bowel obstruction. Dig Endosc，2018，30（1）：120-121.

5. Hotta T，Takifuji K，Kobayashi Y，et al. Management of obstructive colorectal cancer：evaluation of preoperative bowel decompression using ileus tube drainage. Surg Today，2012，42（12）：1154-1164.

6. Cui H，Jiang X，Li H. Adhesive small-bowel obstruction treatment using internal intestinal splinting with a nasointestinal ileus tube. Minerva Chir，2015，70（5）：327-330.

7. Ripamonti C I，Easson A M，Gerdes H. Management of malignant bowel obstruction. Eur J Cancer，2008，44（8）：1105-1115.

8. Arezzo A，Passera R，Lo S G，et al. Stent as bridge to surgery for left-sided malignant colonic obstruction reduces adverse events and stoma rate compared with emergency surgery：results of a systematic review and meta-analysis of randomized controlled trials. Gastrointest Endosc，2017，86（3）：416-426.

9. Frago R，Ramirez E，Millan M，et al. Current management of acute malignant large bowel obstruction：a systematic review. Am J Surg，2014，207（1）：127-138.

10. Wang F G，Bai R X，Yan M，et al. Short-Term Outcomes of Self-Expandable Metallic Stent versus Decompression Tube for Malignant Colorectal Obstruction：A Meta-Analysis of Clinical Data. J Invest Surg，2019：1-9.

11. Matsuda A，Yamada T，Matsumoto S，et al. Short-term outcomes of a self-expandable metallic stent as a bridge to surgery vs. a transanal decompression tube for malignant large-bowel obstruction：a meta-analysis. Surg Today，2019.

12. Donlon N E，Kelly M E，Narouz F，et al. Colonic stenting as a bridge to surgery in malignant large bowel obstruction：oncological outcomes. Int J Colorectal Dis，2019，34（4）：613-619.

13. Tomita M，Saito S，Makimoto S，et al. Self-expandable metallic stenting as a bridge to surgery for malignant colorectal obstruction：pooled analysis of 426 patients from two prospective multicenter series. Surg Endosc，2019，33（2）：499-509.

14. Lee Y J，Yoon J Y，Park J J，et al. Clinical outcomes and factors related to colonic perforations in patients receiving self-expandable metal stent insertion for malignant colorectal obstruction. Gastrointest Endosc，2018，87（6）：1548-1557.

15. 蒋健强，李拥军，张卫华，等. 经鼻肠梗阻导管置入配合序贯区域动脉灌注化疗治疗恶性肠梗阻的临床应用. 南通大学学报（医学版），2018，38（5）：362-364.

16. 马旭，李晓慧，艾旭，等. 腹膜淋巴结转移癌诱发的肠梗阻应用SMA（肠系膜上动脉）灌注化疗的临床观察. 湖南师范大学学报（医学版），2018，15（6）：144-146.

17. 方世明，刘玉金，高峰. 区域性动脉灌注化疗并栓塞对不能手术的恶性肠梗阻的临床应用. 介入放射学杂志，2016，25（2）：120-124.

18. 张玉锋. 肠系膜上动脉灌注化疗治疗大网膜转移癌所致肠梗阻的疗效观察. 介入放射学杂志，2015，24（2）：130-133.

19. Wang Z，Chen K，Gong J，et al. Combined arterial infusion and stent implantation compared with metal stent alone in treatment of malignant gastroduodenal obstruction. Cardiovasc Intervent Radiol，2009，32（5）：1011-1018.

20. Mao A W，Gao Z D，Xu J Y，et al. Treatment of malignant digestive tract obstruction by combined intraluminal stent installation and intra-arterial drug infusion. World J Gastroenterol，2001，7（4）：587-592.

21. Lencioni R，Llovet J M. Modified RECIST（mRECIST）assessment for hepatocellular carcinoma. Semin Liver Dis，2010，30（1）：52-60.

22. 郝希山. 细胞减灭术加腹腔热灌注化疗治疗腹膜表面肿瘤的专家共识导读. 中国肿瘤临床，2015，42（4）：197.

23. 吴印兵，巴明臣，崔书中，等. 持续循环腹腔热灌注化疗治疗恶性腹水的临床应用初探. 中国医学工程，2013，21（3）：6-8.

24. 吴炜，王化恺，张勇，等. 腹腔恶性肿瘤术后腹腔热灌注化疗安全性和疗效的临床观察. 临床和实验医学杂志，2018，17（9）：990-992.

25. Li Y，Zhou Y F，Liang H，et al. Chinese expert consensus on cytoreductive surgery and hyperthermic intraperitoneal chemotherapy for peritoneal malignancies. World J Gastroenterol，2016，22（30）：6906-6916.

26. Turaga K，Levine E，Barone R，et al. Consensus guidelines from The American Society of Peritoneal Surface Malignancies on standardizing the delivery of hyperthermic intraperitoneal chemotherapy（HIPEC）in colorectal cancer patients in the United States. Ann Surg Oncol，2014，21（5）：1501-1505.

27. Eng O S，Turaga K K. Cytoreduction and hyperthermic intraperitoneal chemotherapy in metastatic colorectal cancer. J Surg Oncol，2019，119（5）：613-615.

28. Hentzen J，Rovers K P，Kuipers H，et al. Impact of Synchronous Versus Metachronous Onset of Colorectal Peritoneal Metastases on Survival Outcomes After Cytoreductive Surgery（CRS）with Hyperthermic Intraperitoneal Chemotherapy（HIPEC）：A Multicenter，Retrospective，Observational Study. Ann Surg Oncol，2019，26（7）：2210-2221.

29. Desiderio J，Chao J，Melstrom L，et al. The 30-year experience-A meta-analysis of randomised and high-quality non-randomised studies of hyperthermic intraperitoneal chemotherapy in the treatment of gastric cancer. Eur J Cancer，2017，79：1-14.

30. 腹腔热灌注化疗技术临床应用专家共识（2016版）. 消化肿瘤杂志（电子版），2016，8（3）：125-129.

◆◆ **第12章** ◆◆

恶性肠梗阻的内镜治疗

一、自膨式金属支架

作为一种恢复消化道通过的介入手段，金属支架在肠梗阻，特别是结肠梗阻中已有大量应用。在恶性肠梗阻中，无论是肿瘤相关的消化管腔外压性狭窄、肿瘤本身引起的肠腔狭窄或是肿瘤术后吻合口的炎症狭窄，自膨式金属支架都可以在特定患者中发挥治疗作用。目前，内镜介入、X线介入以及内镜和X线结合是释放消化道支架的主要方式，本节重点介绍恶性肠梗阻中使用自膨式金属支架（self-expandable metallic stent，SEMS）的临床指征，以及内镜下释放肠道金属支架的技术要点。

（一）适应证

1.择期手术前的过渡性治疗　SEMS置入已普遍用于有症状的左半结肠癌性梗阻患者，作为桥接外科手术（bridge to surgery，BTS）的过渡性治疗方法。SEMS置入可以迅速通畅肠道，缓解肠梗阻症状，为患者争取择期手术机会，获得一定时间在术前完成结直肠减压、肠道准备、纠正水、电解质紊乱及全身评估，但其预后仍存在争议。Zhang等分析了8项研究共601例患者，将支架置入后择期手术与急诊手术进行了综合比较，结果显示左半结肠癌梗阻SEMS置入BTS能够显著增加Ⅰ期吻合机会，降低造口及术后并发症发生率，且对术后病死率与长期存活率无负面影响。一篇Meta分析亦表明，SEMS作为过渡治疗方法，Ⅰ期吻合率、术后死亡率、并发症发生率较急诊外科手术均具有较好的优势（OR值分别为2.56、0.51、0.65，P值均＜0.05）。有学者认为两种治疗方法成本−效益主要取决于支架并发症尤其是穿孔的发生率，手术风险高的患者采用SEMS可获得更大收益。现有研究认为，SEMS患者肿瘤复发率高于直接外科手术者（表12-1），但在Sloothaak等的研究中，未发生穿孔的SEMS患者累计复发率较低，这可能提示SEMS患者术后的肿瘤高复发率与SEMS置入后的穿孔并发症相关。

表 12-1　SEMS 置入后外科手术患者的肿瘤学结局

作者	年份	试验结果（SEMS组 vs 急诊手术组）	证据级别
Sloothaak	2013	5年复发率（$P=0.027$）：42%（11/26）vs. 25%（8/32） 局部复发率（$P=0.052$）：19%（5/26）vs. 9%（3/32） 累计复发率（$P<0.01$） 　SEMS组：83%（95%CI 58%～100%） 　SEMS未发生穿孔：34%（95%CI 18%～65%） 　急诊手术组：26%（95%CI 14%～47%） 5年局部累计复发率（$P=0.053$） 　SEMS组：50%（95%CI 22%～100%） 　SEMS未发生穿孔：10%（95%CI 3%～28%） 　急诊手术组：11%（95%CI 3%～41%）	随机对照试验，证据级别中
Tung	2013	5年复发率（$P=0.4$）：50%（11/22）vs. 23%（3/13）	随机对照试验，证据级别中
Alcantara	2011	肿瘤复发率（$P=0.055$）：53%（8/15）vs. 15%（2/13）	随机对照试验，证据级别中
Gorissen	2013	总复发率（$P=0.824$）：32%（19/60）vs. 28%（11/39） 局部复发率（$P=0.443$）：23%（14/60）vs. 15%（6/39） ≤75岁患者局部复发率（$P=0.038$）：32% vs. 8%	前瞻性队列研究，证据级别中

随着技术和材料的进步，SEMS 置入后的穿孔并发症已经大大降低，SEMS 置入 BTS 的临床价值需要继续评估。但基于现有证据，欧洲胃肠内镜学会（European Society for Gastrointestinal Endoscopy，ESGE）在2014年版指南中，仍不推荐将 SEMS 置入后 BTS 作为可根治性切除的左半结肠恶性肿瘤合并梗阻的标准治疗方案，但对有可能治愈的左半结肠癌性梗阻的患者，如果急诊手术术后死亡风险增加［如体力指数≥Ⅲ和（或）年龄＞70岁］，可以考虑使用 SEMS 置入替代急诊外科手术。

右半结肠伴有梗阻时传统上采用外科手术治疗，这与早年右半结肠 SEMS 置入成功率不高可能有关。事实上，随着内镜及 X 线介入技术的进步、支架材质的改良，右半结肠 SEMS 置入的成功率已经大大提高，包括中国在内的很多国家在临床实践中也经常采用 SEMS 置入以先行缓解症状，然而以支架置入后 BTS 或者姑息治疗的报道较少，循证医学证据缺乏。小样本研究提示，SEMS 置入的技术及临床成功率在近端结肠和远端结肠无明显差别（分别为92.6% vs. 92%及86.8% vs. 76.4%，$P>0.05$）；另一项多中心回顾性研究显示，对于右半结肠癌肠梗阻患者行急诊手术与结肠支架后 BTS 的5年总体生存率分别为73.2%和90.7%，5年无病生存率分别为71.9%和76.2%，结肠支架治疗的长期安全性不亚于急诊手术。右半结肠梗阻放置支架能否收益尚有待更多的临床试验证实。

2.姑息性治疗　SEMS 置入是结肠癌性梗阻患者姑息性治疗的首选治疗方法。一项前瞻性研究显示，无论是 SEMS 还是姑息性外科手术，肠梗阻症状、结肠症状量表都能得到明显改善，而 SEMS 组患者 FACT-C 评分明显优于外科手术组（基线、术后1个月、术后6个月后分别为：72.3 vs. 74.6、89.7 vs. 79.5、95.5 vs. 77.5），两组总体生活质量都有提高，但8周后外科手术组生活质量下降。另据采用医疗机构数据分析（medicare provider analysis and review）的结果显示，SEMS 组住院时间及费用均明显低于外科结肠造口组（分别为8天 vs. 12天，$P<0.0001$；$15\ 071$ vs. $24\ 695$，$P<0.001$）。Xinopoulos等比较了SEMS和外科结肠造口术在结直肠恶性梗阻姑息性治疗中的安全性和疗效，其中SEMS组93.3%患者技术成功，43%患者出现再狭窄，两组平均生存期无明显差异（21.4个月 vs. 20.9个月）。总体而言，SEMS置入术在恶性肠梗阻姑息治疗中安全有效，患者生活质量更高，住院时间缩短，平均生存期相似。

3.特殊治疗　可发挥抗肿瘤作用的新式支架为恶性梗阻治疗提供了新选择。已开发具有抗肿瘤特殊作用的治疗型支架包括药物洗脱覆膜支架（图12-1）和放射性覆膜支架。

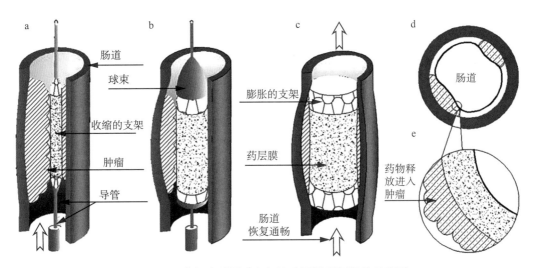

图12-1　药物洗脱覆膜支架治疗恶性肠梗阻的示意图

a.将球囊导管及载药支架置入狭窄肠段中；b.球囊充盈支架扩张并压迫肿瘤以恢复肠腔；c.被支架扩张的肠腔；d、e.药物从涂层膜中释放，对肿瘤局部进行治疗

Kim等对控释紫杉醇（paclitaxel，PTX）的药物洗脱覆膜支架进行可行性分析，结果显示，与注射PTX相比，PTX纳米纤维膜能显著抑制结肠癌细胞CT-26生长，诱导肿瘤细胞凋亡（第3、5天肿瘤细胞活力分别为29.4% vs. 74.5%、30.2% vs. 49.5%），局部浓度稳定持久（超过1.0μg/ml，维持＞14天）。在支架制作方面，与其他聚合物相比，聚二噁烷酮（polydioxanone，PDO）具有弹性良好、吸收率适当、生物相容性良好、炎症反应小等优点，被认为是更适合药物洗脱覆膜支架的材质；而荷载药物采用已广泛应用于实体瘤的化疗药物5-氟尿嘧啶（5-fluorouracil，5-FU），可以克服其静脉注射血浆半衰期短（10～20分钟）、口服生物利用度低的缺陷。一项针对负载5-FU的PDO肠道支架的体外研究报道，5-FU浓度较高组药物作用时间长、浓度高，可促进肿瘤细胞凋亡（5-FU浓度6.4%和12.8%组培养24小时和48小时肿瘤细胞凋亡率分别为33.8% vs. 29.9%及55.1% vs. 61.4%），采用5-FU的PDO肠道支架可延缓肿瘤进展且不引起明显副作用。此外，5-FU浓度6.4%和12.8%组均未发现肿瘤向膜内生长，支架再狭窄率较低。新型放射性覆膜支架既可解决梗阻，又可在肿瘤局部发挥抗癌作用，其放射距离只有

1cm，不会对周围人造成放射伤害，且大大提高了支架的通畅率。然而，抗肿瘤型覆膜支架的材质复杂，使用的药物或放射源种类差别很大，其局部作用强度、作用时间及体内降解等亦可能在一定程度上影响其疗效，因此，其在恶性肠梗阻中的确切作用有待进一步证实。

（二）不适合肠道支架置入的情况

肠道良性狭窄中SEMS置入术的安全性和有效性尚不明确。早期研究认为，SEMS在良性狭窄中并发症发生率相对较高，可能与疾病相关的潜在炎症和瘢痕形成有关，在有憩室性狭窄以及在内镜或CT扫描时怀疑有憩室性疾病时，应该避免SEMS置入术。生物可降解支架及完全可吸收支架的出现有可能改变目前的局面，其可有效缓解克罗恩病所致肠梗阻，支架的完整性和张力持续6～8周，11～12周后发生降解，能够避免或延迟反复手术切除。

与良性肠梗阻中置入肠道支架类似，部分恶性肠梗阻并不适合或难以置入支架。不宜置入支架的情况主要依据患者情况及术者经验在术前评估中做出，在术者经验丰富、设备条件完善的情况下，部分传统支架置入禁忌证亦可能通过特定方法处理而置入成功。在良性或恶性肠梗阻，置入困难病例的处理各有其特殊性。

一般认为，存在腹内脓肿/穿孔、肠道缺血急性期、对支架材质过敏和有严重凝血功能障碍者不适合支架置入。导丝不能通过的肠道狭窄肯定也无法安全地置入支架，但事实上在我们的临床实践中，肠梗阻确实达到如此严重程度的病例是极为罕见的。目前，内镜下置放支架已成为肠道支架置入的主流手段，即使在狭窄严重难以发现肠管开口或判断走行的病例，结合X线透视和造影剂判断肠管走行、使用透明先端帽辅助、使用前端移动更灵便的细直径内镜、剪短斑马导丝的柔软前端以减少盘曲机会或使用质地更硬的金属材质导丝，以及配合ERCP使用的造影导管行导丝导管交换等方法，多数可以获得成功。尽管有经验的内镜医师无X线透视辅助一般亦能成功置放SEMS，但X线辅助对准确判断病灶和支架位置以及置入支架的安全性均有重要益处，推荐联合应用。特别是在无法直视梗阻近端情况时，X线辅助对判断导丝位置和走行是否适当十分重要。在某些情况下，盲插通过狭窄段的导丝可能因前方肠管阻挡而返折，此时如未经X线透视发现并及时调整，释放后的支架可能压迫导丝，致导丝无法退出。此外，对无法采用内镜的患者，亦可尝试X线下置入支架。怀疑或估计即将发生肠穿孔是传统的支架置入禁忌证，但如果置入成功，亦可能迅速减压而避免肠穿孔的发生，因此，目前倾向将此类情况列为相对禁忌证，根据具体情况个体化决定方案。直肠肿瘤距肛门口＜4cm时，支架置入可引起疼痛和里急后重感，一般不主张置放支架。在BTS的患者，此种情况可以考虑经肛型肠梗阻导管置入减压，但直肠段梗阻时梗阻近端往往有较多的成形粪块，难以直接引流，需要反复经导管注液、浸泡、抽吸，且可能发生堵管，需反复疏通，因此护理工作量很大。而在使用口侧单喇叭口支架的情况下，如果准确释放支架，使之无喇叭口的肛侧缘与肿瘤远端平齐，事实上并不总会增加患者的里急后重感，无论是经短期准备可择期切除的肿瘤或是作为无法切除肿瘤的姑息治疗，在没有更佳手段的情况下，低位支架置入也不失为一种治疗选择。

（三）术前一般准备

尽管很多恶性肠梗阻患者需要急诊置入支架，缺少术前充分准备的时机，但在最低条件下应完成凝血检查及腹部影像学检查，以明确肠道梗阻的部位。推荐增强CT扫描作为初步诊断工具，怀疑有肠穿孔或憩室性疾病时，一般不进行SEMS置入术。

医务人员应从关怀、鼓励的角度出发，充分告知患者及其家属施行手术的必要性、可能取得的效果、手术的危险性、可能发生的并发症、术后恢复过程和预后，取得他们的理解和信任，减轻其不良心理反应，并签署手术同意书。

对存在水电解质酸碱平衡失调、贫血、凝血异常者均应在术前尽可能纠正；术前禁食禁饮、胃肠减压，使用灌肠剂清洁结肠远端至狭窄部位，直至排出清亮液体。由于术后感染的风险很低，不推荐预防性抗感染。

支架置入的操作几乎无创，虽然肠镜插管可能引起腹部不适，通常来说患者耐受性良好，不推荐常规应用镇痛、镇静药，必要时可联合使用哌替啶和短效苯二氮䓬类药物，但可能增加呼吸抑制风险，需进行适当的监测。

（四）支架放置的设备与工具

肠道支架的常用材质包括金属不锈钢、镍钛记忆合金和埃尔基洛伊合金等，目前临床中应用的主要为合金支架，其材料具有一定的记忆功能，柔韧性较好，有良好的可塑性和几何稳定性，容易被推送到病变部位，放置后不易移位，且具有较好的生物相容性，能有效避免排斥反应的发生，在X线下比较容易观测，便于了解置入支架的状态。尽管现有研究认为不同SEMS间有效性与安全性大体上相近，但支架及其输送系统种类繁多，研究异质性大，且总体样本量较少，尚不足以得到肯定的结果。

根据输送系统，肠道支架可分为经钳道释放型（through the scope，TTS）和经导丝引导型（over the wire，OTW）。与OTW相比，TTS的操作方式更具优势：可以同时在内镜及X线的双重监视下释放，定位准确；在内镜下能更清楚地识别近段狭窄的肠腔，易于完成到导丝穿越狭窄的操作；经内镜钳道插入支架推送器可有效避免插入过程中推送器结袢；还有助于完成近端结肠恶性梗阻中的治疗。通常来说，直径＜11Fr金属支架可通过TTS置入，而OTW适用于直径＞11Fr金属支架，若内镜无法到达狭窄段，TTS型支架亦可使用OTW技术置入。用工作钳道＞3.7mm的大孔径内镜更有利于TTS型支架的置入。

根据是否覆膜，肠道支架可分为覆膜支架和裸支架，两者同样安全有效，应根据临床情况进行选择。裸支架稳定性高不易移位，可作为外科择期手术的过渡性治疗方法，而对于姑息性治疗患者，覆膜支架可减少肿瘤向支架内生长的风险。

（五）肠道支架的置入方法

肠道支架的置入技术已经相当成熟，不同术者的操作细节有所不同，但基本遵循相近的原则。典型的置入流程见图12-2。

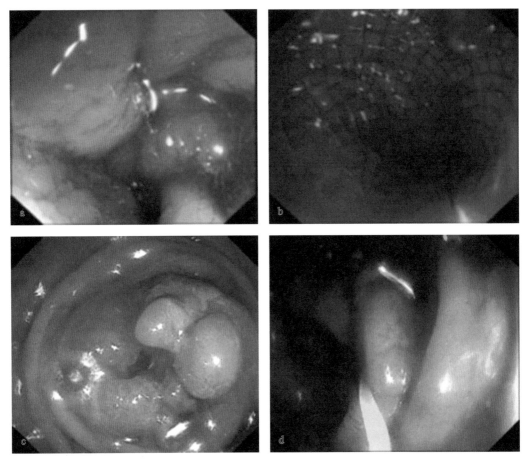

图12-2 支架置入方法

a.结肠镜到达狭窄部位；b.经内镜置入斑马导丝；c.经导丝交换置入肠道支架推送器；d.释放支架，支架开放好，可见远端粪汁流入。(病例来自福建医科大学附属第一医院)

1.通过梗阻部位：无论采用内镜、X线或两者联合，释放支架均需首先将导丝或内镜通过梗阻的狭窄部位。支架释放系统推送装置的常用直径为0.33cm，采用内镜方法时，如内镜工作钳道超过推送装置直径，则可直接采用TTS方式置入。然而，多数情况下需要支架置入缓解症状的狭窄肠腔内径亦无法通过直径较大、可TTS释放支架的内镜，需要先送入导丝。在部分患者可使用直径较小的胃镜或超细胃镜通过狭窄段，经其工作钳道送入导丝，在内镜无法通过狭窄段的情况下，有经验的术者盲放导丝亦有很高的成功率，但采用X线透视辅助更为安全。

2.评估狭窄部长度：狭窄段长度的评估可以采用内镜直视下测量、术前影像学评价（腹盆部增强CT及肠道三维重建、MRI、造影等）以及术中X线透视及造影。在内镜无法通过狭窄段又缺乏X线条件时，亦可采用球囊回拉法，即将导丝和取石球囊通过狭窄部位，造影确认导丝位于肠腔内，保持导丝不动，向球囊内注水后外拉，直至球囊卡到梗阻段的远端并标记活检孔道开口处，抽出球囊内液体，继续将球囊向外拉，直至直视下见到球囊头端，该位置和活检孔道标记的距离即肿瘤所致狭窄的长度（见图12-3）。

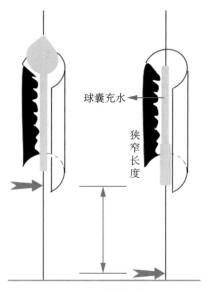

球囊充水

狭窄长度

图12-3　球囊回拉法

3.评估所需支架长度：所需支架长度的考量需结合肿瘤可能进一步生长以及置入后支架长度缩短（即支架回缩比，不同型号支架的回缩比可参见产品说明书）的情况。ESGE指南推荐，支架应超过每一端病变部位至少2 cm，但支架过长、直径过大可能增加对狭窄部邻近腔道的刺激。如果需要多个支架，则要先置入前端支架，接着置入后端支架，并保证两者有足够的重叠。如果梗阻恰好在转角部位，建议支架的全长应当保证两个自由末端可跨过转角，并自由地开放到腔内。

4.沿导丝穿入带推送系统的结肠支架系统，通过内镜工作通道到达狭窄部位。

5.推进支架，跨过狭窄部位。使用X线辅助时，透视下可显示支架外管标记带，该标记应超过狭窄部位远端至少4cm，否则可能需要使用较长的支架或第二个重叠支架。

6.正确释放支架：双手分别固定管头手柄和外管手柄，将管头手柄慢慢向后滑向外管手柄，并以同样的速度轻轻撤回外管以防意外推进支架。注意遵循"边放边拉"的原则，即先满足梗阻远端，在X线透视下观察狭窄远端已打开后，边释放边向狭窄近端拖拉，对近端进行准确定位后再完全释放支架。支架完全展开后应通过前推外管手柄来关闭并取出推送系统。若狭窄近端位置不够，可用异物钳在X线透视下向狭窄近端牵拉支架。在外管标记带达到展开限制标记带之前的非弯折部位可随时重新收缩支架。应固定好管头手柄以避免支架错位、肠壁损伤。在无X线辅助条件下盲放支架时，可能由于内镜盘曲，手柄滑动较为困难，如需要异常用力方能推动手柄，不可强行操作，应及时配合X线透视。

7.X线下确认支架位置：是否具有典型的沙漏外观，支架是否越过狭窄段，以及是否有膈下游离气体。

8.支架成功释放的判断：支架覆盖狭窄段为技术成功，置入后肠梗阻症状缓解为临床成功。

（六）并发症

根据发生时间，支架置入的并发症可分为早、晚期并发症。

1.早期并发症　　主要包括术后腹痛、出血及穿孔等。肠穿孔是最严重的并发症，可发生于手术的各个时期，其中超过80%发生于术后30天内，通常与支架压迫肿瘤部位、术中注气增加梗阻近端肠腔内压力、病灶预扩张等因素相关。据报道支架再狭窄后扩张穿孔率20.4%，目前不推荐在SEMS置入术前或术后进行狭窄部位扩张。Datye A等分析了82项研究共2287例患者，结果显示总穿孔率为4.9%，姑息治疗与过渡治疗患者的穿孔率分别为4.8%、5.4%，差异无统计学意义。有研究报道，贝伐珠单抗的治疗使支架穿孔风险增加17%～50%；此外，一项探讨支架穿孔危险因素的Meta分析发现，与未接受化疗组相比，贝伐珠单抗显著增加SEMS患者穿孔的风险（12.5% vs. 9.0%），不使用抗血管生成药的情况下，SEMS患者可以安全地进行化疗（穿孔率为7.0%），这可能与血管内皮生长因子减少、肠道黏膜和结缔组织的损伤修复功能减弱及局部血栓形成等因素相关。ESGE指南指出，对于曾应用抗血管生成药治疗（贝伐珠单抗、阿柏西普、瑞格菲尼等）或考虑应用其治疗的患者，不推荐行SEMS置入术。如果发生支架相关的穿孔，应该考虑外科手术治疗。

2.晚期并发症　　主要包括支架再狭窄、支架移位、迟发性穿孔等。肿瘤的浸润生长使姑息性SEMS患者支架再狭窄率高达16%（49/302），通过再次置入支架、内镜扩张或激光消融往往能获得症状缓解；另据研究，裸支架移位率为3%～12%，覆膜支架高达30%～50%，放化疗后肿瘤缩小、良性疾病或外源性压迫导致支架部分狭窄、支架大小不匹配等因素均可增加支架移位的发生率，内镜下支架重置或再置入为标准治疗方法。通过支架本身寻找抗移位方法已成为目前研究的热点，内镜下缝合固定、钛夹固定等内固定方法、细线固定、勒除器固定等外固定方法及改变支架大小、形状、双层支架等新型支架，可从不同的角度固定支架、对抗移位。但目前尚无肠道支架抗移位研究的大规模临床随机对照研究，上述方法的安全性及有效性有待进一步验证。

3.技术、临床失败的风险因素　　包括外源性压迫、腹膜转移、近段梗阻、狭窄段超过10cm、男性、完全性梗阻、术者经验不足等。

总之，SEMS技术为恶性肠梗阻患者提供了一种微创解除结直肠梗阻的方法，能够快速有效地缓解肠梗阻，解除患者痛苦，提高生活质量。在术前解决肠道梗阻，有利于患者清洁肠道，将急诊手术转变为择期根治手术，避免了患者二次手术，同时降低了手术并发症的发生率。对于不能切除的患者则避免姑息手术，缩短住院日，降低手术费用。随着支架置入技术及设备的不断发展，SEMS经TTS置入技术应用于恶性肠梗阻将会更加成熟，左半结肠及右半结肠SEMS的治疗价值及远期影响将会得到更多的验证。

（陈　艳　庄则豪）

参 考 文 献

1. Zhang Y，Shi J，Shi B，et al. Self-expanding metallic stent as a bridge to surgery versus emergency

surgery for obstructive colorectal cancer: a meta-analysis. SurgEndosc, 2012, 26 (1): 110-119.

2. Wang X, He J, Chen X, et al. Stenting as a bridge to resection versus emergency surgery for left-sided colorectal cancer with malignant obstruction: A systematic review and meta-analysis. Int J Surg, 2017, 48: 64-68.

3. Govindarajan A, Naimark D, Coburn NG, et al. Use of colonic stents in emergent malignant left colonic obstruction: a Markov chain Monte Carlo decision analysis. Dis Colon Rectum, 2007, 50 (11): 1811-1824.

4. Tung KL, Cheung HY, Ng LW, et al. Endo-laparoscopic approach versus conventional open surgery in the treatment of obstructing left-sided colon cancer: long-term follow-up of a randomized trial. Asian JEndosc Surg, 2013, 6 (2): 78-81.

5. Alcántara M, Serraaracil X, Falcó J, et al. Prospective, Controlled, Randomized Study of Intraoperative Colonic Lavage Versus Stent Placement in Obstructive Left-sided Colonic Cancer. World J Surgery, 2011, 35 (8): 1904-1910.

6. Gorissen KJ, Tuynman JB, Fryer E, et al. Local recurrence after stenting for obstructing left-sided colonic cancer. Br J Surg, 2013, 100 (13): 1805-1809.

7. van Hooft JE, van Halsema EE, Vanbiervliet G, et al. Self-expandable metal stents for obstructing colonic and extracolonic cancer: European Society of Gastrointestinal Endoscopy (ESGE) Clinical Guideline. Gastrointest Endosc, 2014, 46 (11): 747-761.

8. Samper Wamba JD, Fernández MA, González PL, et al. Efficacy and complications in the use of self-expanding colonic stents: an analysis of 15 years' experience. Radiologia, 2015, 57 (5): 402-411.

9. Kye BH, Lee YS, Cho HM, et al. Comparison of Long-Term Outcomes Between Emergency Surgery and Bridge to Surgery for Malignant Obstruction in Right-Sided Colon Cancer: A Multicenter Retrospective Study. Ann Surg Oncol, 2016, 23 (6): 1867-1874.

10. Nagula S, Ishill N, Nash C, et al. Quality of life and symptom control after stent placement or surgical palliation of malignant colorectal obstruction. J Am Coll Surgeons, 2010, 210 (1): 45-53.

11. Varadarajulu S, Roy A, Lopes T, et al. Endoscopic stenting versus surgical colostomy for the management of malignant colonic obstruction: comparison of hospital costs and clinical outcomes. Surg Endosc, 2011, 25 (7): 2203-2209.

12. Xinopoulos D, Dimitroulopoulos D, Theodosopoulos T, et al. Stenting or stoma creation for patients with inoperable malignant colonic obstructions? Results of a study and cost-effectiveness analysis. Surg Endosc, 2004, 18 (3): 421-426.

13. Li G, Chen Y, Hu J, et al. A 5-fluorouracil-loaded polydioxanone weft-knitted stent for the treatment of colorectal cancer. Biomaterials, 2013, 34 (37): 9451-9461.

14. Kim SY, Kim M, Kim MK, et al. Paclitaxel-eluting nanofiber-covered self-expanding nonvascular stent for palliative chemotherapy of gastrointestinal cancer and its related stenosis. Biomed Microdevices, 2014, 16 (6): 897-904.

15. Kontio R, Ruuttila P, Lindroos L, et al. Biodegradable polydioxanone and poly (l/d) lactide implants: an experimental study on peri-implant tissue response. Int J Oral Maxillofac Surg, 2005, 34 (7): 766-776.

16. Makela P, Pohjonen T, Tormala P, et al. Strength retention properties of self-reinforced poly-lactide (SR-PLLA) sutures compared with polyglyconate (Maxon) and polydioxanone (PDS) sutures. An in vitro study. Biomaterials, 2002, 23 (12): 2587-2592.

17. André T，Boni C，Mounedjiboudiaf L，et al. Oxaliplatin，fluorouracil，and leucovorin as adjuvant treatment for colon cancer. New England Journal of Medicine，2004，350（23）：2343.

18. Codacci-Pisanelli G，Kralovanszky J，Cl VDW，et al. Modulation of 5-fluorouracil in mice using uridine diphosphoglucose. Clin Cancer Res，1997，3（2）：309-315.

19. Rejchrt S，Kopacova M，Brozik J，et al. Biodegradable stents for the treatment of benign stenoses of the small and large intestines. Endoscopy，2011，43（10）：911-917.

20. Small AJ，Baron TH. Comparison of Wallstent and Ultraflex Stents for Palliation ofMalignant Colonic Obstruction：A Retrospective，Case-Matched Analysis. Gastrointest Endosc，2008，67（3）：478-488.

21. West M，Kiff R. Stenting of the colon in patients with malignant large bowel obstruction：a local experience. J Gastrointest Cancer，2011，42（3）：155-159.

22. Baron TH，Lm WKS，Repici A. Role of self-expandable stents for patients with colon cancer（with videos）. GastrointestEndosc，2012，75（3）：653-762.

23. van Halsema EE，van Hooft JE，Small AJ，et al. Perforation in colorectal stenting：a meta-analysis and a search for risk factors. Gastrointest Endosc，2014，79（6）：970-982.

24. Datye A，Hersh J. Colonic perforation after stent placement for malignant colorectal obstruction-causes and contributing factors. Minim Invasive Ther Allied Technol，2011，20（3）：133-140.

25. Small AJ，Coelho-Prabhu N，Baron TH. Endoscopic placement of self-expandable metal stents for malignant colonic obstruction：long-term outcomes and complication factors. Gastrointest Endosc 2010；71：560-572.

26. Manes G，De BM，Fuccio L，et al. Endoscopic palliation in patients with incurable malignant colorectal obstruction by means of self-expanding metal stent：analysis of results and predictors of outcomes in a large multicenter series. Arch Surg，2011，146（10）：1157-1162.

27. Khot UP，Lang AW，Murali K，et al. Systematic review of the efficacy and safety of colorectal stents. Br J Surg，2002，89（9）：1096-1102.

28. Suh JP，Kim SW，Cho YK，et al. Effectiveness of stent placement for palliative treatment in malignant colorectal obstruction and predictive factors for stent occlusion. Surg Endosc，2010，24（2）：400-406.

二、胃肠减压技术——肠梗阻导管

肠梗阻导管主要指用于肠梗阻减压的带球囊导管，根据置入途径，分为经鼻肠梗阻导管（trans-nasointestinal tube，TNT）和经肛肠梗阻导管（transanal drainage tube，TAT）两种类型。经鼻置入的TNT在减压吸出气液体的同时，自带的球囊在注液膨胀后可随肠蠕动不断移行带动导管至梗阻部位近端，可显著降低梗阻近端肠管的压力，此外，还能将造影剂直接引入梗阻部位，在肠道梗阻特别是肿瘤性梗阻的治疗中独具优势；经肛置入的TAT可通过球囊膨胀后固定于梗阻部位近端减压。在恶性肠梗阻中，无论是肿瘤病灶自身引起的肠腔狭窄或是肿瘤术后吻合口的炎症狭窄，肠梗阻导管都可以在特定患者中发挥治疗作用。目前，内镜介入、X线介入是置入肠梗阻导管的主要方式，本节重点介绍其在恶性肠梗阻中使用的临床指征，以及内镜下置入的技术要点。

（一）适应证

1.**桥接手术** 结直肠癌位列中国人最常见恶性肿瘤的前五位，高达20%的结直肠癌出现完全或不全性结肠梗阻，或以此为首发症状就诊。对于可接受根治性手术的恶性大肠梗阻患者，尽可能将急诊手术转为限期手术、将分期手术转为一期手术是当前主流的治疗目标，而术前肠黏膜水肿情况、全身营养状况则是一期手术吻合成功的关键因素。经内镜架桥治疗可缓解梗阻症状，减轻肠腔压力及肠壁炎症水肿，并可恢复经口肠道准备通路；更重要的是，患者在症状缓解后可获得肠内营养（enteral nutrition，EN）机会，通过适当的营养治疗可以促进合成代谢，有充分的时间调整肠道微生态及水、电解质、酸碱平衡紊乱，减少术后并发症。

肠梗阻导管与自膨式金属支架（self-expanding metallic stent，SEMS）置入是目前主流的两种桥接外科手术介入手段，有关SEMS在恶性肠梗阻中的应用另文详述。文献报道肠道支架置入术后并发症包括穿孔（0～7%）、支架移位（3%～22%）、出血（0～5%）和再梗阻（0～15%）。相较于SEMS，肠梗阻导管的优势包括：①可以准备计算出入量，维持水、电解质平衡。②经肠梗阻导管注入生理盐水、抗生素等，完善术前肠道准备。③通过肠梗阻导管进行术中补充肠道灌洗。④经肠梗阻导管注入造影剂，显影梗阻部位。⑤适合SEMS放置困难的右半结肠肿瘤梗阻以及小肠肿瘤所致梗阻。⑥减少出血和穿孔等并发症：对肠腔狭窄严重的梗阻患者，SEMS常需先经过球囊或扩张管预扩张后再放置，van Halsema EE等对4086例SEMS的Meta分析发现，球囊预扩张可将穿孔风险增至20.4%。而TNT无须通过狭窄段即可发挥减压作用，因此，可避免置入SEMS的预扩张相关出血及穿孔等并发症。⑦能够作为小肠内支架导管进行小肠排列，有利于手术操作，降低术后肠粘连等并发症。

2.**术后治疗** 粘连性肠梗阻在所有类型肠梗阻中最为常见，80%与腹部手术有关，由粘连造成的肠梗阻约85%为单纯性肠梗阻。在日本，多个研究中心将肠梗阻导管作为急性肠梗阻的首选治疗方案应用与临床，并持续进行改良。Tanaka等报道了54例成年粘连性肠梗阻患者运用肠梗阻导管成功治愈39例，治愈率74%。

3.**姑息治疗** 出现大肠恶性梗阻的患者多处于结直肠癌晚期，相当一部分患者已失去手术机会，姑息性通畅肠道，恢复EN是提高这部分患者生活质量的关键手段。

（二）不适合肠梗阻导管置入的情况

1.已明确存在食管、幽门及其他上消化道狭窄的患者不宜放置TNT。
2.有证据显示合并肠穿孔或肠憩室性疾病患者不宜置管。
3.存在内镜检查禁忌证者不宜采用依赖内镜的置管方式。

（三）术前一般准备

肠梗阻导管的置入在术前应完成腹部影像学检查，一旦发现肠穿孔或憩室性疾病时，一般不进行肠梗阻导管置入术。针对放置TNT的患者建议术前完善常规胃镜检查，若存在食管、幽门狭窄的情况则不建议置放。

医务人员应从关怀、鼓励的角度出发，充分告知患者及其家属施行手术的必要性、可能取得的效果、手术的危险性、可能发生的并发症、术后恢复过程和预后，取得他们的理解和信任，减轻其不良心理反应，并签署手术同意书。

对存在水电解质酸碱平衡失调、贫血、凝血异常者均应在术前尽可能纠正；放置TNT术前应争取禁食禁饮、胃肠减压，放置TAT时可使用灌肠剂清洁结肠远端至狭窄部位，尽可能清洁远端肠管。肠梗阻导管置入的操作几乎无创且技术难度不高，虽然术前胃肠道准备将大大方便内镜下置入肠梗阻导管的操作，但即使全身情况不佳无法接受严格胃肠道准备者，通过术中冲洗吸引获得内镜操作视野，亦多能完成置管。

虽然通过胃、肠镜介入可能因插管过程及气体注入引起腹部不适，但通常来说患者耐受性良好，在内镜操作中如有条件使用二氧化碳注气则更可减轻患者痛苦，因此不推荐常规应用镇痛镇静药，必要时可联合使用哌替啶和短效苯二氮䓬类药物，但可能增加呼吸抑制风险，需进行适当的监测。

（四）肠梗阻导管的置入方法

目前肠梗阻导管的放置方法主要通过内镜和X线透视装置来实现。TNT置管一般需将导管头端球囊置入幽门以远，X线下置入常采用导丝导管交换技巧，部分患者通过幽门有一定技术难度，而采用内镜直视置入操作相对简便。内镜操作时，先将TNT经鼻置入胃腔，再进镜入胃腔，借助经内镜钳道置入的工具钳夹导管送过幽门。由于导管管径较粗，直接钳夹需要使用具有较大张口直径的异物钳，且易滑脱，操作相对困难，一般采用导管外附加辅助丝线、以活检钳钳取丝线送入的方式。具体操作过程如下。

1.在体外以注射器向球囊中注入约30ml空气，确认其能正常膨胀，抽出空气后其能正常收缩。

2.在体外用外科手术缝线分别于导管最前端、距最前端15～20cm分别连续打外科结，打结长度均约1cm。相对于单股丝线，采用外科结编织后的双股丝线更易于内镜下以活检钳牢固抓取。

3.液状石蜡充分润滑导管，经一侧鼻腔轻柔插入至胃内（方法同鼻胃管置放）。

4.胃镜进入胃腔，寻找并确认导管最前端后（图12-4），经内镜钳道置入活检钳，内镜直视下抓取位于导管最前端的双股编织丝线（图12-5）。

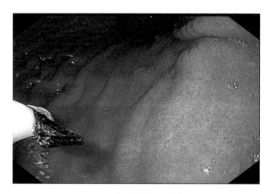

图12-4　寻找并确认导管最前端

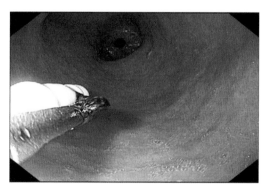

图12-5　置入活检钳

5.内镜直视下通过抓取丝线的活检钳将导管前端送过幽门和十二指肠球部,尽可能送入十二指肠降部远端,远端胃切除术后患者则送至吻合口远端的肠袢(图12-6~图12-11)。

6.固定活检钳位置,轻柔退镜至胃腔,松开活检钳并退至胃腔内,寻找距最前端15cm丝线结,再次抓取丝线结并继续送入导管至更远端肠管(图12-12)。此时注意于体外调节导管长度,使其尽量沿胃体大弯侧走行(图12-13)。

7.拔除内置于管腔内的金属导丝,于球囊内(双球囊型导管选择前球囊)注入30ml灭菌注射用水膨胀球囊(图12-14,图12-15)。

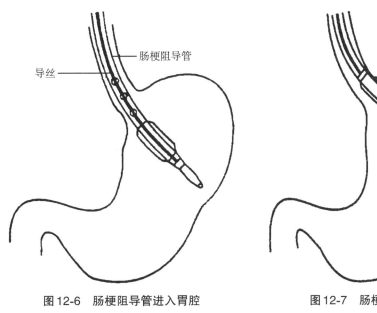

图12-6 肠梗阻导管进入胃腔

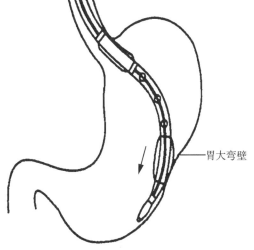

图12-7 肠梗阻导管进入胃大弯

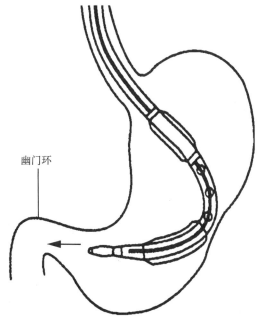

图12-8 肠梗阻导管进入胃幽门

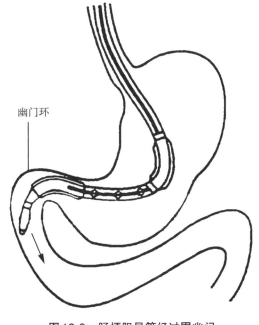

图12-9 肠梗阻导管经过胃幽门

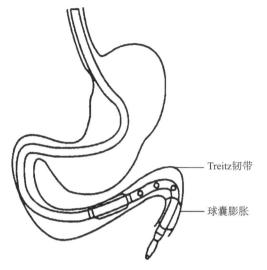

图 12-10　肠梗阻导管经过 Treitz 韧带

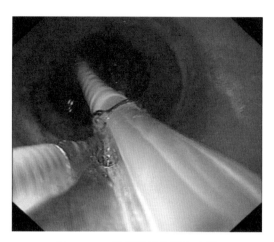

图 12-11　肠梗阻导管置入实操

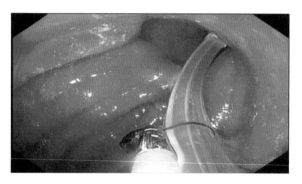

图 12-12　抓取丝线结

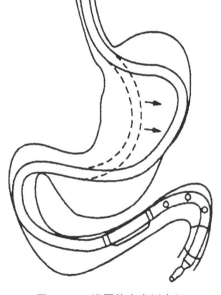

图 12-13　沿胃体大弯侧走行

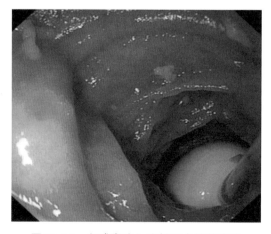

图 12-14　向球囊注入注射用水使其膨胀

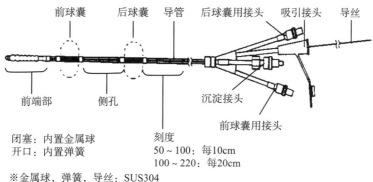

图12-15 肠梗阻导管示意图

8.松开异物钳拔出胃镜，此时注意避免导管和胃镜一同拔出。

9.由于导管带有膨胀的球囊，将随肠管蠕动不断向体内深入，置管后暴露于体外的导管长度将不断缩短，因此不可在紧靠鼻翼侧固定，而应在鼻翼侧盘曲预留20～30cm导管后固定于颊部，并根据导管进入情况不断调整，每次固定时均应保持一段导管游离盘曲，以便导管通过蠕动不断进入远端肠管。

对操作困难的病例，不强求完成步骤6，事实上绝大多数患者在完成步骤5、球囊通过幽门后即可视为成功。无论采用X线或内镜置入，如无法将导管送过幽门，亦可在导管进入胃腔后注入较少的液体（一般不超过15ml），很多情况下导管亦可能自行蠕动通过幽门，后期通过X线确认导管通过幽门后可追加注入液体膨胀球囊。注入的液体以灭菌注射用水为宜，生理盐水等含盐液体可能出现结晶，至后期拔管时球囊放液困难。球囊注液量常规为30ml，此时膨胀的球囊直径通常较为合适，但如十二指肠走行成角，可能需要减少注液量、使球囊直径较小以便导管通过。

TAT的置入则与SEMS置入相似，通过内镜达到梗阻部位远端后经内镜送入导丝，如有条件应尽可能在X线透视辅助下操作以确认导丝位置，确认导丝通过梗阻狭窄段后导丝内镜交换退镜，经导丝送入TAT，在TAT球囊通过狭窄段后向球囊内注液，使球囊于狭窄段近端膨胀并固定导管，经导管可冲洗减压。由于TAT本身有一定的直径，在狭窄严重病例需经导丝送入导管套件自带的扩张导管行预扩张后置入，对部分远端肠管走行纡曲，特别是右半结肠梗阻的病例经导丝置入TAT通过狭窄段往往较为困难，可考虑改行SEMS置入或采用导管外辅助丝线、内镜钳取丝线后随内镜送入的方式。

（五）并发症

1.**肠套叠** 多由于拔管过快或负压吸引下拔管所致。注意拔管前充分润滑肠道，切忌负压吸引下拔管，必要时可考虑分次拔管，拔管后若条件允许应尽快进食恢复肠道蠕动。

2.**严重的水、电解质平衡紊乱** 多由大量的消化液丢失（吸引）引起。注意准确计算出入量，密切监测电解质情况。

3.出血、黏膜坏死甚至穿孔　较少见，注意减压时避免压力过高，防止肠壁被吸入导管侧孔导致肠黏膜缺血坏死。经导管向气囊注水时应严格按照产品说明，避免气囊过度扩张压迫肠壁导致缺血坏死。

4.其他　经鼻肠梗阻导管还应注意在置管过程中避免鼻咽、口腔和上消化道置管时的损伤，避免呕吐物误吸、吸入性肺炎、误插入气管等情况发生。

总之，肠梗阻导管为恶性肠梗阻患者提供了一种微创解决结直肠梗阻的方法，能够快速有效地缓解肠梗阻，解除患者痛苦，提高生活质量。在术前解决肠道梗阻，有利于患者减轻肠道水肿，充分术前准备，将急诊手术转变为择期根治手术，避免患者二次手术，同时降低手术并发症的发生率。对于不能切除的患者则避免姑息手术，缩短住院日，降低手术费用。随着肠梗阻导管自身材料、设计及置管技术及设备的不断发展，肠梗阻导管置入技术应用于恶性肠梗阻将会更加成熟，治疗价值及远期影响将会得到更多的验证。

（王君玺　庄则豪）

参 考 文 献

1. Chen W，Zheng R，Baade PD，et al. Cancer statistics in China，2015. CA Cancer J Clin，2016，66（2）：115-132.

2. McArdle CS，McMillan DC，Hole DJ. The impact of blood loss，obstruction and perforation on survival in patients undergoing curative resection for colon cancer. Br J Surg，2006，93（4）：483-488.

3. Yamada T，Shimura T，Sakamoto E，et al. Preoperative drainage using a transanal tube enables elective laparoscopic colectomy for obstructive distal colorectal cancer. Endoscopy，2013，45（4）：265-271.

4. Sultan R，Chawla T，Zaidi M. Factors affecting anastomotic leak after colorectal anastomosis in patients without protective stoma in tertiary care hospital. J Pak Med Assoc，2014，64（2）：166-170.

5. van den Berg MW，Sloothaak DA，Dijkgraaf MG，et al. Bridge-to-surgery stent placement versus emergency surgery for acute malignant colonic obstruction. Br J Surg，2014，101（7）：867-873.

6. Fryer E，Gorissen KJ，Wang LM，et al. Spectrum of histopatho-logical changes encountered in stented colorectal carcinomas. Histopathology，2015，66（4）：480-484.

7. Veyrie N，Ata T，Muscari F，et al. Anastomotic leakage after elective right versus left colectomy for cancer：prevalence and independent risk factors. J Am Coll Surg，2007，205（6）：785-793.

8. Cennamo V，Luigiano C，Coccolini F，et al. Meta-analysis of randomized trials comparing endoscopic stenting and surgical decompression for colorectal cancer obstruction. Int J Colorectal Dis，2013，28（6）：855-863.

9. Occhionorelli S，Tartarini D，Cappellari L，et al. Colonic stent placement as a bridge to surgery in patients with left-sided malignant large bowel obstruction. An observational study. G Chir，2014，35（11-12）：283-289.

10. Thornblade LW，Varghese TK Jr，Shi X，et al. Preoperative immunonutrition and elective colorectal resection outcomes. Dis Colon Rectum，2017，60（1）：68-75.

11. Yeh DD，Cropano C，Quraishi SA，et al. Implementation of an aggressive enteral nutrition protocol and the effect on clinical outcomes. Nutr Clin Pract，2017，32（2）：175-181.

12. Frasson M，Flor-Lorente B，Rodriguez JL，et al. Risk factors for anastomotic leak after colon resection for cancer：multivariate analysis and nomogram from a multicentric，prospective，national study with 3193 patients. Ann Surg，2015，262（2）：321-330.

13. van Halsema EE，van Hooft JE，Small AJ，et al. Perforation in colorectal stenting：a Meta-analysis and a search for risk factors. Gastrointest Endosc，2014，79（6）：970-982.

14. 姚宏伟，傅卫，王德臣，等. 鼻肠管减压及奥曲肽治疗术后早期炎症性肠梗阻的临床研究. 中华外科杂志，2010，48（8）：564-568.

15. 于洪波，戴林，李爱萍，等. 经鼻胃镜放置肠梗阻导管治疗粘连性小肠梗阻的临床应用. 胃肠病学和肝病学杂志，2011，20（8）：777.

16. Tanaka S，Yamamoto T，Kubota D，et al. Predictive factors for surgical indication in adhesive small bowel obstruction. American Journal of Surgery，2008，196（1）：23-27.

17. Yokohata K，Sumiyoshi K，Hirakawa K. Merits and faults of transanal ileus tube for obstructing colorectal cancer. Asian Journal of Surgery，2006，29（3）：125-127.

18. Oki E，Okuyama T，Higashi H，et al. Preoperative insertion of transanal ileus tubes for treatment of acute obstruction in cancer of the colon and rectum. Asia-Pacific Journal of Clinical Oncology，2015，1（2-3）：88-91.

19. Xu M，Zhong Y，Yao L，et al. Endoscopic decompression using a transanal drainage tube for acute obstruction of the rectum and left colon as a bridge to curative surgery. Colorectal Disease，2010，11（4）：405-409.

第13章

恶性肠梗阻的手术治疗

手术治疗是恶性肠梗阻的重要治疗方法之一。文献回顾表明，约25%的MBO患者接受手术治疗。手术治疗可以使MBO患者解除梗阻，获得重新经口进食机会。

一、手术适应证和禁忌证

MBO是晚期肿瘤患者的终末期事件，考虑到患者有限的寿命及手术对患者可能造成的伤害，进行外科干预的决定对患者、家属和医师来说均极为困难的，因此，应严格把握MBO患者的手术适应证。

MBO手术适应证分为急诊手术适应证和"平诊"手术适应证。MBO急诊手术适应证主要有肠坏死、肠穿孔、肠扭转、急性腹膜炎、内科治疗无效的消化道出血；平诊的MBO患者是否进行手术治疗需要综合考虑患者预期寿命、严重并发症的发生风险、麻醉风险、手术后30天死亡风险、经济情况及患者意愿等。

Henry对523例接受了手术治疗的MBO患者进行了回顾性分析，建立了MBO患者手术30天内死亡风险评分系统，癌转移、腹水、小肠完全梗阻、低白蛋白血症和白细胞异常各占1分（图13-1），得分越高者，手术后30天内死亡风险越高：0分（9.1%）、1分（14.6%）、2分（21.9%）、3分（38.8%）、4分（42.8%）、5分（69.2%），因此，认为MBO患者Henry评分＞3分不适宜接受手术治疗（图13-2）。

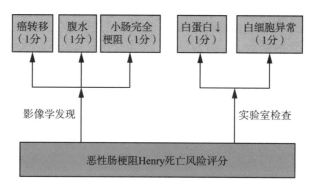

图13-1　MBO患者Henry手术死亡风险评分

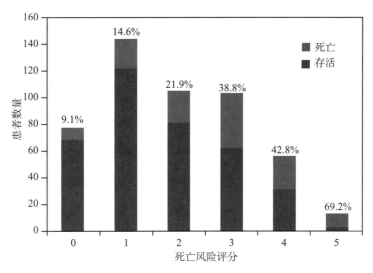

图 13-2 MBO 患者 Henry 评分与手术死亡风险

Bateni 采用手术风险分层指数预测 MBO 患者手术预后，分别对 MBO 患者进行美国麻醉学会（the American Society of Anesthesiology，ASA）身体状况评分、Charlson 伴病指数（Charlson comorbidity index，CCI）改良衰弱指数（modified frailty index，mFI）。ASA 身体状况分类分为 1～5 类，1 类表示身体健康。CCI 评分：≥50 岁患者每 10 年计 1 分、手术前 6 个月内心肌梗死 1 分、充血性心力衰竭 1 分、周围性血管疾病或静息痛 1 分、短暂性脑缺血发作或脑血管意外史 1 分、慢性阻塞性肺疾病 1 分、糖尿病 1 分、偏瘫 2 分、终末期肾病 2 分、腹水或静脉曲张 2 分和癌转移 6 分。所有患者 CCI 值均为 6～18 分，评分 ≥12 分的患者被合并为一个类别，以增加统计能力，因为很少有患者得分在这个范围内。mFI 评分（以下 11 个变量每项 1 分，最高分 11 分）：术前功能状态受损（部分或完全依赖）、糖尿病、严重慢性阻塞性肺病或患肺炎、需要药物治疗的高血压、充血性心力衰竭、术前 6 个月内发生心肌梗死（myocardial infarct，MI）、经皮心脏介入治疗、心脏手术或心绞痛、周围性血管疾病或静息痛、感觉器官受损、短暂性脑缺血发作或无神经功能障碍脑血管意外、有神经功能缺陷的脑血管意外史。对于我们的研究对象，mFI 评分范围从 0～9 分。由于 mFI 评分 ≥6 分的患者非常少，将评分 ≥5 分的患者合并为一个类别进行数据分析。观察指标：30 天内的严重并发症发生率、延长住院时间（length of stay，LOS）和 30 天死亡率。严重并发症被定义为持续发生至少一种术后并发症，需要进一步的侵入性手术（手术、内镜或放射学），导致永久性残疾，和（或）危及生命，需要 ICU 级别的护理，包括肺栓塞、呼吸衰竭、长时间插管、需要透析的急性肾衰竭、再手术、卒中、心搏骤停和全身休克等；30 天死亡率的定义与主要手术相关。30 天内的严重并发症发生率和死亡率分别为 20.4% 和 14.8%。ASA 和 CCI 没有预测严重并发症发生率或 LOS，但可以预测死亡率。mFI 没有预测 LOS，但预测了严重并发症发生率和死亡率（图 13-3）。ASA、CCI 和 mFI 在死亡率预测方面没有显著性差异。

我们对 MBO 外科治疗适应证的体会：①预期患者生存期 ≥3 个月；②患者及其家

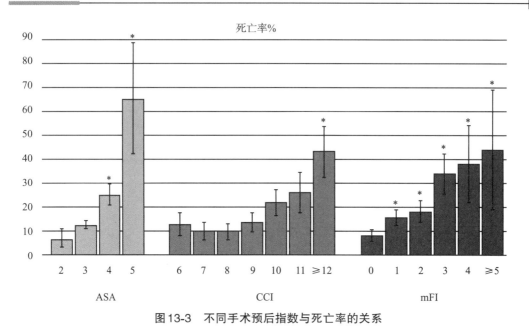

图13-3　不同手术预后指数与死亡率的关系

ASA，American Society of Anesthesiologists，美国麻醉学会；CCI，Charlson comorbidity index，Charlson伴病指数；mFI，modified frailry index，改良衰弱指数；$P < 0.05$

属充分理解病情进展的规律和预后，对手术严重并发症的高发生率有充分的思想准备；③Henry评分≤3分，ASA分类≤4类，CCI评分≤12分，mFI评分≤3分；④术前评估有≥150cm的可利用小肠段。禁忌证包括：①预期患者生存期≥1个月；②伴有严重的水、电酸碱平衡紊乱、心肺功能衰竭等器官功能障碍。

二、术前准备

MBO手术严重并发症发生率和死亡率高，必须进行精心的术前准备，包括：纠正水电酸碱平衡失调、小肠减压、术前呼吸功能锻炼、术前营养治疗和多学科会诊。MBO患者入院时一般伴有轻重不等的水、电酸碱平衡紊乱，术前需要给予纠正。肺功能不全是MBO患者术后并发症发生的重要危险因素，甚至引起死亡，术前呼吸功能锻炼有利于减少术后肺部并发症发生。

MBO患者术前小肠减压有利于进行术前肠内营养支持、促进术后肠功能康复以及增加患者对手术的耐受性。MBO患者一般情况下首选肠梗阻导管进行小肠减压治疗（A级）。Li DC等2017年报道，18名MBO患者经小肠减压术后12名患者能经口服肠内营养治疗，患者2周后营养状况改善，并排便。经皮针减压治疗：适合于合并急性肠梗阻而又经小肠减压无效、无手术适应证的MBO患者。该方法具有穿刺部位感染和腹水感染的风险，需要与小肠减压结合使用（D级）。Jiang TH等2015年报道，52例MBO患者经皮针减压治疗后给予营养治疗，19.2%的患者营养状况显著改善。

MBO是肿瘤终末期事件，患者营养不良呈现营养不良发生率高（85%～100%）、重度营养不良比例高（65%）。中、重度营养不良、完全不能进食或摄入不足、抗肿瘤治疗均是MBO患者术前营养干预的适应证。由于MBO患者均合并有完全或不完全性肠梗阻，肠外营养治疗是大多数MBO患者营养治疗的主要选择。不完全性肠梗阻患者适量肠内营养治疗可以让患者获得经口进食的满足感、减少肠外营养需求量、改善胃肠道功能和免疫功能，提高生活质量和延长生存期，也可以为后续肿瘤手术或放化疗创造条件，应鼓励这部分患者经口或管饲营养补充，不足部分可给予补充性肠外营养治疗。部分完全肠梗阻患者经过肠梗阻导管减压和药物治疗等可以逆转为不完全肠梗阻，进而获得肠内营养治疗的机会。而部分完全肠梗阻患者虽然经各种治疗方法最终仍能无法恢复胃肠道的连续性，但通过肠梗阻导管减压治疗后，在肠梗阻导管减压治疗的胃肠段给予少量的肠内营养治疗。

三、术前多学科会诊

MBO患者腹部肿瘤负荷大、多数有腹部手术史或经过多次放化疗，肿瘤复发或转移侵犯器官多，手术复杂和不确定性等原因决定了MBO手术前需要常规开展多学科会诊。一般邀请参与会诊的科室包括影像科、妇科、胃肠外科、肿瘤科、营养科、心理科、泌尿科、消化科、疼痛科、病理科、放疗科、中西医结合科、血管外科、介入治疗科和骨科15个科室。

多学科会诊（multi-disciplinary team，MDT）对制订精准的手术治疗方案有决定性意义，影像科的参与可以帮助精确判断肿瘤入侵程度（图13-4，图13-5，图13-6），避免不恰当的手术方案、减少术中器官的损伤；泌尿外科医师可以预判输尿管损伤的风险和术前留置输尿管支架；介入治疗科实行的肿瘤供应血管栓塞可以减少术中出血等。

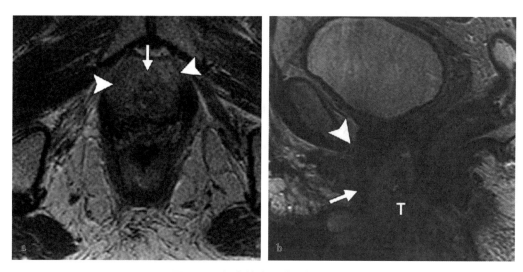

图13-4　复发性宫颈癌引起的MBO

a.渗透性复发肿瘤包围尿道并扰乱其同心环形外观；b.巨大的肿瘤（T），包括阴道、外阴和会阴，并侵入下尿道。上中尿道（箭头）正常管状外观

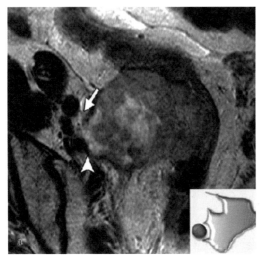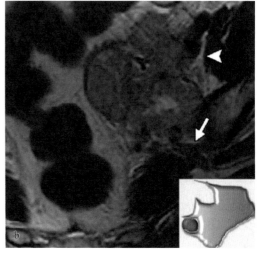

图13-5 肿瘤的血管参与程度

a.一个大的右骨盆肿瘤，肿瘤和髂外血管之间的脂肪平面被保留（箭头），注意肿瘤和右髂静脉（箭头）之间的脂肪平面丢失；b.左外髂静脉（箭头），并接近左坐骨神经（箭头）

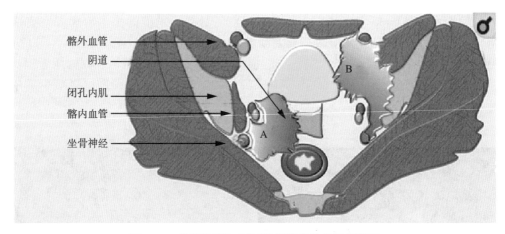

图13-6 盆腔肿瘤与周围组织器官的关系示意图

肿瘤位置和大小，膀胱、尿道、直肠、肛门、盆腔侧壁受累概率（A）；血管（普通和髂外）和神经（腰骶神经丛和坐骨神经）受累可能性（B）；淋巴结、腹膜和远处转移情况（箭头）

四、手术方式选择

MBO姑息性手术没有定型的手术方式，需要根据术中探查结果确定。手术方式主要有：梗阻肠段切除肠吻合术、单纯肠造口术、单段梗阻肠段侧-侧吻合术、多段梗阻肠段侧-侧吻合术、梗阻肠段切除加肠造口术、梗阻肠段侧-侧吻合加肠造口术等；梗阻难以解除者可以行营养管留置、化疗泵留置等，不能完全疏通多处梗阻时遵循"能疏通多少尽可能疏通多少"原则。

肿瘤主要位于盆腔，尤其位于宫颈癌、卵巢癌等盆腔肿瘤引起的MBO适合于采用腹膜外盆腔廓清治疗。腹膜外盆腔廓清治疗采用腹膜外入路，出血少、手术时间短、术后恢复快，重要的是如果术前能精准判断盆腔肿瘤的侵犯程度及其与周围器官的关系，可以保留部分器官的功能，如图13-7能精确判断肿瘤浸润的情况下选择前盆腔、中盆腔或后盆腔的廓清治疗，对于保留膀胱或直肠具有积极意义，第一、三种情况下肿瘤均可以采用腹膜外盆腔廓清治疗给予切除。

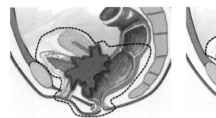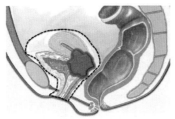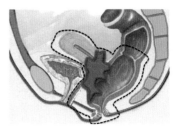

图13-7　盆腔不同部位肿瘤腹膜外盆腔廓清示意图

一个新的治疗趋势是术中、术后腹腔温热灌注化疗（intraperitoneal hyperthermic chemotherapy，IPHC）。在手术减灭了大部分肿瘤细胞后，IPHC具有根除微小癌灶和游离癌细胞的优点，可以显著提高MBO患者生存期和生存质量。在过去的10年中，已获得越来越广泛的接受，在一些如欧洲、美国、日本和澳大利亚的肿瘤中心，已被采纳为MBO治疗的常规选择。表13-1为部分MBO手术加IPHC的治疗效果。

MBO外科手术也可以采用腹腔镜进行。最近一个韩国团队发表了一篇回顾性研究报道，采用腹腔镜技术治疗MBO与开腹手术具有同样的安全性和疗效，但腹腔镜技术治疗MBO具有恢复快、创伤小等优点，尤其适合腹腔黏连较轻的MBO患者或单纯行造口手术的患者开展。

五、手术后处理

1.术后营养治疗　对于可以通过外科手术治疗恢复全部或部分胃肠道连续性的MBO患者，鼓励早期给予肠内营养治疗，可以改善患者生存质量和（或）延长患者生存期。对MBO营养不良患者实施营养干预时，也应该遵循五阶梯治疗模式。MBO患者首次入院时常因缺乏合适的肠内营养治疗途径，多数不能顺利实施肠内营养治疗，因此，肠外营养治疗是MBO患者营养治疗最现实的选择。部分MBO患者经内镜、手术等治疗重新获得胃肠道的连续性后，可以鼓励患者实施积极的肠内营养治疗以及进行肠功能恢复的治疗，尽量提高肠内营养治疗的比重。MBO患者肠道连续性得到恢复以及病情稳定后，可以鼓励患者进行居家肠内营养治疗或肠内营养治疗加部分肠外营养治疗。MBO患者肠梗阻手术或内镜治疗后的再复发率高达6%～47%，这部分患者需要再入院进行肠外营养治疗。

2.术后肠功能康复　包括肠道消化吸收功能的恢复、肠道菌群康复、肠道免疫功能的恢复等。

表 13-1 CRC联合IPHC治疗不同恶性肿瘤腹腔转诊患者的生存率

作者	患者数量	研究类别（期）	肿瘤类型	药物，温度及时长	中位随访时间	生存率（%）					
						1	2	3	4	5（年）	
Pilati	34	II	Colon Ca	MMC 26.2mg CDDP 193.7mg 41.5℃ 90 分钟	14.5月	68	31	—	—	—	
Glehen	56	II	CRC GC OC and others	MMC 0.7mg/kg CDPP 1mg/kg 46～48℃ 90分钟	544.4天	—	RO（79）R2（45）	—	—	—	
Verwaal	54	III	CRC	MMC 70mg/kg 41～42℃ 90分钟	21.6月	67	44	—	—	—	
Witkamp	29	I/II	CRC	MMC 35mg/m² 40～41℃ 90分钟	38月	82	45	23	—	—	
Shen	77	II	CRC	MMC 40mg 40.5℃ 120分钟	15月	56	—	25	—	17	
Elias	30	II	CRC	LOHP 460mg/m² in 2l/m² of iso-osmotic 5% dextrose, 43℃ 30分钟	55月	97	73	53	49	—	

六、手术常见并发症的预防和处理

MBO姑息性手术术后30天死亡率6% ～ 32%。严重并发症发生率为7% ～ 44%，包括肠外瘘、切口感染、切口裂开、术后早期梗阻、心肌梗死、心力衰竭、深静脉血栓、肺栓塞、肺部感染、腹腔感染、吻合口瘘、短肠综合征和再喂养综合征等。

肠瘘是MBO手术最常见的严重并发症之一，也是MBO手术死亡的重要原因。采用自制全封闭式负压吸引技术治疗肠瘘，可以减轻细菌负荷、增加创面血流量、缩小伤口的面积和深度、减少局部水肿、及时去除创面渗出液、直接刺激细胞繁殖，创建封闭湿润的创面愈合环境和促进肉芽生长，加快了肠瘘愈合（图13-8）；同时，由于采用该技术治疗肠瘘使瘘出的消化液得以充分引流，不影响肠瘘患者进食，我们提出了"大瘘大吃，小瘘小吃"的肠瘘营养治疗原则，维持了肠瘘患者的肠道免疫平衡、减少了肠源性感染，改善了肠瘘患者的营养状态。我们采用自制全封闭式负压吸引技术治疗肠瘘住院费用、住院时间、愈合时间和再手术率均下降了近2/3。

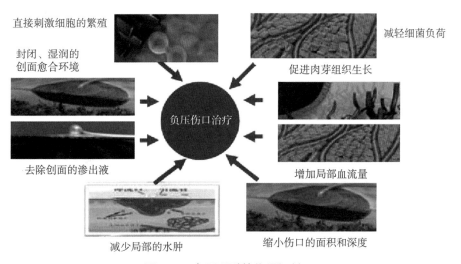

图13-8 负压吸引的作用机制

MBO患者术后恢复经口进食后要注意再喂养综合征的预防和处理。再喂养综合征通常发生于慢性或严重消耗性营养不良情况下再次摄入糖类时，突出特征是"四低一高"（低钾、低磷、低镁、低维生素B_1、高血糖）：①急性低磷酸血症，低钾、低镁；②维生素B_1耗竭，Wernicke's脑病；③急性容量扩张，循环衰竭。预防措施包括：确切识别高危人群，喂养前检查血生化，早期增加摄入，最佳起始能量限制在10 ～ 15kcal/（kg·d），每日监测电解质，待病情稳定后，缓慢增加热量至目标水平；进食时需要先少后多、先慢后快、先盐后糖和多菜少饭。治疗方法：对于重度低磷（血磷低于0.3mmol/L）的患者，每日补充0.25 ～ 0.5mg/kg磷，每日经口或经静脉补充维生素B_1 200 ～ 300mg复合维生素制剂每日补充2倍参考剂量，每日复查电解质。

MBO患者短肠综合征发生常见。短肠综合征的肠道康复分为失代偿期（早期，即术后4周）、代偿期（术后6个月至2年）和代偿后期。早期主要稳定患者的内稳态及提供营养治疗、减少胃肠液的分泌及胆汁的刺激。处理注重在控制腹泻、应用组胺H_2受体阻滞药或质子泵阻滞药、肠蠕动抑制剂和生长抑素等，以减少胃肠液、胆汁的分泌刺激胃肠蠕动。再就是维持水、电酸碱平衡，补充微量元素和维生素，并开始给予肠外营养治疗。过早给予肠内营养会加重水、电解质的丢失，过晚给予会延缓肠黏膜细胞的恢复。

七、外科治疗效果评价

3个主要评价指标，即梗阻症状缓解程度、进食能力和出院回家时间；尚没有关于MBO姑息性手术提高生活质量、临终前关怀质量等的报道。

加州全州卫生规划和发展数据集对2006—2010年住院的MBO患者进行回顾性分析。30天、90天和180天的离院天数（hospital-free days，HFDs）。在4576例MBO患者中，内科治疗3421例（74.8%），外科治疗1155例（25.2%）。手术患者并发症发生率较高（44.0% vs. 21.3%），住院死亡率较低（9.5% vs. 3.9%），HFDs（76.3% vs. 89.8%）。手术组30天和90天HFDs低于内科组，在180天，没有差异。手术患者和内科患者的总生存率无差异（中位6.5个月 vs. 6.4个月）。与非手术治疗30天和90天的医院使用率较低、住院死亡率较低以及更频繁的出院回家有关。这些数据强调了MBO患者临终时非手术治疗的潜在好处（图13-9）。

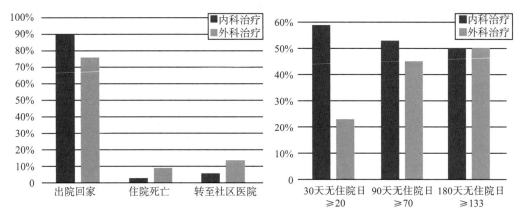

图13-9　MBO内科治疗与手术治疗的效果比较

Terrah J等筛选了2347篇独特的文章，选择了108篇文章进行全文回顾，包括17项研究。手术能够缓解32%～100%的患者的阻塞性症状，45%～75%的患者可以恢复饮食，34%～87%的患者可以出院回家。死亡率高（6%～32%），严重并发症常见（7%～44%）。经常发生再阻塞（6%～47%）、再入院（38%～74%）和再手术（2%～15%）。存活时间有限（中位数26～237天），住院手术消耗了患者剩余生命的很大一部分（11%～61%）。尽管姑息性手术可以使患者受益，但相对于患者剩余的生存时间而言，其代价是高死亡率和大量住院。术前，外科医师应提出现实的目标和手术的局限性。对于选择手术的患者来说，明确术前积极的术后干预措施是至关重要的，因为恶性肠梗阻术后并发症发生率高，生存期有限。

　　Goto T等2005—2010年共收治了53例妇科恶性肿瘤MBO患者。20例接受了姑息性手术，其中结肠造口术11例（55%），回肠造口术7例（35%），2例开关腹。33例未接受手术。术后并发症为35%，30天内死亡率为5%。20例患者中有14例（70%）在手术后获得了成功的姑息治疗，平均时间为146天（61～294天）。成功的姑息性治疗被定义为耐受至少60天固体食物的能力。MBO诊断后，接受手术的患者存活时间比未接受手术的患者更长（中位生存时间146天 vs. 69天）（图13-10）。

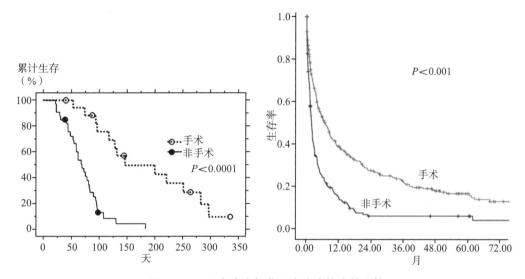

图13-10　手术治疗与非手术治疗的疗效比较

（杨振鹏　饶本强）

参 考 文 献

1. Paul Olson TJ，Pinkerton C，Brasel KJ，et al. Palliative surgery for malignant bowel obstruction from carcinomatosis：a systematic review. JAMA Surg，2014，149（4）：383-392.

2. Anthony T，Baron T，Mercadante S，et al. Report of the clinical protocol committee：development of randomized trials for malignant bowel obstruction. J Pain Symptom Manage，2007，34（1 Suppl）：S49-S59.

3. Ripamonti C，Twycross R，Baines M，et al. Clinical-practice recommendations for the management of bowel obstruction in patients with end-stage cancer. Support Care Cancer，2001，9（4）：223-233.

4. Ripamonti C，Easson AM，Gerdes H. Management of malignant bowel obstruction. Eur J Cancer，2008，44（8）：1105-1115.

5. Dvoretsky PM，Richards KA，Angel C，et al. Survival time，causes of death，and tumor/treatment-related morbidity in 100 women with ovarian cancer. Hum Pathol，1988，19（11）：1273-1279.

6. Baines M，Oliver DJ，Carter RL. Medical management of intestinal obstruction in patients with advanced malignant disease. A clinical and pathological study. Lancet，1985，2（8462）：990-993.

7. Tuca A，Guell E，Martinez-Losada E，et al. Malignant bowel obstruction in advanced cancer patients：

epidemiology，management，and factors influencing spontaneous resolution．Cancer Manag Res，2012，4：159-169．

8. Miller G，Boman J，Shrier I，et al．Small-bowel obstruction secondary to malignant disease：an 11-year audit．Can J Surg，2000，43（5）：353-358．

9. Tuca A，Roca R，Sala C，et al．Efficacy of granisetron in the antiemetic control of nonsurgical intestinal obstruction in advanced cancer：a phase II clinical trial．J Pain Symptom Manage，2009，37（2）：259-270．

10. Laval G，Arvieux C，Stefani L，et al．Protocol for the treatment of malignant inoperable bowel obstruction：a prospective study of 80 cases at Grenoble University Hospital Center．J Pain Symptom Manage，2006，31（6）：502-512．

11. Blair SL，Chu DZ，Schwarz E．Outcome of palliative operations for malignant bowel obstruction in patients with peritoneal carcinomatosis from nongynecological cancer．Ann Surg Oncol，2001，8（8）：632-637．

12. Bennett MI，Livingstone HJ，Costello P，et al．Symptom scores，serotonin and 5-hydroxyindole acetic acid levels in cancer patients with and without bowel obstruction．Palliat Med，2007，21（2）：157-159．

13. Jimenez-Garcıa A，Balongo-Garcıa R，Alconero FF，et al．Intestinal wall damage in simple ileus in rabbits：immune modulator role of somatostatine．Hepatogastroenterology，2004，51（58）：1030-1036．

14. Branco BC，Barmparas G，Schnüriger B，et al．Systematic review and Meta-analysis of the diagnostic and therapeutic role of water-soluble contrast agent in adhesive small bowel obstruction．Br J Surg，2010，97（4）：470-478．

15. Thompson WM，Kilani RK，Smith BB，et al．Accuracy of abdominal radiography in acute small bowel obstruction：does reviewer experience matter? AJR Am J Roentgenol，2007，188（3）：W233-W238．

16. de Bree E，Koops W，Kröger R，et al．Peritoneal carcinomatosis from colorectal or appendiceal origin：correlation of preoperative CT with intraoperative findings and evaluation of interobserver agreement．J Surg Oncol，2004，86（2）：64-73．

17. Mangili G，Aletti G，Frigerio L，et al．Palliative care for intestinal obstruction in recurrent ovarian cancer：a multivariate analysis．Int J Gynecol Cancer，2005，15（5）：830-835．

18. Chi DS，Phaëton R，Miner TJ，et al．A prospective outcomes analysis of palliative procedures performed for malignant intestinal obstruction due to recurrent ovarian cancer．Oncologist，2009，14（8）：835-839．

19. Tran E，Spiceland C，Sandhu NP，et al．Malignant bowel obstruction in patients with recurrent ovarian cancer．Am J Hosp Palliat Care，2016，33（3）：272-275．

20. Goto T，Takano M，Aoyama T，et al．Outcomes of palliative bowel surgery for malignant bowel obstruction in patients with gynecological malignancy．Oncol Lett，2012，4（5）：883-888．

21. Pothuri B，Meyer L，Gerardi M．Reoperation for palliation of recurrent malignant bowel obstruction in ovarian carcinoma．Gynecol Oncol，2004，95（1）：193-195．

22. Abdulmajed M，Ghalib A，Mohamed M，et al．Intestinal metastasis from primary epidermoid anal carcinoma in a 34 year old male presented with acute bowel obstruction．J Surg Case Rep，2012，2012（2）：1．

23. Henry JC，Pouly S，Sullivan R，et al．A scoring system for the prognosis and treatment of malignant

bowel obstruction. Surgery，2012，152（4）：747-757.

24. Tuca A，Guell E，Martinez-Losada E，et al. Malignant bowel obstruction in advanced cancer patients：epidemiology，management，and factors influencing spontaneous resolution. Cancer Manag Res，2012，4：159-169.

25. Kolomainen DF，Daponte A，Barton DP，et al. Outcomes of surgical management of bowel obstruction in relapsed epithelial ovarian. Gynecol Oncol，2012，125（1）：31-36.

26. Podnos YD，Juarez G，Pameijer C，et al. Surgical palliation of advanced gastrointestinal tumors. J Palliat Med，2007，10（4）：871-876.

27. Henry JA，O'Sullivan G，Pandit AS. Using computed tomography scans to develop an ex-vivo gastric model. World J Gastroenterol，2007，13（9）：1372-1377.

28. Frøkjaer JB，Drewes AM，Gregersen H. Imaging of the gastrointestinal tract-novel technologies. World J Gastroenterol，2009，15（2）：160-168.

29. Shen P，Hawksworth J，Lovato J，et al. Cytoreductive surgery and intraperitoneal hyperthermic chemotherapy with mitomycin C for peritoneal carcinomatosis from nonappendiceal colorectal carcinoma. Ann Surg Oncol，2004，11（2）：178-186.

30. Elias D，Sideris L，Pocard M，et al. Efficacy of intraperitoneal chemohyperthermia with oxaliplatin in colorectal peritoneal carcinomatosis. Preliminary results in 24 patients. Ann Oncol，2004，15（5）：781-785.

31. Coccolini F，Gheza F，Lotti M，et al. Peritoneal carcinomatosis. World J Gastroenterol，2013，19（41）：6979-6994.

32. Badgwell B，Krouse R，Cormier J，et al. Frequent and early death limits quality of life assessment in patients with advanced malignancies evaluated for palliative surgical intervention. Ann Surg Oncol，2012，19（12）：3651-3658.

33. Selby D，Wright F，Stilos K，et al. Room for improvement? A quality-of-life assessment in patients with malignant bowel obstruction. Palliat Med，2010，24（1）：38-45.

34. Podnos YD，Juarez G，Pameijer C，et al. Impact of surgical palliation on quality of life in patients with advanced malignancy：results of the decisions and outcomes in palliative surgery（DOPS）trial. Ann Surg Oncol，2007，14（2）：922-928.

35. Schwarze ML，Bradley CT，Brasel KJ，et al. Surgical "buy-in"：the contractual relationship between surgeons and patients that influences decisions regarding life-supporting therapy. Crit Care Med，2010，38（3）：843-848.

36. Schwarze ML，Redmann AJ，Alexander GC，et al. Surgeons expect patients to buy-in to postoperative life support preoperatively：results of a national survey. Crit Care Med，2013，41（1）：1-8.

◈ 第14章 ◈

特殊临床场景下的MBO外科治疗

临床上，肿瘤患者常常出现一些特殊情况下的肠梗阻，包括抗肿瘤治疗过程中发生的肠梗阻，如靶向治疗；化疗过程中发生的肠梗阻；疾病特殊状况下发生的肠梗阻，如盆腔肿物合并多节段肠梗阻、右半结肠术后复发相关肠梗阻。这些肠梗阻的处理有特殊性。

一、贝伐单抗安全期内的肠梗阻 + / - 肠穿孔

1. 贝伐单抗（AVASTIN，Bevacizumab）安全期内的手术风险 通常建议末次使用后＞6周再实施限期手术，但部分患者在肿瘤内科用药期间出现完全性肠梗阻，此时外科干预风险相对较高。根据笔者的经验，在贝伐单抗使用安全期内的急诊手术，可能的并发症类型并不是术中出血或切口愈合不良，而是迟发的微血栓性病变。此类患者解除梗阻后，通常不建议一期重建（图14-1）。

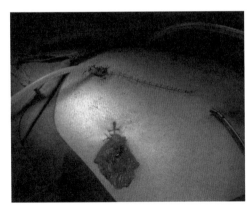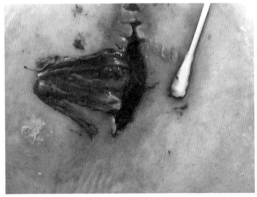

图14-1　使用AVASTIN 1周后完全性肠梗阻行急诊造口术，切口无并发症，术后8天出现造口缺血坏死，经造口师换药后好转，未行二次手术

2. 不全肠梗阻患者应用贝伐单抗后穿孔的处理 对于腹腔转移合并不全梗阻的患者，部分患者应用贝伐单抗后可促进肿瘤消退并缓解梗阻症状，但此类患者穿孔风险仍较大。如出现广泛腹膜炎则应积极手术以挽救生命；如腹膜炎局限并形成脓肿，则可给予抗生素及补液支持治疗后限期行手术探查，单纯近端造口可能无法根除已形成的脓肿，如患者条件允许应切除、引流所有脓腔后再行近端造口转流（图14-2）。

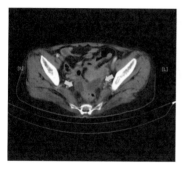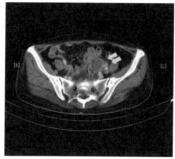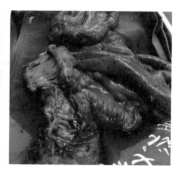

图14-2 不全梗阻使用AVASTIN后1⁺周穿孔伴脓肿形成，3⁺周时行腹腔脓肿切除术＋肠造口术，图中深色部分为脓肿假囊壁

二、化疗有效的淋巴瘤相关梗阻＋/－肠穿孔

肠道来源的淋巴瘤化疗中或化疗后，短期内出现肠梗阻通常为化疗反应良好、系膜淋巴结显著挛缩的表现，此类患者手术可积极处理。离断肠系膜时由于系膜根部瘢痕组织融合导致血管不易单根分离、结扎，可适当游离后使用GIA白钉离断或钳夹离断后使用4-0 Prolene线连续缝合断面（图14-3）。

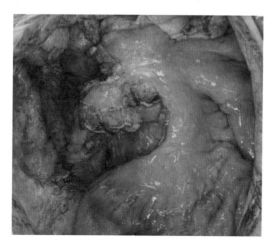

图14-3 淋巴瘤肠梗阻，肿物切除术后术野；可见SMA走行区多发质硬融合淋巴结瘢痕，行不规则的结肠血管分支离断

此外，回肠末段来源的淋巴瘤常见肿块较大，侵犯后上方结构如十二指肠水平部、肠系膜上动脉（superior mesenteric artery，SMA）根部等，分离时需谨慎。如合并穿孔则建议间断＋连续全程缝合，并留置胃管至远端空肠。局部可转移大网膜瓣促进粘连，并于局部充分引流。术后可应用奥曲肽1周左右减少消化液分泌，促进安全愈合（图14-4）。

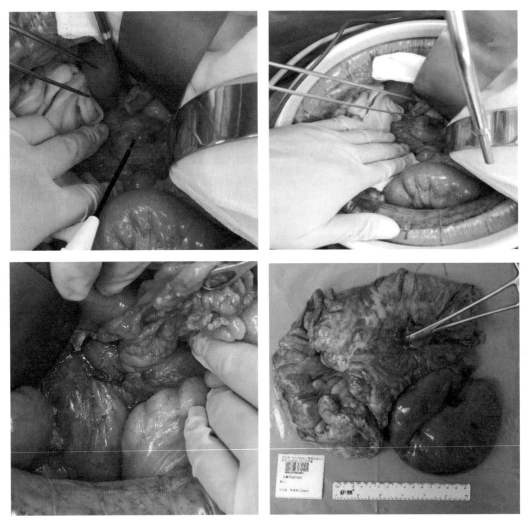

图14-4 淋巴瘤伴结肠穿孔、十二指肠穿孔，左上＆右上为十二指肠水平部受侵穿孔处；左下为局部全层间断＋连续缝合后使用网膜瓣覆盖示意图；右下为右半结肠及腹腔脓肿标本

三、盆腔肿物合并多节段肠梗阻

笔者团队处理盆腔肿块合并多节段梗阻，手术切除相对积极，以期消除局部多发闭袢，改善腹腔内环境，减轻肿瘤负荷，延长近端造口后的无复发生存期、延长泌尿系统及髂血管发生压迫的生存期。

1.盆腔入口后方间隙的显露 盆腔复发或切除困难肿瘤在探查中常被判断为"冰冻骨盆"而被放弃治疗。然而，有相当比例的病例在MRI或CT评价是并没有合并髂血管的直接侵犯，此类患者可能还有至少为姑息性切除的机会。显露此类肿物后间隙应从骶岬上方Toldt筋膜结构良好处着手，横断受侵的回肠末段及系膜、盲肠/升结肠中段、乙状结肠及直肠上血管蒂、乙状结肠肠管、游离、显露双侧生殖血管、输尿管结构。视情况决定是否打开下腹神经丛并到达主动脉前方间隙（图14-5）。

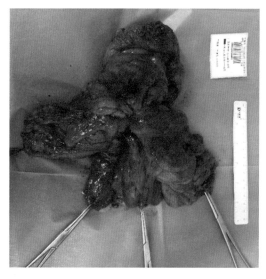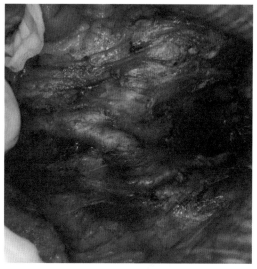

图14-5 盆腔入口巨大肿块伴MBO，自右向左分别为：离断后的升结肠及系膜、回肠及系膜、直肠上血管蒂、乙状结肠；右侧为主动脉前方间隙显露后效果图

离断神经丛和双侧生殖血管，即可到达主动脉前方间隙并拓展至双侧髂外血管的内侧。主动脉及分叉结构致密，分离时的主要风险在于动脉分叉正下方即为左髂总静脉，此处层次稍深或前方粗暴牵拉均可能引起严重的撕裂出血（图14-6）。

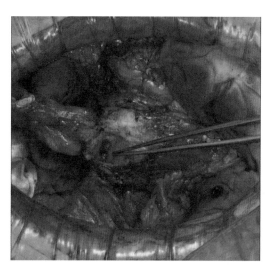

图14-6 主动脉分叉下方需谨慎分离，避免损伤左侧髂总静脉

前方占位巨大时，骶岬前凸会阻碍后方的深入游离，应从各个方向寻找条件较好的间隙并谨慎、逐步分离，不宜在骶前孤军深入，造成骶前出血。

2.克服巨大肿块的占位效应：前入路和侧方处理　让外科医师形成"冰冻骨盆"概念的另一挑战，在于盆腔巨大肿块的占位效应，导致盆腔深处不能形成足够的操作空间。实际上，膀胱前间隙颇为疏松，沿此层次分离可迅速到达耻骨后、盆底，并将整体盆腔脏器向上推移，从而创造操作空间。该流程可理解为：膀胱前方游离→将膀胱及盆腔脏器整体上移→分离肿瘤→分离保留泌尿系结构后推回盆底→移除肿瘤；必要时可打开膀胱顶部，切除受侵的部分膀胱肌层。泌尿系结构的保留需要术前谨慎的阅片、提前设计手术方案（图14-7）。

在女性患者处理盆腔中部复杂肿瘤，为了在盆腔深部到达正常的间隙，可在阴道腔内引导下横断宫颈或横断阴道穹窿，分辨狄氏筋膜后到达直肠下段，视情况处理直肠系膜并离断直肠（图14-8）。

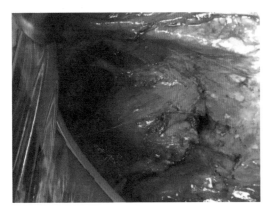

图14-7　膀胱前间隙的充分游离可直达盆底，利于盆腔入口肿瘤上移后，再进行分离，将膀胱从肿瘤侧分离后推回盆腔。图为移除标本后膀胱的状态

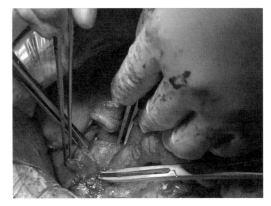

图14-8　优先离断阴道后到达后方狄氏筋膜，并逐步离断直肠；术者左手示指处→宫颈断端；无创镊→阴道前壁；左侧allis钳→阴道后壁；右侧两把allis钳→迪氏筋膜

输尿管入膀胱处，在男性和女性均为处理难点，此处血供丰富同时又结构菲薄，应谨慎分离；对于女性患者在输尿管上方处理子宫动脉多个小分支时应靠近宫颈，紧贴宫颈纵轴钳夹、缝扎。侧方处理受压扩张的输尿管时应预置双J型输尿管导管（double J ureteral catheter，DJ管），通常分离难度不大，但也不必强行保留全长输尿管。因盆腔侵犯严重的患者手术为姑息性时，其预期生存有限，输尿管再植时可不做肌层内隧道，带DJ管直接缝合输尿管–膀胱进行重建（图14-9）。

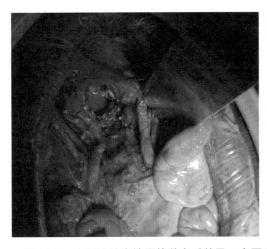
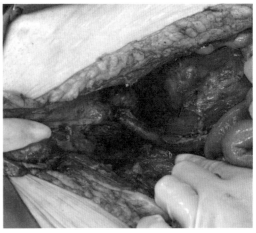

图14-9　左图为扩张输尿管游离后效果；右图为输尿管膀胱再植后效果图（未行肌层内隧道）

四、右半结肠术后复发相关肠梗阻

右半结肠术后局部复发合并梗阻的手术难点有以下几点：侧腹壁受侵或粘连严重；胰头十二指肠区域受侵；SMA根部的淋巴结转移；后方腰大肌前方结构包括生殖血管、输尿管受侵。如为局限性病变应积极根治性切除（如Whipple手术），但合并MBO时姑息手术占大多数。

合并MBO时，应首先充分减压小肠，以利于显露腹腔结构。围绕SMA根部为中心进行显露，可从小肠系膜根部寻找间隙并游离至Treitz韧带水平（掀起SMA系统），再做切除及造口。二次手术时后方容易引起损伤的结构包括但不限于：①生殖血管汇入右肾静脉处；②肠系膜上静脉（superior mesenteric vein，SMV）与胰头交汇处（Henle干）；十二指肠下沿-下腔静脉处粘连等（图14-10）。

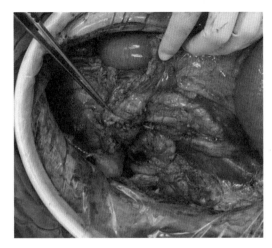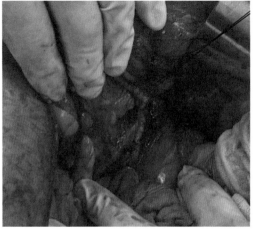

图14-10 左图为复发右半＋MBO标本移除后术野，可见十二指肠局部修补、腔静脉前筋膜切除及肾背膜部分切除；右图为切断部分生殖血管时，谨慎处理汇入右肾静脉处（黑丝线悬吊），下方可见完整保留的输尿管

考虑到姑息手术的性质，应特别注意探查肝十二指肠韧带，如考虑此处转移进展后将迅速引起黄疸可预防性胆囊造瘘；十二指肠降部/水平部如有梗阻风险，可行胃空肠吻合，以避免出现姑息切除后，虽然十二肠悬韧带（Treitz）韧带以下解除梗阻但仍无法经口进食的窘境。

五、黏液腺癌腹腔转移合并MBO

黏液腺癌腹腔转移对全身化疗、靶向治疗敏感度差，预后不佳，在肿瘤负荷较大、腹水等情况下，相当比例的患者快速衰竭、死亡。黏液腺癌腹腔转移合并MBO的外科治疗目的在于：同期解除梗阻、尽可能预防未来的梗阻风险、在保证安全性的前提下减轻肿瘤负荷；应用腹膜外入路＋全结肠切除＋腹膜反折上直肠切除＋网膜切除，可较好地减轻肿瘤负荷，显著减轻腹水；女性患者可同期切除卵巢转移。SMA起始部位如系膜结构良好、空肠及系膜种植负荷不重时应至少保留2m左右的肠管以利于术后肠内营养；小部分患者可通过减瘤达到NED（no evidence of disease）状态（肉眼无瘤）。一般情况好的患者可进行腹腔热灌注化疗或腹腔港灌注化疗（图14-11）。

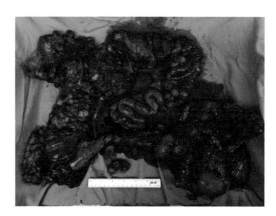

图14-11　黏液腺癌广泛腹腔转移、腹水，MBO，减瘤＋造口＋HIPEC术后标本（标尺＝16cm），目前该患者生存期为14个月

　　术中对于胰腺水平以上的减瘤应慎重，此类患者通常腹膜肿瘤指数（peritoneal cancer index，PCI）指数高，尤其是胃周血管、胰尾及脾门部位的癌结节减瘤时易出血且组织结构糟脆、止血困难。对于肝门、肝背膜及膈顶部位的癌结节，减瘤后易引起胸腔积液及其他肺部并发症，应谨慎开展。手术后风险在于水电解质、蛋白水平的维持、营养支持、造口相关并发症等。

（王　林　武爱文）

◈ 第15章 ◈

细胞减灭和腹腔热灌注化疗

　　腹盆腔发生的肿瘤可以通过3种途径播散：血供转移、淋巴转移及腹盆腔种植转移。很多肿瘤患者晚期可能发生切除部位肿瘤的局部复发或腹膜表面播散转移，从而导致患者最终在数月或数年内会因肠梗阻或腹腔肿瘤进展而死亡。细胞减灭术（cytoreductive surgery，CRS）及腹腔热灌注化疗（hyperthermic intraperitoneal chemotherapy，HIPEC）的出现，极大地减少甚至消灭了患者的肿瘤负荷，为此类患者的长期生存带来了希望。近30年来，来源于胃肠道的恶性肿瘤腹膜转移和妇科恶性肿瘤腹膜转移的治疗进展不断更新，目前CRS已被广泛认可，严重不良事件发生率和死亡率降至最低；HIPEC是腹膜转移治疗的第二部分，这种治疗已取得进展，但至今尚未形成标准治疗方案。2014年在荷兰阿姆斯特丹召开的第九届国际腹膜癌大会上，正式提出了《肿瘤细胞减灭术加腹腔热灌注化疗的国际建议》[International Recommendations for Cytoreductive Surgery（CRS）and Hyperthermic Intraperitoneal Chemotherapy（HIPEC）]，将CRS＋HIPEC治疗策略作为阑尾黏液癌、结直肠癌腹膜转移癌、恶性间皮瘤的标准治疗，作为卵巢癌、胃癌腹膜转移癌的推荐治疗，并强调有必要继续开展严格设计的前瞻性多中心大样本随机临床研究。

　　该项联合技术始于CRS，包括腹膜切除联合脏器切除，其目的是尽可能的完全清除腹盆腔肉眼可见肿瘤。20世纪90年代，Sugarbaker建立了腹膜切除术联合围术期腹腔化疗治疗结直肠癌腹膜转移的综合技术，并初次详细描述了具体手术环节。这些切除步骤包括前壁层腹膜切除、左上腹膜切除、大网膜切除加脾脏切除、右上腹膜切除、盆腔腹膜加直肠乙状结肠切除、胆囊切除加小网膜切除，可能还需要进行右半结肠切除或全结肠切除。在完成CRS后进行的HIPEC是该手术操作的一个必要步骤。该操作彻底改变了关于化疗用药途径和用药时间的概念。腹腔内给药确保了腹膜表面接触高浓度的化疗药物，高温也增强化疗药物的细胞毒性和穿透性，同时相对静脉化疗，副作用较小。HIPEC要在CRS后进行，此时除小肠表面的微转移灶或小结节外，其他肿瘤均已被手术清除，因此，化疗药物的有限穿透力（深入组织1～2mm）有可能清除所有肿瘤细胞。最后，吻合之前进行HIPEC，可以避免吻合口复发。

　　该疗法综合利用手术切除、区域化疗、热疗和大容量液体的灌洗作用，通过CRS切除腹膜及腹盆腔肉眼可见癌组织，再通过HIPEC的热化疗协同作用清除术后残留的微癌灶，是目前治疗腹膜转移（peritoneal metastasis，PM）的最有效策略。现将CRS＋HIPEC分述如下。

一、细胞减灭术

肿瘤细胞减灭术，包括受累腹膜切除联合脏器切除，其目的是尽可能地完全清除腹盆腔肉眼可见肿瘤，通过手术手段最大限度地减轻甚至消灭患者的肿瘤负荷。在日常临床工作中，经常会遇到描述患者既往手术情况、如何评价腹盆腔肿瘤负荷以及如何评价手术减瘤效果的问题，国际方面有如下几个指标。

1.既往手术评分 既往手术评分（prior surgical score，PSS）即评估明确的CRS＋HIPEC之前手术程度的数量。采用PCI图表，除外9～12区。PSS-0，提示仅做过活检；PSS-1，提示之前做过一个区域的手术；PSS-2，提示之前做过2～5个区域的手术；PSS-3，提示5个以上区域做过手术。PSS的重要性在于之前手术的复杂性及广泛性，使得CRS的实施更困难，手术范围更大，手术时间更长。这预示着PSS越高，患者将有可能接受不彻底的细胞减灭术（表15-1）。

表15-1　PSS评分标准

既往手术评分	定义
PSS-0（无手术）	只进行活检
PSS-1（小手术）	剖腹探查术，1个区域
PSS-2（中手术）	剖腹探查术，切除2～5个区域
PSS-3（大手术）	广泛肿瘤细胞减灭术，＞5区域

2.腹膜肿瘤指数 在施行细胞减灭术前及术后，需要客观评估腹膜转移肿瘤负荷。最常用的评价方法是腹膜肿瘤指数（PCI）。腹膜肿瘤程度的评估采用病变的分布与负荷，计算出腹膜表面恶性肿瘤程度的分数。该方法将腹部分成13个区，每个区的肿瘤负荷评分总和就是PCI。对于结肠癌腹膜转移及其他类型腹膜肿瘤，PCI可以预测CRS＋HIPEC的治疗效果，从而预测患者预后。

PCI包含的肿瘤大小和分布情况决定评分的数值。病灶大小（lesion size，LS）用于量化腹膜肿瘤结节大小。LS-0表示无肉眼可见肿瘤，LS-1表示肿瘤结节直径≤0.5cm，LS-2表示肿瘤结节直径0.5～5cm，LS-3表示肿瘤结节直径＞5cm或融合。通过13个腹盆腔分区描述肿瘤分布位置。通过13个腹盆腔分区描述肿瘤分布位置。两个平行水平面和两个平行矢状面将腹部分为9个区域。上水平面位于两侧肋缘最低水平，下水平面位于两侧髂前上棘连线水平。两个矢状面分别位于水平线左右1/3。由此法划分的9个区域按照顺时针方向编号，0代表脐部所在区域，1代表右横膈下腹腔。小肠划分为4个区域，分别代表空肠上、下段和回肠上、下段。13个区域病灶大小评分的加合即PCI，总分范围0～39分（图15-1）。

3.细胞减灭程度评分 细胞减灭程度（completeness of cytoreduction，CC）是评估腹膜表面恶性肿瘤预后的最重要的方法，临床上常用的是Sugarbaker CC评分法：CC-0分：细胞减灭术后无腹膜残瘤；CC-1分：残余瘤直径＜2.5 mm；CC-2分：残余瘤直径2.5～25 mm；CC-3分：残余瘤＞25 mm，或存在无法切除病灶。完全的细胞减灭术定义为CC-0或CC-1，CC-2和CC-3认为是不完全肿瘤细胞减灭术。之所以采用2.5mm作为细胞减灭术的标准，是因为这个大小的肿瘤与腹腔热灌注化疗时不同药剂的穿透水平密切相关。它是外科手术可以干预的唯一预后变量。无论需要多长时间，完成完全的细胞减灭所做的每份努力都是非常重要的（图15-1）。

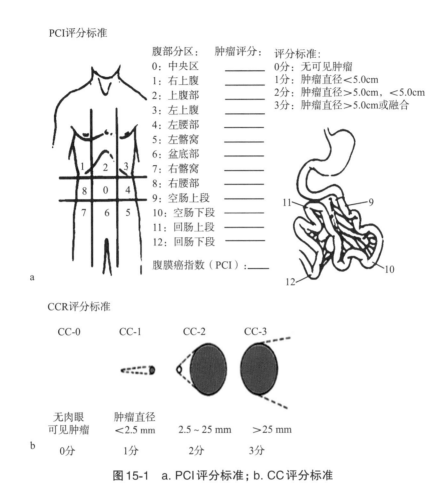

PCI评分标准

腹部分区：　肿瘤评分：　评分标准：
0：中央区　_____　0分：无可见肿瘤
1：右上腹　_____　1分：肿瘤直径<5.0cm
2：上腹部　_____　2分：肿瘤直径>5.0cm，<5.0cm
3：左上腹　_____　3分：肿瘤直径>5.0cm或融合
4：左腰部　_____
5：左髂窝　_____
6：盆底部　_____
7：右髂窝　_____
8：右腰部　_____
9：空肠上段　_____
10：空肠下段　_____
11：回肠上段　_____
12：回肠下段　_____

腹膜癌指数（PCI）：_____

a

CCR评分标准

CC-0　　CC-1　　CC-2　　CC-3

无肉眼　　肿瘤直径
可见肿瘤　<2.5mm　　2.5～25mm　　>25mm

b　　0分　　1分　　2分　　3分

图15-1　a. PCI评分标准；b. CC评分标准

二、腹腔热灌注化疗

随着国际肿瘤学界的探索，HIPEC在理论研究和技术层面上不断突破，充分发挥了多种治疗模式的协同效应，采用包括HIPEC的积极综合治疗措施不但能有效控制病情的进展，而且还有希望达到临床治愈。HIPEC分为开放式及闭合式两种操作方式。当前，国内只有少数单位能够将HIPEC视为具有治愈希望的治疗手段并应用于临床。因此，亟须深入研究HIPEC在腹腔恶性肿瘤腹膜转移中的预防和治疗效果，提高恶性肿瘤的综合治疗水平。

1.基本概念　HIPEC是指将含化疗药物的灌注液精准恒温、循环灌注、充盈腹腔并维持一定时间，预防和治疗腹膜的种植转移。随着现代生物技术的发展和大量的HIPEC临床应用带来的技术要求，HIPEC如要实现安全和有效的最大化，其在理论上和技术上都要求达到精准化和规范化。这其中包含了精准控温、精准定位和精准清除三大新理念。①精准控温：测温精度≤±0.1℃，控温精度≤±0.5℃，流速控制精度≤±5%；②精准定位："X"腹腔内交叉放置灌注管至膈下和盆底，使热灌注液体充盈整个腹腔，不留治疗盲区，发挥HIPEC的最佳效果；③精准清除：容量清除游离癌细胞、亚临床病灶和微小癌结节。

2.作用机制　腹膜总厚度约90μm，包括单层的间皮细胞、基底膜及5层纤维结缔组织。结缔组织层包括间质细胞和胶原蛋白，透明质酸和蛋白聚糖组成的矩阵。细胞成分包括成纤维细胞、周细胞、实质细胞和毛细血管。热疗具有通过抑制DNA复制、转录和修复必不可少的核基质介导的功能，具有选择性杀伤肿瘤细胞的作用。它还可加强化疗药物的细胞毒作用，并提高药物在组织间的渗透。研究表明，正常组织细胞在高温条件下能持续耐受47℃达1小时，而恶性肿瘤细胞仅能持续耐受43℃ 1小时，47℃和43℃持续1小时被称为正常组织细胞和恶性肿瘤细胞不可逆损害的临界温度。热疗具有通过抑制DNA复制、转录和修复必不可少的核基质介导的功能，具有选择性杀伤肿瘤细胞的作用。高温状态下，细胞膜及肿瘤血管通透性增高，有利于化疗药物的渗透和吸收。研究表明热动力学效应能加快化疗药与癌细胞的结合，使药物活性大大增强，从而提高癌细胞对某些抗癌药的反应率；化疗药物在加温条件下，抗癌作用明显增强，热疗和化疗联合应用具有显著的协同作用。高温可消除某些癌基因对细胞摄取和排泄化疗药物的调控能力。导致热化疗后癌细胞内化疗药物排泄减少，蓄积浓度增加。同时抑制肿瘤细胞对化疗药物损伤的修复，改变肿瘤组织周边的血液循环，使化疗药物易于进入肿瘤组织。

HIPEC对预防和治疗胸腔恶性肿瘤的胸、腹膜种植转移具有较好的临床疗效。HIPEC主要是运用癌细胞和正常组织对温度耐受的特殊性差异，通过腹腔热灌注治疗系统将化疗药物与灌注液加热到一定的温度，然后持续循环、恒温灌注到患者腹腔中，进而清除腹腔内游离癌细胞和微小的转移病灶。其主要机制为：①HIPEC热效应的多重作用，在组织水平上能抑制癌组织内血管再生，使肿瘤细胞变性、坏死；在细胞水平上破坏细胞的自稳机制，激活溶酶体、破坏胞质和胞核并诱导细胞凋亡；在分子水平上使癌细胞膜蛋白变性，干扰蛋白质、DNA和RNA合成。②热疗与化疗药物可发挥协同抗肿瘤作用，该协同作用在43℃时即明显增强，热效应可增强抗癌药物的渗透性，使药物的渗透深度从1～2mm加深至5mm。③通过持续的循环灌注，可对腹腔内游离癌细胞和腹膜微小转移病灶起到机械性冲刷作用，从而清除腹腔内残留的癌细胞和微小转移灶。

3.药物选择　HIPEC的药物选择除了与原发疾病种类有关外，还兼顾药物本身的特性，如药物对腹腔肿瘤的穿透力较强、腹膜吸收率较低、43℃热疗有协同作用且腹膜刺激性小等使用过化疗药物的患者也可以根据以往对化疗药物的敏感性进行选择。目前应用较多的药物有奥沙利铂、卡铂、顺铂、丝裂霉素、吡柔比星、紫杉醇和吉西他滨。实施HIPEC时，既可选择单一给药，也可联合序贯给药。化疗药物的剂量目前暂未有统一的标准，原则上以静脉用量为标准。如联合静脉应用，则剂量酌减。使用铂类化疗药物时，按照药物说明书进行水化。使用紫杉醇药物时，按照说明书进行抗过敏等治疗，对腹膜、胸膜通透性不高的药物，可适当提高剂量。增加局部药物的浓度，提高肿瘤细胞减灭效果。

HIPEC具体药物的选择如下。①胃癌：紫杉醇、泰素帝、奥沙利铂、顺铂和表柔比星；②结直肠癌：奥沙利铂、顺铂和丝裂霉素；③妇科肿瘤：紫杉醇、泰素帝、奥沙利铂、卡铂、顺铂和表柔比星；④腹膜假性黏液瘤：奥沙利铂、卡铂、顺铂、丝裂霉素和表柔比星；⑤肝胆胰腺癌：紫杉醇、泰素蒂、奥沙利铂、卡铂、顺铂、丝裂霉素、表柔比星和吉西他滨。

灌注液主要以生理盐水为主，HIPEC的容量为3000～5000ml。常用灌注流量为300～600 ml/min，灌注时间1小时。需要注意的是，奥沙利铂和国产的卡铂与生理盐水稀释溶解在一起会引起药效不稳定，这两种药物的灌注溶液需用5%葡萄糖溶液，术中可引起血糖升高，需做相应的处理，对于合并糖尿病的患者尤其注意。

4.技术参数 灌注管连接精准腹腔热灌注治疗系统，恒温、恒速、恒量地注入和排出腹腔。HIPEC灌注液、温度、时间、循环流速等参数设定如下：①灌注液为生理盐水和化疗药物混合液，一般生理盐水用量为3000～5000ml，灌注液的量以腹腔充盈和循环畅通为原则，化疗药物根据原发肿瘤来选择敏感的药物，剂量参考静脉化疗剂量；②治疗温度设定为43℃；③治疗时间为60～90分钟，根据不同药物选择不同的治疗时间，多数药物为60分钟，多次HIPEC时，次间隔时间为24小时；④循环流速一般为300～600ml/min。

三、术前评估

完整的病史和体格检查是必要的。实验室检查，包括全血细胞计数、肝肾功能、凝血功能和癌胚抗原（carcino-embryonic antigen，CEA）、CA19-9和CA125检测。术前进行心电图或胸部X线片检查。胸部、腹部及盆腔CT是重要的评估手段。需要胃镜、结肠镜检查，了解胃肠道情况。如患者合并肠梗阻，应行口服碘溶液消化道造影检查。

1.肿瘤标志物 除常规血液学检查外，需检测血清肿瘤标志物，首选CEA＋CA125＋CA19-9联合检测；有腹水患者，抽取腹水肿瘤标志物检测，敏感度高于血清。它们主要应用于随访和治疗效果监测。CRS＋HIPEC之后，它们有助于作为随访一位患者临床状况和复发指标。升高可先于影像学检查之前数月。

2.影像学检查 包括超声检查、CT检查、MRI检查及PET-CT检查。大多数患者在涉及腹膜表面恶性肿瘤之前，都有腹部和盆腔CT检查。腹膜转移肿瘤的影像学表现是复杂多样的，包括腹水、腹膜增厚伴强化、肠系膜挛缩、肠腔狭窄或扩张、腹膜结节。输尿管积液见于肿瘤侵犯膀胱输尿管连接处，可能伴肾功能减低。MRI弥散加权成像可能对腹膜转移的判断有其特有的优势。PET-CT是筛查任何腹腔外转移的重要措施，然而它在腹膜病变成像方面没有那么有效，因为在检测亚厘米病灶及腹膜结节方面不够敏感。

3. CRS＋HIPEC适应证及禁忌证 对于腹、盆腔肿瘤来源的腹膜肿瘤，包括胃癌、结直肠癌、阑尾肿瘤、卵巢癌和腹膜间皮瘤等，若原发灶能行根治性切除或最大程度细胞减灭，且无远处广泛转移，下列情况可行HIPEC：①年龄18～75岁（高龄患者慎用）；②KPS评分＞70分；③术中腹腔内游离癌细胞检测阳性；④腹膜转移（PCI＜20）；⑤高危腹膜播散患者，如肿瘤穿孔、完全肠梗阻、肿瘤穿透浆膜层或侵及邻近器官者。禁忌证：①术前常规检查发现远处器官（肝、肺、脑或全身骨）多处转移；②小肠系膜中-重度挛缩；③常规手术有明显禁忌证。

四、操作流程

1.体位　患者取平卧位、改良截石位或"大"字位（图15-2a），双腿分开约50°，尾骨尖正对手术床下缘，双臂外展90°。骶尾部、腿部铺医用凝胶垫或棉垫预防压疮及保温毯保温。留置中心静脉导管、胃管、三腔导尿管，三腔导尿管一腔连接尿袋，一腔连接亚甲蓝溶液，用于术中充盈膀胱，双下肢安装气压式血液循环驱动装置（下肢静脉血栓筛查阳性患者禁用），麻醉诱导后，行气管插管，实施麻醉。酌情行膀胱镜检查及输尿管导管置入。

2.开腹探查　取剑突至耻骨联合的长正中切口（图15-2b），切除部分剑突、脐、原手术切口瘢痕及上腹部脂肪垫，充分显露术野。对于部分腹膜肿瘤体积较大或进腹困难的患者，可从腹膜外层面解剖分离至两侧结肠旁沟，然后从侧面进腹，这样可避开粘连，减少肠管损伤，亦能安全有效地完成腹前壁腹膜切除术。进腹后全面探查腹腔，按Sugarbaker标准行PCI评分。

3.腹前壁腹膜切除　首先对腹前壁进行全面探查，若腹前壁广泛受侵，需行腹前壁腹膜切除术。切除肝圆韧带及部分镰状韧带，以便上腹部切口完全显露。自腹正中线切口向下剥离腹膜，形成一个指向两侧结肠旁沟的解剖平面，上至膈下，下至膀胱颈。以组织钳或卵圆钳夹住腹膜，以保持张力适度。剥离过程中，尽量保持腹膜的完整性，并注意保护腹膜下肠管，采用电刀分离结合钝性分离的方法，可相对较快且安全地切除腹前壁腹膜。若腹前壁腹膜局部受侵或仅有少量肿瘤结节，可以电刀剔除所有肿瘤结节及受侵腹膜，保留正常腹膜（图15-2c）。

4.大网膜切除　大网膜是腹腔肿瘤最常见的转移部位。从大网膜游离缘提起大网膜（图15-2d），从横结肠表面锐性分离，向左至结肠脾曲，向右至结肠肝曲。沿横结肠系膜前叶游离至胰腺下缘，注意保护结肠中血管。向左打开脾结肠韧带，沿胰尾表面分离大网膜与脾脏之间的粘连，注意保护脾门。沿胃大弯切断大网膜，在保证肿瘤能够完全切除的前提下，不必保留胃大弯血管弓。如果网膜种植的肿瘤固定于横结肠上，根据情况决定行横结肠切除，或小范围浆膜切除，以达到彻底的肿瘤细胞减灭术。若大网膜两侧侵犯脾脏和（或）胆囊，常联合脾切除、胆囊切除。

5.脾切除　由于大网膜病变常累及脾门，左膈下腹膜病灶也常累及脾被膜，脾本身有时直接被肿瘤累及，所以脾切除常难以避免。将大网膜与胃大弯分离后，需决定是否切除脾脏，通常将脾脏与大网膜一并整块切除。依次处理脾结肠韧带、脾胃韧带、脾膈韧带，若肿瘤侵及膈肌和脾被膜，脾与膈肌致密粘连无法分离，可一并切除部分膈肌。将肿瘤从胰腺分离时，需格外小心，注意保护胰腺，防止胰瘘发生。

6.小网膜切除　小网膜常被肿瘤侵袭，应常规切除。于胃小弯血管弓外游离小网膜，注意保护胃右动脉，除非被肿瘤侵及方可切断，分离直至肝尾状叶，并切除静脉韧带。小网膜切除有助于灌注液分布整个小网膜腔。

7.左侧膈肌腹膜切除　沿腹前壁腹膜切除上缘，以组织钳夹住腹膜边缘，再以锐性及钝性分离相结合向左上方，将腹膜从膈肌上剥离，暴露膈、左肾上腺、远端胰腺、肾周脂肪上1/2。对于大面积膈肌腹膜侵犯需行规范的膈肌腹膜切除，但如果腹膜受侵范围较小，可行单独结节切除（图 15-2e）。

8. **右侧膈肌腹膜切除** 切断肝三角韧带及肝表面与膈肌腹膜的粘连，将肝脏完全游离，并向内侧翻起暴露右侧膈肌腹膜。从前面至侧面，用多个组织钳夹住膈肌腹膜，采用锐性与钝性分离相结合的方法将腹膜从膈剥离直到肝裸区，注意保持腹膜完整性，以提高钝性分离的效率。沿膈中心腱操作时应特别小心，在这个位置，腹膜与膈之间的层次发育不完全，通常融合在一起。继续行腹膜切除，向后至肝后下腔静脉，向上向内达肝上下腔静脉（图 15-2f）。若膈肌腹膜标本过大，可将腹膜截断，从背面将另一块腹膜切除，可能更加易于处理。膈静脉出血均需彻底缝扎，单纯的电凝处理可能会由于膈肌的运动，而导致术后出血。

9. **结肠切除** 盲肠、阑尾及其系膜、横结肠及乙状结肠肠脂垂常被肿瘤侵及。腹前壁腹膜切除时，已分离至两侧结肠旁沟，左半和右半结肠区域腹膜已切除。乙状结肠肠脂垂可根据肿瘤侵犯情况予以酌情切除。根据结肠探查结果，决定结肠切除范围，应尽量保留部分结肠。腹膜假黏液瘤多数起源于阑尾，因此常规行阑尾切除术，若肿瘤侵及盲肠壁或阑尾系膜淋巴结阳性，则需切除回盲部（图 15-2g）或右半结肠。

10. **小肠切除** 自 Treitz 韧带到回盲部，全程探查小肠。在保留足够长度小肠以维持营养功能和尽量减少吻合口数量两个前提下，选择小肠切除方案，通常情况下应保留至少 200 cm 长的小肠。Treitz 韧带、小肠系膜两侧常被肿瘤侵及，均可以电刀切除孤立肿瘤结节，或整块剥除系膜表面腹膜，完整保留系膜血管。侵及肠管的肿瘤，推荐肠段切除，亦可行肿瘤局部楔形切除。小肠切除时，应保留足够多的肠系膜，以降低小肠缺血的风险。小肠吻合在 HIPEC 后进行。

11. **胃切除** 胃常被肿瘤累及，一般侵及胃窦部，进而扩散至十二指肠球部，并包围肝门，胃大弯和胃小弯也常被大网膜或小网膜肿瘤侵犯，甚至造成幽门或十二指肠梗阻，一般行远端胃切除和胃空肠袢式吻合，以改善患者生活质量，减少吻合口数量，降低术后并发症的发生风险。

胃肠道的切除需要外科医师综合评估组织质量、患者营养状态、完全细胞减灭可能性以及吻合口数量等因素，充分考虑患者获益与风险比。其基本原则是尽量保留胃和较多的小肠和结肠，减少吻合口数量，以保证患者的生活质量，减少术后并发症的发生风险（图 15-2h）。

12. **盆腔探查** 肿瘤常侵及卵巢、盆底腹膜，并压迫输尿管造成梗阻，甚至侵犯直肠前壁和膀胱后壁，常规切除子宫、双附件，根据直肠受侵情况，决定是否行低位直肠前切除。

后盆腔整块切除（图 15-2i），常规沿腹膜外游离。自双侧髂窝腹膜开始，交替完成盆腔后方、侧方和前方分离。后方处理：分离显露肠系膜下动静脉，自根部切断结扎，确定乙状结肠切除线，切断乙状结肠。沿直肠固有筋膜与骶前筋膜间隙自上向下分离至腹膜返折以下，女性患者常规结扎双侧髂内动脉，以减少盆腔操作过程中的出血。前方处理：以亚甲蓝溶液充盈膀胱，由膀胱底向膀胱颈完整剥离膀胱表面腹膜，向下直至膀胱直肠间隙或膀胱子宫间隙，男性到达精囊腺水平，女性达子宫颈水平下方。侧方处理：沿腹膜外游离，在髂外动脉以上部位高位结扎双侧卵巢血管，男性注意妥善分离精索血管及输精管，分离显露双侧输尿管，并予以保护。依次断扎子宫圆韧带、阔韧带、子宫动脉及主韧带，分离直至与膀胱后分离平面汇合达宫颈下水平。切断阴道，沿着阴道后壁的阴道直肠间隔自下向上分离子宫直肠窝，裸化直肠系膜，切断直肠，整块切除中后盆腔结构，缝合阴道残端。该操作完整切除的脏器包括：从左、右髂窝平面开始的全部盆腔腹膜，膀胱表面腹膜，子宫及双附件（女），直肠。

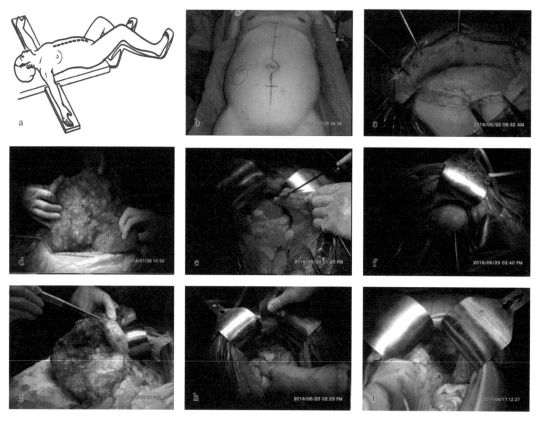

图15-2　CRS手术流程

a."大"字位；b.长正中切口；c.腹前壁腹膜切除；d.大网膜切除；e.左侧膈肌腹膜切除；f.右侧膈肌腹膜切除；g.回盲部切除；h.小网膜切除；i.盆底腹膜切除

髂血管较少被肿瘤侵及，但对于部分晚期病例，在试图从髂血管表面分离肿瘤时，可能导致血管外膜剥脱。必须在肿瘤切除后对血管进行检查，并给予适当的修补以防止形成假性动脉瘤。若膀胱、输尿管局部受侵，可切除部分膀胱及输尿管，并尽可能行输尿管吻合和膀胱修补，避免回肠代膀胱。

13.腹腔热灌注化疗　完成CRS后，可选择开放式或闭合式腹腔热灌注化疗。

（1）开放式：悬吊腹壁至自动牵引器支撑杆上，以扩大腹腔容量，方便腹腔热灌注化疗。将4根灌注导管置入腹腔。2根出水管放置于两侧结肠旁沟或盆腔等腹腔较低位置，2根入水管放置于腹腔表面，连接腹腔热灌注化疗机开始预热。热灌注化疗方案见后面章节。

（2）闭合式：将4根灌注导管置入腹腔，分布于盆腔、腹中部及左右膈下，关闭白线或皮肤，余同开放式。

14.消化道重建　除阴道残端外，所有的重建和缝合操作均应在HIPEC后进行。

HIPEC结束后，重新显露腹腔，仔细检查小肠和结肠，缝合修补所有浆膜损伤。使用吻合器进行肠管吻合，注意降低吻合口的张力，保证充足的血供等。为了减少肠管并发症，用可吸收线对吻合口进行浆肌层缝合加固，若有肠瘘的风险，可考虑预防性造瘘。若术中输尿管损伤或可疑损伤，可放置输尿管支架管。若术中切除膈肌，应放置胸腔闭式引流后，以10号丝线间断缝合膈肌，关闭胸腔。

15.核查关腹　关腹前，需仔细检查整个腹盆腔，彻底止血。一般分别于肝下、脾窝、盆腔各留置引流管1根。由于手术创伤大、机体组织健康状况不佳、HIPEC和营养障碍相关的修复障碍，切口感染风险极大，关闭腹部筋膜和皮肤时需要小心仔细，关闭皮下层前使用大量生理盐水冲洗，并采用可吸收缝线间断缝合。术后切口应每天换药，以便及时发现、及时处理切口问题，大大降低切口感染等不良事件的发生率。

五、不良事件

不良事件按照Clavien-Dindo并发症分级，分为5级：Ⅰ级不用药物处理和外科治疗；Ⅱ级需要药物治疗、输血及全肠外营养；Ⅲ级需要手术处理；Ⅳ级危及生命，需要ICU支持治疗；Ⅴ级为术后30天内死亡。CRS＋HIPEC的不良事件发生率较高，为27%～56%，主要包括腹腔脓肿、吻合口瘘、胆瘘、肠瘘、肠梗阻、切口裂开、肺部感染、血液毒性反应、深静脉血栓形成、胸腔积液、充血性心力衰竭、脑梗塞、中－重度低白蛋白血症等。这些不良事件与PCI评分、手术时间、吻合口数量、术中切除脏器数量等有关。美国HIPEC的围术期死亡率为0～11%，最常见死因是肠瘘、骨髓抑制、呼吸衰竭、甲氧西林耐药性金葡菌感染和肺栓塞。预示死亡的因素包括恶性腹水、体质状态差和肠梗阻。国内针对胃癌腹膜转移进行了随机对照临床研究，68例患者中9例发生严重不良事件，单纯CRS组4例（11.7%），CRS＋HIPEC组5例（14.7%，$P=0.839$），其中位生存期分别为5.0个月和3.0个月。严重不良事件是显著影响患者生存的独立预后因素。尽管CRS＋HIPEC治疗的不良事件发生率较高，但应当认识到未采用该疗法治疗的患者预后更差。

（许洪斌　马瑞卿　庞明辉）

参 考 文 献

1. Ansari N，Chandrakumaran K，Dayal S，et al. Cytoreductive surgery and hyperthermic intraperitoneal chemotherapy in 1000 patients with perforated appendiceal epithelial tumours. Eur J Surg Oncol，2016，42（7）：1035-1041.

2. Mittal R，Chandramohan A，Moran B. Pseudomyxoma peritonei：natural history and treatment. Int J Hyperthermia，2017，33（5）：511-519.

3. Ronnett BM，Zahn CM，Kurman RJ，et al. Disseminated peritoneal adenomucinosis and peritoneal mucinous carcinomatosis. a clinicopathologic analysis of 109 cases with emphasis on distinguishing pathologic features，site of origin，prognosis，and relationship to "pseudomyxoma peritonei". Am J Surg Pathol，1995，19（12）：1390-1408.

4. Li Y，Yu Y，Liu Y. Report on the 9（th）International Congress on Peritoneal Surface Malignancies. Cancer Biol Med，2014，11（4）：281-284.

5. 李雁，周云峰，梁寒，等. 细胞减灭术加腹腔热灌注化疗治疗腹膜表面肿瘤的专家共识. 中国肿瘤临床，2015，42（4）：198-206.

6. Ba M，Long H，Zhang X，et al. Different sequential approachesof cytoreductive surgery and hyperthermic intraperitonealchemotherapy in treating ovarian cancer with malignant ascites. J Cancer Res Clin Oncol，2014，140（9）：1497-1506.

7. 腹腔热灌注化疗技术临床应用专家协助组. 腹腔热灌注化疗技术临床应用专家共识（2016版）. 消化肿瘤杂志（电子版），2016，8（3）：125-129.

8. Lemoine L，Sugarbaker P，Van Der Speeten K. Drugsdoses and durations of intraperitoneal chemotherapy：standardising HIPEC and EPIC for colorectal，appendiceal，gastric，ovarian peritoneal surface malignancies and peritoneal mesothelioma. Int J Hyperthermia，2017，33（5）：582-592.

9. Sugarbaker PH，Mora JT，Carmignani P，et al. Update on chemotherapeutic agents utilized for perioperative intraperitoneal chemotherapy. Oncologist，2005，10（2）：112-122.

10. 郝希山. 细胞减灭术加腹腔热灌注化疗治疗腹膜表面肿瘤的专家共识导读. 中国肿瘤临床，2015，42（4）：197.

11. Baratti D，Kusamura S，Deraco M. The fifth international workshop on peritoneal surface malignancy（Milan，Italy，December 4-6，2006）：methodology of disease-specific consensus. J Surg Oncol，2008，98（4）：258-262.

12. Saxena A，Yan TD，Chua TC，et al. Critical assessment of risk factors for complications after cytoreductive surgery and perioperative intraperitoneal chemotherapy for pseudomyxoma peritonei. Ann Surg Oncol，2010，17（5）：1291-1301.

13. Dayal S，Taflampas P，Riss S，et al. Complete cytoreduction for pseudomyxoma peritonei is optimal but maximal tumor debulking may be beneficial in patients in whom complete tumor removal cannot be achieved. Dis Colon Rectum，2013，56（12）：1366-1372.

14. Lansom J，Alzahrani N，Liauw W，et al. Cytoreductive surgery and hyperthermicintraperitoneal chemotherapy for pseudomyxoma peritonei and appendix tumours. Indian J Surg Oncol，2016，7（2）：166-176.

15. Kusamura S，Dominique E，Baratti D，et al. Drugscarriersolutionsand temperature in hyperthermic intraperitoneal chemotherapy. J Surg Oncol，2008，98（4）：247-252.

16. Yang XJ，Huang CQ，Suo T，et al. Cytoreductive surgery and hyperthermic intraperitoneal chemotherapy improves survival of patients with peritoneal carcinomatosis from gastric cancer：final results of a phase III randomized clinical trial. Ann Surg Oncol，2011，18（6）：1575-1581.

17. 陈创，陈利琴，杨国梁，等. 肿瘤标志物在结直肠癌诊断和监测中的价值和改进策略：130例患者的临床资料分析. 肿瘤，2007，26（11）：1221-1226.

18. Jacquet P，Sugarbaker PH. Clinical research methodologies in diagnosis and staging of patients with peritoneal carcinomatosis. Cancer Treat Res，1996，82：359-374.

19. Sugarbaker PH. Peritonectomy procedures. Ann Surg，1995，221（1）：29-42.

第16章

伴有急症的恶性肠梗阻处理原则

一、不可切除性腹腔内肿瘤伴急性肠梗阻的外科干预原则

恶性肠梗阻是指原发性或转移性恶性肿瘤造成的肠道梗阻，是胃肠道肿瘤和盆腔肿瘤晚期的常见并发症之一。随着我国腹部恶性肿瘤的发病率逐年升高，恶性肠梗阻已成为普外科最常见的外科急诊和处理棘手的临床难题。由于梗阻部位及程度、是否伴复发转移、全身状况好坏、是否合并基础疾病等差异甚大，治疗上既要解除梗阻，又要兼顾肿瘤治疗，让患者最大获益；这考验着临床医师的肿瘤专科技能、知识更新、多学科协作及综合实力。专业技术水平不同的外科医师处理临床分期、分级近似的恶性肠梗阻，可获得预后完全不同的结果。应根据恶性肠梗阻临床特点、临床实践经验以及当今腹部恶性肿瘤治疗原则，探讨恶性肠梗阻患者的个体化综合治疗策略。

急性肠梗阻是晚期腹腔内恶性肿瘤常见且处理非常棘手的并发症之一，亦是晚期肿瘤的终末期事件。其症状往往包括腹痛和难治性恶心或呕吐，多与胃肠道肿瘤或妇科恶性肿瘤相关。依据TNM分期，此类肿瘤至少为T4分期，且往往合并远处转移（M1）。晚期腹腔内肿瘤无论是原发还是继发，如黑素瘤、乳腺癌等转移至腹腔所致，手术很难达到根治目的。对于可根治的腹腔肿瘤如高危Ⅱ期结直肠癌不予在本节讨论。据估计，晚期肿瘤合并肠梗阻发生率一直很高，总体发生率3%～15%，其原发癌起源由高到低依次为结直肠癌（25%～40%）、卵巢癌（16%～29%）、胃癌（6%～19%）、胰腺癌（6%～13%）、膀胱癌（3%～10%）及子宫内膜癌（3%～11%），原发于腹腔外的肿瘤也可以引起癌性急性肠梗阻，如乳腺癌（2%～3%）和黑素瘤（3%）等。在恶性肠梗阻中，小肠梗阻占61%，大肠梗阻占33%，大、小肠均梗阻占20%。肠梗阻可能是完全性肠梗阻或不完全性肠梗阻，也可能是一段肠道梗阻（20%）或多段肠道梗阻（80%）。65%的患者合并有肿瘤腹膜转移。晚期腹腔内肿瘤合并急性肠梗阻的预后非常差，中位总生存期为1～3个月。手术切除可能性小，病情危重，预后差，患者的生活质量严重下降，治疗非常困难。以下就不可切除性腹腔内肿瘤伴急性肠梗阻的外科干预原则及其相应的治疗手段做详细探讨。

（一）不可切除性腹腔内肿瘤伴急性肠梗阻病因

其病因主要是由于肿瘤播散小肠和结肠造成的梗阻。主要病理生理为腹腔内肿瘤压迫肠道、腔内梗阻、肠壁内浸润或广泛肠系膜浸润。腔内肿瘤有时未完全堵塞肠腔但可引起肠套叠导致完全性肠梗阻；黏膜内浸润会阻碍管腔或损害肠蠕动功能加剧梗阻症

状；肠道或腹腔神经丛浸润可引起肠蠕动严重障碍和随之而来的肠道梗阻。恶性肿瘤导致的机械性肠梗阻可能合并炎性水肿、便秘、肿瘤及治疗所致的纤维化、恶病质或电解质紊乱如低钾、肠道动力异常、肠道分泌降低、肠道菌群失调及药物不良反应等因素，从而使病情进一步复杂及恶化。

除肿瘤性病因之外，非肿瘤性病因如术后或放疗后可出现的肠粘连、肠道狭窄及腹内病，年老体弱者粪便嵌顿等也可引起急性肠梗阻，占3%～48%。值得一提的是在有肿瘤复发的急性肠梗阻患者中，仍需要考虑这些非肿瘤性因素，以免延误治疗。

（二）不可切除性腹腔内肿瘤伴急性肠梗阻病理生理

恶性肠梗阻发生后，肠道局部和全身出现一系列病理生理变化。肠道内液体分泌-吸收平衡破坏是肠梗阻病理生理过程中最重要的病理生理环节。正常情况下，消化道分泌消化酶、胃肠液、电解质等促进养物质吸收。人体消化腺分泌液体总量约8000ml。肠梗阻发生后导致梗阻近段肠腔扩张。积聚的胃液、胰液、胆道分泌内液体积聚在梗阻部位，进一步刺激肠液分泌肠腔扩张，肠壁变薄，聚积于肠腔内的液体不能参加正常的液同时肠壁表面积增大，肠腔内液体分泌量进一步增加，形成"分泌—扩张—分泌"的恶性循环。尽管肠道运动不能使肠内容物通过，但肠道仍然持续不协调蠕动，这进一步加重肠梗阻近端肠道的扩张。梗阻肠道的"扩张—分泌—运动"活动引发了一系列临床症状。梗阻后肠腔内压增高，导致肠壁静脉回流障碍，毛细血管及小静脉淤血，肠壁充血水肿。随着病情进展，肠壁动脉血供受阻，动脉内血栓形成，肠壁坏死、穿孔。肠壁充血水肿还可导致前列腺素、血管活性肠肽等炎症因子分泌增多，从而增加细胞膜的通透性，进一步加剧肠腔内液体的积聚。液体潴留和肠道积气使肠腔压力明显增加，肠嗜铬细胞释放5-羟色胺增多，激活肠道神经元释放各种介质，刺激神经元促分泌活动，导致肠隐窝细胞分泌过多和内脏血管扩张，肠道水肿，分泌物潴留，肠腔压力进一步上升，进入不可逆转的恶性循环。肠梗阻部位的炎症反应还可引起肿瘤水肿，瘤体增大，进一步导致病情恶性循环。分泌入肠道的消化液中，含有大量电解质，且以碱性和中性为主，因此一旦发生肠梗阻，会出现代谢性酸中毒和Na^+、K^+的丢失等严重的水、电平衡紊乱。肠梗阻时肠内压增高，肠内细菌大量繁殖并产生毒素，加上肠屏障作用的损害，导致细菌和毒素移位至器官和组织，弓起肠源性感染和内毒素血症，病情严重时引起多器官功能衰竭，最终导致休克、死亡。

（三）不可切除性腹腔内肿瘤伴急性肠梗阻临床表现

大多数发病缓慢，病程较长，常为不全性肠梗阻。常见症状包括恶心、呕吐、腹痛、腹胀、排便排气消失等。初始症状通常为间歇出现可自发缓解的腹痛、恶心、呕吐和腹胀，症状发作时通常仍有排便或排气。症状随病情进展而逐渐恶化为持续性。梗阻后期，发展为急性期，患者体温升高，腹胀更加明显，肠管扩张后肠壁增厚，渗出增加，如病情继续进展，患者腹痛可转为持续性腹痛阵发加重的肠缺血绞窄表现，甚至出现肠穿孔、感染性腹膜炎、感染性休克等严重并发症。

（四）不可切除性腹腔内肿瘤伴急性肠梗阻检查

X线腹部平片是诊断肠梗阻的常用检查方法，可以显示肠梗阻的一些征象，如肠曲胀气扩大、肠内液气平面。结合临床表现，可以诊断肠梗阻及梗阻部位。腹部扫描及对比增强，在有条件的情况下推荐作为肠梗阻影像学诊断的首选方法，可评估肠梗阻部位及程度，还可能评估肿瘤病变范围，为决定进一步治疗方案如抗肿瘤治疗、手术治疗、支架治疗或药物姑息治疗等提供依据，同时还可用于术后随访。

（五）不可切除性腹腔内肿瘤伴急性肠梗阻手术治疗

手术治疗在不可切除性腹腔内肿瘤伴肠梗阻中一直处于较为争议的地位，其指征、方法选择等并无定论，存在高度的经验性和选择性有选择性地用于某些机械性肠梗阻或肿瘤局限、单一部位梗阻，并且有可能对进一步化疗及抗肿瘤治疗获益的患者。手术应该选择能最快、最安全和最有效地解除梗阻、缓解症状的方式，从而达到最佳的缓解症状、提高生活质量和延长生存时间的目的。可选择的手术方式包括松解粘连肠段切除肠段吻合肠造瘘等，但对于合并急性梗阻患者，病情急、恶化程度快，手术可能成为暂时解除梗阻最为有效的方法。

临床常见晚期恶性肠梗阻渐进性加剧的患者，包括肿瘤术后复发伴广泛转移者；有时，也可见以肠梗阻为第一症状，伴邻近器官受累与广泛转移的初诊患者；亦可发生在放化疗实施过程中的患者。梗阻肠段可局限一处，也可为多处、多节段、多平面。凡晚期肿瘤复发转移导致的恶性肠梗阻，经术前评估不能切除肿瘤者，往往提示疾病已进展至终末期，预后极差。美国一经典研究发现，近50%的晚期恶性肠梗阻患者在接受手术治疗后6个月内死亡。所以，应严格把握手术指征，仅对完全性肠梗阻各姑息治疗手段无效或怀疑血供障碍、肠绞窄、肠坏死，以及病情加重伴生命体征不稳定者实施急诊手术。原则是解除梗阻，解除痛苦，挽救生命，最大限度地保留患者功能性肠段，维系消化吸收功能。

手术方式包括造口、短路手术减压、置管减压或多项组合选择，视术中情况个体化处理：①低位恶性肠梗阻，选择近端结肠造口还是末端回肠。造口目前并无循证医学证据。一项系统评价指出，现有研究尚不能对回肠造口和结肠造口的优劣做出肯定回答，但回肠造口术造口脱出的发生率稍低于结肠造口。②晚期复发转移肿瘤常使小肠、结肠一处或多处受累，形成多平面、多节段梗阻的复杂梗阻情况。广泛致密粘连不仅导致解剖分离步履维艰，有时识别判断肠道近远端梗阻也异常困难。此时应以多种手段（如挤压观察法、盐水腔内注入法等）判定梗阻近、远端及其梗阻程度，实施一处或多处侧侧和（或）端侧吻合，解除局部肠段因近远端完全闭塞所致扩张梗阻，并于解除梗阻后的最远端实施拖出造口，或置管造口，最大限度保留小肠及其吸收功能。有时多次手术及复杂的病情使梗阻近端造口已近 Treitz 韧带，严重影响患者的消化吸收功能，如梗阻远端空肠尚未受累，应尽量保留，安置营养管。对置管远端有完全梗阻者需考虑置管减压引流，术后加强肠内营养，提高存活质量。姑息性手术术后30天死亡率6%～32%。严重并发症发生率为7%～44%，包括肠外瘘、切口感染、切口裂开、术后早期梗阻、心肌梗死、心力衰竭、深静脉血栓、肺栓塞、肺感染、肺炎、吻合口瘘、感染等。对于此类急诊手术评价指标包括评价指标除是否能使患者生命体征等恢复平稳外，还应有如下几个方面包括：①恶心、呕吐、疼痛等症状缓解的程度；②生活质量能够经口进食，能够接受固体食物，肠道功能恢复程度，术后肠梗阻持续缓解＞60天等；③生存时间多数学者认为，术后生存时间＞60天，可以作为姑息手术治疗有效的标志之一。

对于无发生血供障碍、肠绞窄、肠坏死迹象，生命体征平稳的晚期恶性肠梗阻，应采取积极的非手术治疗方法，包括内镜下支架置入、药物治疗和营养支持等。药物治疗主要包括：阿片类镇痛药物，能够有效缓解肠梗阻患者的腹部疼痛，也可以减轻晚期肿瘤患者的癌性疼痛，但要注意阿片类药物可能抑制肠道蠕动。对于严重呕吐的患者除了行有效胃肠减压外，药物治疗也可缓解症状。抑制分泌药物，如奥曲肽能够有效缓解腹痛、呕吐，缩短胃肠减压时间，已被国外随机对照试验所证实。禁食、胃肠减压等方法是治疗肠梗阻的常规手段，但长时间留置鼻胃管可能引起患者严重不适，经皮内镜下胃-空肠造口术能够为胃或近端小肠梗阻的终末期肿瘤患者提供有效的长期胃减压。

恶性肠梗阻应纳入肿瘤综合治疗方案中，严格按美国国家综合肿瘤网络（NCCN）指南和原国家卫生部肿瘤诊疗规范实施，如有条件，应尽可能完善肿瘤治疗相关检查，纳入多学科协作讨论，尽可能让患者在规范化综合治疗方案的实施中最大获益。原则上，当梗阻患者平稳度过急诊治疗期，只要无禁忌证，应及时实施规范化辅助、新辅助化疗或化放疗及腹腔灌洗化疗等综合治疗方案。研究表明，规范化化疗方案晚推迟4周，患者5年存活率降低14%，突显规范化辅助/新辅助化疗实施及其连续性的重要性。

中医对恶性肠梗阻亦有自己的理解并取得一定的效果，如小承气汤，大承气汤等。但中医疗法唯一缺陷是经口服用，大多数肠梗阻患者不能经口进食，如何将中医运用至恶性肠梗阻中仍是一个挑战。

总而言之，对待不可切除性腹腔内肿瘤伴急性肠梗阻，外科仅仅是作为患者过渡至病情平稳的一个桥梁，无论何种手术方式都是以解决患者症状为主，不考虑肿瘤的根治性问题，以患者为中心的原则。恶性肠梗阻患者及其家属承受着身体、心理、经济等多方面的痛苦和压力，良好的医患沟通非常必要，沟通方式不妥常导致患者拒绝合理治疗方案而失去了最佳治疗时机。而注重沟通技巧和方式，让患者充分理解姑息或手术治疗的必要性，增强抗病信心，主动配合完成治疗，无疑是最佳的心理干预。最佳的恶性肠梗阻个体化治疗方案会与时俱进，伴随着微创、内镜、影像、介入等诊疗新技术的进展以及多学科协同创新工作模式的推进，治疗效果会伴随多学科医师技能与知识的不断更新而显著提高。

（江群广　端木尽忠）

参 考 文 献

1. Chakraborty A，Selby D，Gardiner K，et al. Malignant bowel obstruction: natural history of a hetero-geneous patient population followed prospectively over two years. J Pain Symptom Manage，2011，41（2）：412-420.

2. 周总光，尹源，于永扬，等. 恶性肠梗阻个体化治疗策略. 中国实用外科杂志，2014，34（1）：41-43.

3. van Hooft JE，Bemelman WA，Oldenburg B，et al．Collaborative dutch stent-in study group．Colonic stenting versus emergency surgery for acute left-sided malignant colonic obstruction：a multicentre randomised trial．Lancet Oncol，2011，12（4）：344-352．

4. Siegel R，Naishadham D，Jemal A．Cancer statistics 2013．CA Cancer J Clin，2013，63（1）：11-30．

5. Selby D，Wright F，Stilos K，et al．Room for improvement? A quality-of-life assessment in patients with malignant bowel obstruction．Palliat Med，2010，24（1）：38-45．

6. 江志伟，汪志明，丁凯，等．经皮内镜下胃造口在晚期恶性肠梗阻临床应用的研究（附65例报告）．中国实用外科杂志，2006，26（1）：40-41．

7. Biagi JJ，Raphael MJ，Mackillop WJ，et al．Association between time to initiation of adjuvant chemotherapy and survival in colorectal cancer：a systematic review and meta-analysis．JAMA，2011，305（22）：2335-2342．

8. Paul Olson TJ，Pinkerton C，Brasel KJ，et al．Palliative surgery for malignant bowel obstruction from carcinomatosis：a systematic review．JAMA Surg，2014，149（4）：383-392．

9. de Bree E，Koops W，Kröger R，et al．Peritoneal carcinomatosis from colorectal or appendiceal origin：correlation of preoperative CT with intraoperative findings and evaluation of interobserver agreement．J Surg Oncol，2004，86（2）：64-73．

10. Pirlett IA，Slim K，Kwiatkowski F，et al．Emergency preoperative stenting versus surgery for acute left sided malignant colonic obstruction：a multicenter randomized controlled trial．Surg Endosc，2011，25（6）：1814-1821．

11. Oistamo E，Hjern F，Blomqvist L，et al．Emergency management with resection versus proximal stoma or stent treatment and planned resection in malignant left-sided colon obstruction．World J Surg Oncol，2016，14（1）：232．

12. Cheung DY，Kim JY，Hong SP，et al．Outcome and safety of self-expandable metallic stents for malignant colon obstruction：a Korean multicenter randomized prospective study．Surg Endosc，2012，26（11）：3106-3113．

13. Clarke L，Abbott H，Sharma P，et al．Impact of restenting for recurrent colonic obstruction due to tumour ingrowth．BJS Open，2018，1（6）：202-206．

14. Huo J，Lairson DR，Du XL，et al．Survival and cost-effectiveness of hospice care for metastatic melanoma patients．Am J Manag Care，2014，20（5）：366-373．

15. 周振理，殷铭，李伟，等．复杂性肠梗阻的治疗难题和中西医结合的优势．中国中西医结合急救杂志，2004，11（3）：151-153．

二、突发伴SIRS和MOF的恶性肠梗阻处理原则

恶性肠梗阻呈进行性发展，长时间的梗阻使得腹内压升高，易出现腹腔间隔室综合征（abdominal compartment syndrome，ACS），常导致水电解质紊乱、低血氧、呼吸困难、代谢性酸中毒以及多器官功能衰竭（multiple organ failure，MOF）。恶性肠梗阻患者因机体代偿性抗炎反应能力降低以及代谢功能紊乱，易引发全身炎症反应综合征（systemic inflammatory response syndrome，SIRS）。当恶性肠梗阻患者伴发SIRS或MOF的时候，因功能储备下降、免疫力低下、并存疾病多，重要脏器功能减退或不同程度障碍，难以承受长时间麻醉及手术的打击，手术风险及死亡率大大增高。因此，更需要以

损伤控制手术（damage control surgery，DCS）理念去指导其救治过程。

DCS的核心是尽快控制病情，以延长恶性肠梗阻患者的生存时间为目标，以术后的生活质量为前提，根据患者的具体情况设计出最佳的治疗方案。DC的实施包括快速控制病情、复苏、确定性手术3个阶段。第一阶段是早期简化手术阶段，采用最简单有效的方法进行梗阻近端造口解除梗阻并及时关腹，出现严重的ACS时甚至可采用"控制性开放处理"，预防或控制"致死三联征"（即患者体温下降、代谢性酸中毒及凝血功能障碍）的出现或恶化。宜行时间短、创伤小、干扰少的姑息性手术，对机体的生命支持系统和生理功能影响较小。第二阶段是复苏阶段，使低体温、凝血异常、酸中毒、电解质紊乱及呼吸功能障碍得到改善。在一期手术之后采取适宜的复苏方式，包括麻醉复苏、液体复苏，通过液体复苏恢复组织器官的血流灌注，避免过多扰乱机体代偿机制和内环境稳态，改善脏器氧供和灌注，以最快的速度使患者进入稳定期，为后续的手术做好准备。对DCS术后患者的复苏，术后加强监护，动态监测体温、电解质、凝血时间、pH。注意围术期保暖，包括电热毯、空调及加温输液仪等措施维持患者体温。补充凝血因子、血小板、血浆及有效地恢复生理性自体调节，及早纠正凝血功能异常。适当使用碱性药物纠正酸中毒，维持pH 7.35 ～ 7.45。保证血氧饱和度＞90%，动脉二氧化碳分压（$PaCO_2$）35 ～ 45 mmol/L，碳酸氢根（HCO_3^-）22 ～ 27 mmol/L。加强抗感染治疗，肠道扩张黏膜损伤而导致菌群发生易位，产生SIRS和创伤免疫。抗生素的选择主要是针对肠道菌群使用敏感抗生素。第三阶段是确定性手术阶段，在患者的身体条件达到要求之后进行。经过第一、第二阶段的处理后，患者的SIRS、低体温、凝血异常、酸中毒、电解质紊乱及呼吸功能障碍得到改善，对麻醉及手术打击的耐受力增高，手术风险大为降低（表16-1和表16-2）。

表16-1 DCS组与对照组患者术后各项指标比较（引自文献7）

组别	患者数	体温恢复时间（小时）	凝血酶原时间（秒）	乳酸清除时间（小时）	ICU住院时间（天）	治疗费用（万元）	死亡例数n（%）
DCS组	38	4.6±1.7	11.1±3.5	10.2±2.8	4.5±1.6	3.22±1.06	0（0）
对照组	36	8.4±2.2	20.6±4.8	22.5±3.2	7.2±2.1	3.42±0.46	4（11.11）
t 或 x^2/P		8.340/0.000	9.765/0.000	17.622/0.000	6.242/0.000	1.043/0.301	4.464/0.035

表16-2 支架治疗组与对照组患者术后各项并发症比较（引自文献8）

组别	切口感染	吻合口漏	腹腔积液	炎性肠梗阻	肺部感染	总计
对照组（$n=23$）	1（4.35）	0（0.00）	0（0.00）	0（0.00）	0（0.00）	1（4.35）
观察组（$n=23$）	2（8.69）	1（4.35）	1（4.35）	1（4.35）	1（4.35）	6（26.09）

但是，采取DCS治疗恶性肠梗阻伴SIRS或者MOF的患者也存在一些问题，如DCS方案治疗时间长；患者需再次行确定性手术治疗；再次手术和麻醉风险增高，患者及其家属心理压力大，所以必须严格把握适应证。目前外科公认的DCS适应证是致死三

联征，对恶性肠梗阻持续时间较长、一般情况较差的患者应用DCS治疗，适应标准为：
①SIRS或者MOF；②体温≥38.5℃或≤35.0℃；③pH≤7.2，BD≤15 mEq/L；④经胃
肠减压腹胀症状无明显好转，且腹胀明显影响呼吸；⑤慢性缺氧，阻塞性或限制性通气
障碍；⑥心功能Ⅳ级者，其中①～④为必备项，同时满足⑤或⑥中任何一项即要考虑行
DCS治疗。因此，强调术前充分评估患者病情，选择合理的手术方式，重视术后并发
症的处理，可减少并发症的发生，提高患者生存时间（图16-1），手术力求简单、有效，
既治愈疾病，又降低手术风险。

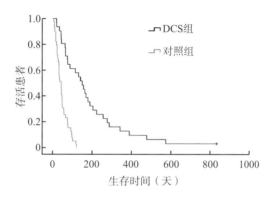

图16-1　恶性肠梗阻患者DCS治疗与对照组的生存曲线比较

　　然而，对于无发生血供障碍、肠绞窄、肠坏死迹象的恶性肠梗阻，应在积极控制
SIRS或MOF的情况下，采取积极的非手术治疗方法，包括规范的新辅助化疗、内镜下
支架置入、药物治疗和营养治疗等，为手术创造机会。

　　恶性肠梗阻规范的新辅助化疗积极治疗原发病，可缓解部分梗阻症状。恶性肠梗阻
应纳入肿瘤综合治疗方案中，严格按NCCN指南和原国家卫生部肿瘤诊疗规范实施，如
有条件，应尽可能完善肿瘤治疗相关检查，纳入多学科协作讨论，尽可能让患者在规范
化综合治疗方案的实施中最大获益。原则上，当恶性肠梗阻患者平稳度过SIRS治疗期，
只要无禁忌证，应及时实施规范化辅助、新辅助化疗或化放疗综合治疗方案。研究表
明，规范化化疗方案推迟4周，患者5年存活率降低14%，突显规范化辅助/新辅助化疗
实施及其连续性的重要性。

　　从20世纪90年代始，结肠支架被用于治疗左半结肠癌伴肠梗阻。该项技术的Meta
分析结果显示，急性左半结肠癌伴肠梗阻的患者，结肠支架置入操作成功率达70%左
右，从而使多数急性不完全性恶性肠梗阻症状得以缓解，使限期根治性手术成为可能。
同时，应用结肠支架能有效降低结肠造口的概率，降低吻合口漏发生率。但置入支架存
在一定风险，穿孔发生率为5.9%，支架移位和再次堵塞的发生率为2.1%。这与内镜医
师的技术操作水平、肠道肿瘤环周侵犯情况以及术后饮食控制等因素相关。此外，支架
置入与急诊手术相比，近端梗阻扩张肠管的恢复和水肿消退相对缓慢，与肠道肿瘤狭窄
部支架管径受限有关。患者应给予流食或无渣饮食，以保持支架通畅，通常在解除梗阻
2～3周后，部分患者可获根治性手术机会。

　　由于抗血管生成的靶向药物贝伐单抗会增加结肠穿孔的风险，接受贝伐单抗治疗的

患者应尽量避免使用结肠支架。药物治疗主要包括：①阿片类镇痛药物，能够有效缓解肠梗阻患者的腹部疼痛，也可以减轻晚期肿瘤患者的癌性疼痛，但要注意阿片类药物可能抑制肠道蠕动；②对于严重呕吐的患者除了行有效胃肠减压外，抑吐药物治疗也可缓解症状；③抑制分泌药物如奥曲肽，能够有效缓解腹痛、呕吐，缩短胃肠减压时间，已被国外随机对照试验所证实。

营养治疗可帮助患者提高免疫力，增加机体抵御SIRS的能力。禁食、胃肠减压等方法是恶性肠梗阻非手术治疗的常规手段，但长时间留置鼻胃管可能引起患者严重不适。经皮内镜下胃造口术能够为胃或近端小肠梗阻的终末期肿瘤患者提供有效的长期胃减压。水、电解质平衡和营养治疗对恶性肠梗阻患者非常重要。SIRS控制后的恶性肠梗阻患者，应适当给予营养治疗，有利于治疗方案的实施和降低并发症发生率。

（王　凯　江　华）

参 考 文 献

1. Sagar J．Colorectal stents for the management of malignant colon-ic obstructions．Cochrane Database Syst Rev，2011，9（11）：CD007378.

2. Cennamo V，Fuccio L，Mutri V，et al．Does stent placement for advanced colon cancer increase the risk of perforation during be-vacizumab-based therapy?．Clin Gastroenterol Hepatol，2009，7（11）：1174-1176.

3. Prommer EE．Established and potential therapeutic applica-tions of octreotide in palliative care．Support Care Cancer，2008，16（10）：1117-1123.

4. 江志伟，汪志明，丁凯，等．经皮内镜下胃造口在晚期恶性肠梗阻临床应用的研究（附65例报告）．中国实用外科杂志，2006，26（1）：40-41.

5. Orrevall Y，Tishelman C，Permert J，et al．A national observa-tional study of the prevalence and use of enteral tube feeding，parenteralnutrition and intravenous glucose in cancer patients enrolled in special-ized palliative care．Nutrients，2013，5（1）：267-282.

6. Biagi JJ，Raphael MJ，Mackillop WJ，et al，Booth CM．Association between time to initiation of adjuvant chemotherapy and sur-vival in colorectal cancer：a systematic review and meta-analy-sis．JAMA，2011，305（22）：2335-2342.

7. 邓修民．损伤控制手术治疗中的应用．中国老年学杂志，2016，3（36）：712-714.

8. 张振海．内镜支架置入术对左侧大肠癌性肠梗阻腹腔镜手术效果及安全性影响．泰山医学院学报，2018，3（39）：274-276.

三、恶性肠梗阻伴顽固性腹水的处理

恶性腹水为恶性肠梗阻患者常见的并发症，多为恶性肿瘤转移或复发的结果，其中尚有15%～20%的患者原发灶不明，常以顽固性腹水为首发症状。恶性腹水可导致腹胀腹痛，气促气紧，消化及泌尿系统功能障碍，可明显缩短恶性肿瘤患者生存时间并严重降低其生活质量。研究表明，尽管发生恶性肠梗阻患者的生存期有限，但是若能给予姑息性治疗，成功纠正顽固性腹水可显著改善患者的生存质量，甚至有望延长患者的生存时间（图16-2）。对于恶性肠梗阻伴顽固性腹水的治疗，以前多为全身化疗或引流腹水。但是，由于全身化疗时化疗药物在腹腔内的有效浓度较低，对腹腔内肿瘤疗效较差，而且对其他器官的副作用较大。腹腔内灌注化疗的药物浓度是血浆浓度的2～8倍，可在腹腔内、门静脉和肝脏等部位形成持久恒定的高浓度抗癌药物环境，同时进入人体循环的药物量却很少。具有药效持续时间长、作用部位局限、全身不良反应小等优点。以往的常温腹腔灌注治疗由于药物弥散穿透力小（仅为1～3mm），对于顽固性腹水的控制并不理想。近年来出现的腹腔热灌注化疗通过多种机制提高了化疗效果，其结合腹腔的解剖学特点、区域化疗药物的药代动力学特点以及热疗等原理结合起来，提高了顽固性腹水的治疗效果。高热不仅可直接杀灭腹腔内癌细胞，且促进抗癌药物弥散（其渗透能力达到3～6mm），可同时发挥化疗及热疗的协同作用杀灭癌细胞。对腹腔内微小癌灶、游离癌细胞、顽固性腹水及恶性肿瘤腹膜转移的治疗效果明显，可使许多难以控制的肿瘤、复发肿瘤及局部晚期肿瘤的局部控制率得到明显提高。

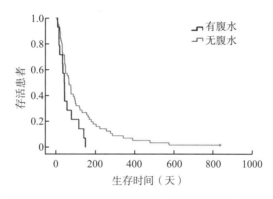

图16-2 恶性肠梗阻患者有无合并腹水的生存曲线比较（引自文献4）

因此，目前临床上常用肿瘤细胞减灭术与腹腔温热灌注化疗联合治疗恶性肠梗阻伴发顽固性腹水患者。顽固性腹水往往来自于肿瘤腹膜转移，传统上认为此类患者预后差，手术治疗没有显著意义。随着外科技术进步和近年来多学科综合治疗进展，一些恶性肠梗阻伴发腹膜转移的治疗策略发生了巨大变化。肿瘤细胞减灭术（cytoreductive surgery，CRS）加术中、术后腹腔温热灌注化疗（intraperitoneal hyperthermic chemo-therapy，IPHC）联合应用，可以明显提高伴发腹水的恶性肠梗阻患者的总体治疗效果，甚至有部分患者获得长期带瘤生存的机会，见表16-3。肿瘤减灭术的基本原理是将腹膜视为一个单独的器官，肿瘤虽然侵犯腹膜，但由于存在腹膜屏障，肿瘤可能局限在腹膜这一三维空间之内，完整腹膜切除的肿瘤减灭术可以达到最大程度减灭肿瘤细胞（图16-3、图16-4）。在手术减灭了大部分肿瘤细胞后，再给予腹腔温热灌注化疗，具有根除微小癌灶和游离癌细胞的优点，延长患者生存期和提高患者生存质量。过去的10年中，肿瘤减灭术、腹腔温热灌注化疗和恢复肠道连续性的手术联合全身化疗、靶向治疗的综合方法在临床实践中已被广泛接受，在一些癌症中心如欧洲、美国、日本和澳大利亚已将其作为治疗恶性肠梗阻伴发顽固性腹水的最佳选择。

表 16-3 恶性肠梗阻腹膜转移患者肿瘤减灭术和腹腔温热灌注化疗后生存情况（引自文献 4）

作者	患者例数	研究类型（期）	肿瘤类别	药物、温度和时间	中位随访时间（月）	生存率（年）（%）				
						1	2	3	4	5
Pilati	34	II	结肠癌	MMC 26.2mg CDDP 193.7mg 41.5℃ 90分钟	14.5	68	31	—	—	—
Glehen	56	II	结直肠癌、胃癌	MMC 0.7mg CDDP 1mg/kg 46~48℃ 90分钟	18.1	—	R0（79） R2（45）	—	—	—
Verwaal	54	III	结直肠癌	MMC 70mg 41~42℃ 90分钟	21.6	67	44	—	—	—
Withkamp	29	I／II	结直肠癌	MMC 35mg/m² 40~41℃ 90分钟	38	82	45	23	—	—
Shen	77	II	结直肠癌	MMC 40mg 40.5℃ 120分钟	15	56	—	25	—	17
Elias	30	II	结直肠癌	LOHP 460mg/m² 43℃ 30分钟	55	97	73	53	49	—

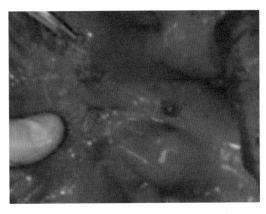
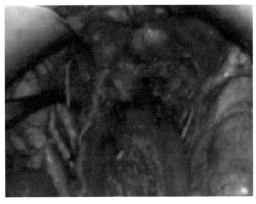

图16-3　恶性肿瘤腹膜转移伴顽固性腹水

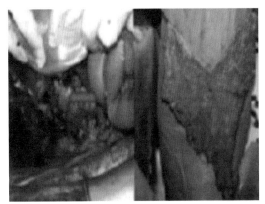
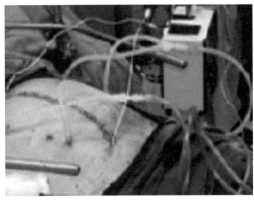

图16-4　肿瘤细胞减灭术与腹腔温热灌注化疗联合治疗过程

除此之外，姑息手术还可与其他治疗方法的联合应用治疗顽固性腹水。其他一些新的治疗模式是姑息性手术后给予患者营养和代谢治疗，以及一般情况改善基础上联合化学治疗、靶向治疗或中医、中药治疗等。随着这些治疗方法的进展，部分恶性肠患者可能从中获益（图16-5）。然而，目前已开展的临床试验表明，这些治疗迄今为止并没有使恶性肠梗阻伴恶性腹水患者总体获益获得明显提高，除非未来靶向治疗等治疗措施有明显的进展。当然，恶性肠梗阻的姑息性手术的多种治疗方式仍在探索之中，

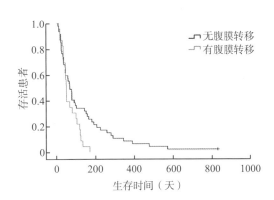

图16-5　恶性肠梗阻有无腹膜转移生存曲线比较（引自文献5）

如各种肠梗阻"隧道再通"技术、术中射频消融、放射性粒子植入和介入治疗等。

（王　凯　江　华）

参 考 文 献

1. Shen P，Hawksworth J，Lovato J，et al. Cytoreductive surgery and intraperitoneal hyperthermic chemotherapy with mitomycin C for peritoneal carcinomatosis from nonappendiceal colorectal carcinoma. Ann Surg Oncol，2004，11（2）：178-186.

2. Elias D，Sideris L，Pocard M，et al. Efficacy of intraperitoneal chemohyperthermia with oxaliplatin in colorectal peritoneal carcinomatosis. Preliminary results in 24 patients. Ann Oncol，2004，15（5）：781-785.

3. Topgül K，Çetinkaya MB，Çigdem Arslan N，et al. Cytoreductive surgery（SRC）and hyperthermic intraperitoneal chemotherapy（HIPEC）for treatment of peritoneal carcinomatosis：our initial experience and technical details. Ulus Cerrahi Derg，2015，31（3）：138-147.

4. Al-Shammaa HA，Li Y，Yonemura Y，et al. Current status and future strategies of cytoreductive surgery plus intraperitoneal hyperthermic chemotherapy for peritoneal carcinomatosis. World J Gastroenterol，2008，14（8）：1159-1166.

5. Coccolini F，Gheza F，Lotti M，et al. Peritoneal carcinomatosis. World J Gastroenterol，2013，19（41）：6979-6994.

6. Badgwell B，Krouse R，Cormier J，et al. Frequent and early death limits quality of life assessment in patients with advanced malignancies evaluated for palliative surgical intervention. Ann Surg Oncol，2012，19（12）：3651-3658.

第17章

非手术适应证恶性肠梗阻药物治疗进展

恶性肠梗阻（MBO），是由于原发性或转移性恶性肿瘤引起的肠道梗阻，是晚期腹盆腔恶性肿瘤常见的并发症。研究资料显示，卵巢癌MBO的发生率高达5.5%～42%，结直肠癌10%～28%，胃癌30%～40%，我国胃癌发病率为消化道肿瘤的首位，临床胃癌导致MBO更为常见。梗阻部位以小肠梗阻（50%～61%）较大肠梗阻（3%～37%）常见，20%以上的MBO同时发生大肠和小肠梗阻。MBO预后极差，中位生存期仅90天。

一、病理生理学

肿瘤占位可直接引起机械性肠梗阻，包括：①肠腔外占位，原发肿瘤、肠系膜和网膜继发肿物、肿瘤浸润致腹腔盆腔肠管粘连；②肠腔内占位，原发肿瘤或转移癌引起的息肉样病变、肿瘤沿肠腔环形播散；③肠壁内占位，皮革肠，可阻塞管腔或影响肠蠕动。肠或腹腔神经丛浸润可导致肠蠕动障碍、肠梗阻。手术及放疗后肠粘连、神经毒性化疗、低钾血症、体弱患者粪便嵌塞、阿片类药物相关的肠功能障碍、肠系膜血栓形成、副肿瘤综合征等非癌性因素导致的肠梗阻占所有MBO的3%～48%。

MBO导致肠内容物在肠道内通过受阻，梗阻上段肠管持续不协调蠕动加重梗阻近端肠道扩张、肠腔内压增高；肠壁静脉回流障碍，毛细血管及小静脉淤血，肠壁充血水肿；继而可出现肠壁动脉血供受阻，动脉内血栓形成，肠壁坏死、穿孔；局部炎症反应致肿瘤水肿，瘤体增大；梗阻肠管出现不协调蠕动—水肿—不协调蠕动"恶性循环。人体消化腺每天分泌入肠腔液体总量约8000ml，正常情况下，分泌和吸收处于平衡状态；MBO发生后肠腔内液体在梗阻部位积聚，致梗阻近段肠腔扩张；分泌物积聚进一步刺激肠液分泌；肠腔扩张，肠壁变薄，肠道的水电解质吸收能力下降；肠壁表面积增大，肠腔内液体分泌量进一步增加，肠道内出现液体"分泌—吸收—分泌"的恶性循环。由于大量液体积聚在肠管，呕吐及不能进食进水，出现水电解质平衡紊乱、酸碱失衡，循环血容量减少；肠道屏障损伤，肠道菌群移位，肠道细菌异常繁殖，细菌毒素入血，出现感染、中毒；最终导致休克、多器官功能衰竭、死亡。长期不能摄食，肠道丧失功能，如肠外营养补充不全则会出现营养不良。

二、临床表现

MBO常亚急性起病，患者可出现腹部绞痛、腹胀、恶心和呕吐、肛门停止排气排便，上述症状可自行好转。近端MBO患者恶心明显且较早出现，呕吐物多呈水状、黏液状或胆汁状，无异味。远端MBO呕吐发生晚，颜色深，并有强烈的气味。部分性MBO可能由于肠内容物细菌液化和肠高分泌而出现液体粪便。绞痛是由于肠道不协调蠕动痉挛，肠内容物不能通过，肠腔内压力增加。肠扩张和肿瘤浸润可导致持续性腹痛。体检可见腹部膨隆（远端MBO更明显）、可见肠型及蠕动波，腹部可有压痛，叩诊呈鼓音，听诊肠鸣音活跃，可闻及气过水声及高调金属音或振水音。晚期肿瘤患者MBO常伴贫血、低白蛋白血症、恶病质、腹水等。

三、影像学检查

MBO的影像征象为梗阻段肠管扩张、液体和气体滞留，梗阻近端出现气-液平面。X线腹部平片，可初步判断梗阻部位、程度；腹部CT扫描，为首选影像检查方法，可了解梗阻部位、程度、肿瘤部位及范围（敏感度93%，特异度93%～100%）；胃肠造影，可确定梗阻部位及梗阻程度，排除是否由肠动力障碍所致肠梗阻（阿片类药物引起的肠功能障碍、假性梗阻）；磁共振（MR）对肿瘤范围及梗阻程度的诊断敏感性为93%～95%，特异性为63%～100%，与CT相比诊断MBO敏感性和特异性可能更具优势。

四、治疗

手术治疗仅适用肿瘤局限、单一部位的梗阻，而支架仅适用于部分上消化道梗阻及结直肠梗阻。大部分MBO由于肿瘤分期晚、腹腔、腹膜广泛转移、癌性腹腔积液，高龄、一般状况差、营养不良等不能耐受手术，需实行个体化的内科综合治疗。

MBO导致的恶心、呕吐、腹胀和腹痛症状严重影响患者生活质量，治疗的主要目标是控制症状，维持水电解质酸碱平衡，改善和纠正营养不良状态，维护患者的肠屏障功能，同时尽可能的延长患者生存期。内科综合治疗手段如下。

1.基础治疗　适时的禁食水、胃肠减压、灌肠、肛管排气可减少肠道积气积液、减轻肠壁水肿，纠正水、电解质、酸碱平衡紊乱。

2.减轻肠壁水肿

（1）糖皮质激素：糖皮质激素既可以减轻肠壁水肿，减少肠腔积液，又有止吐、镇痛作用。荟萃分析发现，每天静脉注射6～16mg地塞米松能改善MBO症状，但不影响预后。减少症状和改善60%的患者的肠道功能但不影响预后。一般3～5天可起效，否则，即应停用糖皮质激素，短期使用糖皮质激素副作用小。合并高血压、糖尿病、感染等疾病时要谨慎使用。

（2）其他减轻肠壁水肿药物：白蛋白、血浆或代血浆增加胶体渗透压，利尿剂及脱水药，排出组织间多余水分。

3.减少肠道分泌

（1）生长抑素：生长抑素广泛分布于神经系统和胃肠道；生长抑素类似物对胃肠道有广泛的抑制作用；减少水、钠和氯分泌进入肠腔，增加电解质和水的吸收；抑制胃酸分泌；抑制多种胃肠、胰腺激素如胃泌素、血管活性肠肽、促胰腺素、胰岛素和高血糖素等分泌；减少胰液中碳酸氢盐和酶的分泌；减少肠腔容量。抑制肠道蠕动；减少内脏和门静脉血流，减轻肠壁血管充血。在某些情况下，减少腹水。对神经内分泌肿瘤和实体瘤也有抑制作用。

生长抑素类似物被推荐用于治疗MBO已20余年，目前被多项指南推荐。如果患者预期生存期大于1个月，可考虑使用长效生长抑素。目前已经有多项生长抑素类似物治疗恶性肠梗阻的随机、双盲、多中心研究结果发表。2012年发表在JCO上发表的一项研究结果表明：兰瑞肽对不能手术的腹膜转移恶性肠梗阻患者呕吐症状有效，患者整体满意度高，安全性可耐受。另一项善得定在64例腹膜转移MBO患者中进行的多中心、随机、双盲研究结果发现，善得定联合糖皮质激素能减轻MBO症状。推荐剂量：生长抑素（14肽），6mg/24h；奥曲肽（8肽），0.6～1.2mg/24h；兰瑞肽，30mg/2周；奥曲肽微球，善宁20～30mg/4周。

（2）抗胆碱药：抗胆碱药可减少胃肠道分泌物、积液、呕吐。抗胆碱能药物结合的毒蕈碱受体分布在肌间和黏膜下神经丛肠神经元。剂量：丁溴东莨菪碱40～120mg/d，氢溴酸东莨菪碱0.2～0.9mg/d。格隆溴铵、季铵胆碱，具有最小的中枢神经系统渗透，不易引起谵妄或心脏的副作用，推荐剂量为0.1～0.2mg皮下或静脉注射，3～4次/日。

4.镇痛药 腹痛的处理，MBO患者有两种类型的腹痛，持续性腹痛和阵发性腹部绞痛。不同类型的腹痛处理方法不同，强阿片类镇痛药如吗啡、羟考酮、芬太尼用于缓解持续的腹痛，通过剂量滴定达到完全镇痛，患者有恶心、呕吐可通过皮下、静脉、舌下和透皮贴剂给药。绞痛时可选择东莨菪碱药物，如丁溴东莨菪碱、氢溴酸东莨菪碱、格隆溴铵、生长抑素。

5.止吐药 甲氧氯普胺可用于功能性肠梗阻的患者，但在完全性机械性肠梗阻中并不推荐使用，因其可能加剧绞痛、恶心和呕吐。吩噻嗪类药物减少恶心和呕吐。氯丙嗪、丙氯拉嗪、异丙嗪均可治疗MBO的恶心、呕吐。氟哌啶醇，丁酰苯类选择性多巴胺D_2受体拮抗剂，具有弱的抗胆碱能活性。在低剂量时产生镇静比吩噻嗪类弱，是恶心和谵妄患者的理想药物，剂量从5～15mg/d，分次给药或间歇或连续静脉滴注。奥氮平系非典型抗精神病药，可拮抗启动呕吐的多种神经递质受体（D_2，H_1，ACH，5-HT$_3$）。常规止吐药无效时可以使用，剂量2.5～20mg/d。一项小样本（20例）的回顾性研究结果表明奥氮平可有效缓解MBO患者的恶心（18/20，90%）和呕吐（8/10，80%）。奥氮平有可溶性片剂可舌下给药治疗顽固性恶心，可避免皮下注射或静脉注射使用止吐药。

6.营养支持 在不能治愈的恶性肿瘤患者行全肠外营养目前尚有争议，肠内、肠外营养能让部分非癌性恶病质患者增加肌肉体积、改善功能状况、提高生活质量。由癌性恶病质导致的体重丢失和营养不良，肠外营养不能改善临床结局。回顾性研究没有发现肠外营养改善能改善终末期患者总生存期、功能状况和生活质量。全胃肠外营养的风险：是侵入性的，需要可能诱发感染的中心静脉通路，需要频繁进行水、电解质监测；可诱发血栓形成、腹泻、高血糖和肝衰竭。预期生存在1个月以上的患者接受全肠外营养对生存期延长有一定作用，亦可改善生活质量。尤其适合肿瘤负荷小能手术治疗、或者化疗效果较好、PS评分较高的肿瘤患者。

改善患者的营养状态，纠正或者防止因不能进食导致的营养不良及全身代谢紊乱状况，尽早地给予积极有效的抗肿瘤治疗，从根本上减轻或解决恶性肠梗阻，继而将肠外营养转为肠内营养治疗、甚至自主进食。

7.维护肠屏障，防治感染 肠道是个巨大的细菌库，却只吸收机体需要的营养物质，依靠的就是肠屏障，肠梗阻发生后，肠道的机械屏障、化学屏障、生物屏障及免疫屏障均遭到破坏，肠道菌群发生横向和纵向移位，继而出现肠源性感染。当患者尚有肠功能残存，适量的肠内营养，有利于肠屏障维护。对完全性肠梗阻患者，可常规静脉应用针对革兰阴性菌和针对厌氧菌的药物。

8.抗肿瘤治疗 对于非手术适应证的机械性MBO患者，有效的化疗是成功疏通肠道的前提条件，同时因肠梗阻患者体质差，化疗耐受性差，化疗方案的选择应审慎，兼顾患者耐受性、药物剂量和疗效之间的平衡。积极审慎应用抗肿瘤化学药物，推测肿瘤化疗药物敏感性存在的可能性，确定可选择药物范围是切入点，通常胃癌、结直肠癌、卵巢癌铂敏感复发化疗敏感性多存在，利用化疗疏通梗阻肠道的把握相对较大。尽量选择细胞周期特异性化疗药物，此类药物疗效具有时相依赖而非剂量依赖，保证总体剂量不减少，在减少单次给药剂量同时，增加药物暴露机会是化疗给药的主要方式，达到"低毒高效"的目的。如患者有分子靶向治疗或免疫检查点抑制剂适应证，应予以相应治疗，如HER-2扩增胃癌化疗可联合曲妥珠单抗，RAS及BRAF野生型结直肠癌化疗可联合西妥昔单抗，*BRCA*基因突变卵巢癌可考虑使用PARP抑制剂，MSI肿瘤可考虑使用免疫检查点抑制剂。

MBO预后差，中位生存期为90天。2006年和2010年美国住院恶性肠梗阻患者分别为942 014例和1 103 528例，上消化道梗阻、有医保和肥胖患者生存期更长，男性患者，年龄大、肿瘤分期Ⅳ期、合并症多、体重丢失的患者死亡率高，肿瘤原发部位与生存无明显相关。

单药几乎不能缓解MBO症状，MBO治疗需要联合多药治疗，包括止吐药、镇痛药、糖皮质激素、抗胆碱药物、生长抑素等。联合甲氧氯普胺、奥曲肽、地塞米松能有效缓解MBO症状，改善患者生活质量。联合糖皮质激素、止吐、抗胆碱能药，镇痛、生长抑素、胃肠减压多种措施缓解症状。恶性肠梗阻是晚期肿瘤常见并发症，由于其病因和临床表现多样，要综合考虑患者的年龄、营养状况、肿瘤分期、既往肿瘤治疗史、患者及其家属的治疗意愿、经济状况、预期生存等选择个体化的治疗方案。

（杨守梅　李苏宜）

参 考 文 献

1. Tuca A，Guell E，Martinez-Losada E，et al. Malignant bowel obstruction in advanced cancer patients：epidemiology，management，and factors influencing spontaneous resolution. Cancer Management & Research，2012，4（1）：159-169.

2. Mooney SJ，Winner M，Hershman DL，et al. Bowel Obstruction in Elderly Ovarian Cancer Patients：A Population-Based Study. Gynecologic Oncology，2013，129：107-112.

3. Winner M，Mooney SJ，Hershman DL，et al. Incidence and predictors of bowel obstruction in elderly patients with stage IV colon cancer：a population-based cohort study. Jama Surgery，2013，148：715-722.

4. Mercadante S，Casuccio A. & Mangione，S. Medical treatment for inoperable malignant bowel obstruction：a qualitative systematic review. Journal of Pain & Symptom Management，2007，33（2）：

217-223.

5. Levy M，Smith T，Alvarez-Perez A，et al．Palliative Care Version 1．2016．JNCCN，2016，14（1）：82-113.

6. Mariani P，Blumberg J，Landau A，et al．Symptomatic treatment with lanreotide microparticles in inoperable bowel obstruction resulting from peritoneal carcinomatosis：a randomized，double-blind，placebo-controlled phase III study．Journal of Clinical Oncology，2012，30（35）：4337-4343.

7. Laval G，Rousselot H，Toussaint-Martel S，et al．SALTO：a randomized，multicenter study assessing octreotide LAR in inoperable bowel obstruction．Bulletin Du Cancer，2012，99（2）：E1-E9.

8. Ripamonti CI，Easson AM，Gerdes H．Management of malignant bowel obstruction．European Journal of Cancer，2008，44（8）：1105-1115.

9. Glare P，Pereira G，Kristjanson LJ，et al．Systematic review of the efficacy of antiemetics in the treatment of nausea in patients with far-advanced cancer．Support Care Cancer，2004，12：432-440.

10. Keisuke K，Masahiro K，Tatsuya M．Olanzapine for the relief of nausea in patients with advanced cancer and incomplete bowel obstruction．J Pain Symptom Manage，2012，44：604-607.

11. Elisabeth D．et al．Modest benefit of total parenteral nutrition and chemotherapy after venting gastrostomy tube placement．Fiziologiia Cheloveka，2013，21：171-176.

12. 李苏宜，石汉平．恶性肠梗阻诊断治疗的临床路径．肿瘤代谢与营养电子杂志，2014，1（3）：27-30.

13. Chakraborty A．et al．Malignant bowel obstruction：natural history of a heterogeneous patient population followed prospectively over two years．J Pain Symptom Manage，2011，41：412-420.

14. Yang S，Li S，Yu H，et al．Metronomic chemotherapy with 5-fluorouracil and cisplatin for inoperable malignant bowel obstruction because of peritoneal dissemination from gastric cancer．Current Oncology，2016，23：e248.

15. Alese OB，Sungjin K，Zhengjia C，et al．Management patterns and predictors of mortality among US patients with cancer hospitalized for malignant bowel obstruction．Cancer，2015，121：1772-1778.

16. Porzio G，Aielli F，Verna L，et al．Can malignant bowel obstruction in advanced cancer patients be treated at home? Support Care Cancer，2011，19：431-433.

17. Berger J，Lester P Rodrigues L．Medical therapy of malignant bowel obstruction with octreotide，dexamethasone，and metoclopramide．Am Hosp Palliat Care，2015.

18. Laval G，Arvieux C，Stefani L，et al．Protocol for the treatment of malignant inoperable bowel obstruction：a prospective study of 80 cases at Grenoble University Hospital Center．J Pain Symptom Manage，2006，31：502-512.

第18章

消化系统肿瘤导致肠梗阻相关治疗策略

一、胃肠癌腹膜转移的机制

胃肠癌容易发生腹膜转移，机制复杂，具体机制目前仍不明确。胃肠癌腹膜转移不同于血道和淋巴道转移，腹膜转移具有其独特的转移机制和路径。胃肠癌腹膜转移是一个包括许多因子、多种信号通路参与的复杂病理过程。具体的过程包括：浸透浆膜面的肿瘤细胞进入腹腔，肿瘤细胞在腹膜的粘附，以及癌细胞在腹膜面形成癌结节形成继发的转移病灶等。胃肠癌腹膜转移是一个连续的过程。自"种子"与"土壤"学说提出以来，越来越多的证据表明胃肠癌腹膜转移是一个类似于"种子"定植于"土壤"的种植过程，胃肠癌细胞（种子）不仅可以适应新的环境，还可以改变新的环境，两者相互协调，促进转移的发生。下面就从几个方面对胃肠癌腹膜转移的可能机制做简单的介绍。

（一）癌细胞进入腹腔

胃肠肿瘤腹膜转移发生前，肿瘤细胞首先要从原发肿瘤部位脱落进入腹腔。肿瘤细胞脱落分为几种情况，首先，浸润生长的胃肠道肿瘤浸透浆膜面，肿瘤细胞可以脱落进入腹腔；其次，某些生长致一定程度的肿瘤瘤体会发生破裂，破裂的瘤体也会引起肿瘤细胞的脱落和扩散；另外，手术过程中不可避免的损伤，包括不完整的肿瘤切除、不慎破坏肿瘤完整结构、血管、淋巴管等均可致使肿瘤细胞脱落进入腹腔。值得注意的是，肿瘤细胞脱落并不一定是一项晚期事件，有研究发现肿瘤发生的早期就可发生腹腔的种植转移，具体的机制仍不十分明确。

肿瘤细胞脱离原发病灶的分子病理机制也比较复杂。其中，肿瘤组织中蛋白水解酶表达增高，降解肿瘤原发灶细胞外基质和维持细胞间黏附的黏附因子表达下降是主要的原因。有研究表明胃癌细胞表达基金金属蛋白酶明显升高，基质金属蛋白酶能够降解细胞外基质，为肿瘤细胞的转移开辟道路，另外，尿激酶型纤溶酶原激活物（urokinase plasminogen activator，uPA）也与肿瘤细胞的脱落有面的关系。黏附分子是介导细胞与细胞、细胞与细胞外基质间相互结合的分子。黏附分子有很多种，其中E-钙黏附素是最重要的一种。有研究表明胃肠癌组织中E-钙黏附素蛋白分子表达下降或异常脱落导致了癌细胞间黏附能力的降低，致使癌细胞易于脱离肿瘤母体。具体机制仍不明确。有研究表明，胃癌细胞分泌的细胞因子可以促进基质细胞分泌肝细胞生长因子（hepatocyte growth factor，HGF），HGF与其受体结合可以下调癌细胞E-钙黏附素，导致癌细胞从原发灶脱落发生远处转移。另有研究显示，浸润胃壁全层的肿瘤细胞会处于缺氧状态，缺氧会上调HIF-1的表达，HIF-1会调节下游的基因，分泌基质金属蛋白酶，降解细胞外机制，使肿瘤细胞更易于穿透浆膜层而脱落。具体的机制仍需深入研究。

（二）癌细胞在腹膜的黏附

肿瘤细胞进入腹腔后处于一种游离的状态，最终可以通过重力的作用、胃肠道的蠕动以及呼吸时隔肌的上、下移动所产生的压力播散到腹腔内的各个不同解剖部位。然而，并不是所有脱落的肿瘤细胞都可以形成腹膜转移癌。癌细胞能否与腹膜黏附是形成腹膜转移癌的先决条件。

腹膜是一层主要有间皮细胞构成的结构，腹膜的间皮层具有丰富的间皮细胞，间皮细胞表面广泛表达一些介导肿瘤细胞与其自身进行黏附的因子，如细胞间黏附分子、血小板内皮细胞黏附分子、血管黏附分子等免疫球蛋白超家族黏附分子，肿瘤细胞可以通过其表面的抗原分子如CD43等与腹膜间皮细胞表面的黏附分子进行快速黏附；另外，脱落进入腹腔的肿瘤细胞又可以分泌像TNF-α、IL-6、IFN-γ等多种促炎症因子上调腹膜间皮细胞中细胞间黏附分子、血小板内皮细胞黏附分子等的表达，同时还能够诱导间皮层的收缩，使连续的腹膜中断，显露出间皮层下的基底膜，有利于肿瘤细胞的浸润和转移。

另外，癌细胞腹膜转移需要动力。肝细胞生长因子（HCG）是研究较多的一种动力因子。HGF能够刺激表达HGF受体的细胞活动和游走。已经证实HGC受体在胃肠癌细胞中表达，而腹膜能够分泌HGF，与胃肠肿瘤细胞的腹膜转移密切相关。因此，胃肠肿瘤腹膜种植的过程中动力因子也是重要的因素。

（三）癌细胞在腹膜上的生长及转移

腹膜上有一种特殊的淋巴组织，是由巨噬细胞聚集为主伴少量淋巴结细胞、肥大细胞围绕着血管构成的外观，称之为腹膜乳斑。深入研究发现，乳斑是大网膜上特征性的功能区域。胃肠肿瘤肿瘤侵破浆膜后，大面积的种植在大网膜上，并选择性地种植在大网膜乳斑上，乳斑是胃肠癌腹腔内种植转移的特异性靶点。巨噬细胞是调控乳斑功能的主要细胞成分。巨噬细胞分为M1型和M2型，M1型巨噬细胞在相关因子的刺激下分泌TNF-α、IL-6等相关因子起到抗肿瘤的作用，M2型巨噬细胞则可以表达多种细胞因子刺激肿瘤细胞的增殖和存活，起到促进肿瘤进展的作用。

乳斑内的巨噬细胞对癌细胞的种植具有双向调控作用。首先，黏附于腹膜乳斑的癌细胞可以诱发慢性炎症，导致乳斑内的血管通透性增加，炎症细胞浸润，抵抗胃肠癌细胞的生长；其次，乳斑经癌细胞作用后，免疫细胞表型和功能可以发生相应的变化，诱导癌细胞的免疫逃逸。目前研究认为，癌细胞种植腹膜乳斑的过程大致可分为免疫清除、免疫均衡和免疫逃逸3个阶段。在早期的免疫清除阶段，M1型巨噬细胞可以发挥杀伤肿瘤细胞的作用，但往往很弱，随着发展，肿瘤细胞与免疫细胞相互重塑，进入免疫均衡阶段，随后免疫细胞也受到免疫编辑而改变功能，M2型细胞逐渐起到主导作用，最终进入免疫逃逸期，继而形成肿瘤的进展与转移。

另外，乳斑具有丰富的血管微环境可能适应肿瘤的存活与生长，肿瘤所形成的局部低氧的微环境能促使乳斑分泌VEGF等因子促进肿瘤细胞的生长，肿瘤细胞分泌的细胞因子能与乳斑内的配体结合，造成癌细胞侵袭处的腹膜组织炎症反应、纤维组织增生、毛细血管形成等，提供癌灶所需的营养，使癌细胞继续增殖形成转移结节。腹膜间皮细胞发生上皮间质转化也是导致胃肠癌细胞侵袭和转移的重要机制之一。脱落进入腹腔的肿瘤细胞可以产生多种信号分子，如炎症细胞因子和转化生长因子等，这些因子可以诱导腹膜间皮细胞发生上皮间质转化，发生上皮间质转化后的腹膜间皮细胞失去细胞间黏附，细胞表面的E-钙黏蛋白表达降低，细胞骨架发生重构，这些改变导致肿瘤细胞更容易向邻近的组织游走转移。

总之，胃肠癌腹膜转移是一个涉及多个步骤、多因子参与的复杂过程，虽然近些年研究取得了很大的进展，但是很多的具体机制目前仍不十分清楚。深入研究胃肠癌腹膜转移的机制对于提高腹膜转移癌患者的生存预后有重要的意义。相关的机制仍有待深入研究。

（宁　涛　巴　一）

参 考 文 献

1. 徐惠绵. 胃肠癌腹膜转移的研究进展. 中华结直肠疾病电子杂志，2015（1）：2-4.
2. 杨超，肖旷，宋丹，等. 腹腔微环境与结直肠癌腹膜转移关系的研究进展. 中国肿瘤临床，2017，44（17）：894-898.
3. Yamaguchi T, Fushida S, Yamamoto Y, et al. Tumor-associated macrophages of the M2 phenotype contribute to progression in gastric cancer with peritoneal dissemination. Gastric Cancer，2016，19（4）：1052-1065.
4. 朱萌，徐远义. 大网膜乳斑与胃癌腹膜种植性转移的关系研究进展. 现代肿瘤医学，2010，18（1）：188-191.
5. Ryan AE, Colleran A, Ogorman A, et al. Targeting colon cancer cell NF-kB promotes an anti-tumor M1-like macrophage phenotype and inhibits peritoneal metastasis. Oncogene，2015，4：1563-1574.
6. 刘九洋，李雁. 乳斑与腹膜转移癌的相关性研究进展. 肿瘤防治研究，2015，42（6）：618-621.

二、腹膜癌分级与指数

（一）腹膜癌分级总述

腹膜癌包括原发性腹膜癌和继发性腹膜癌，其中继发性占大多数，其中卵巢癌、胃肠道恶性肿瘤为主。其分级分期既往按照各原发病来确认。出现腹膜转移，一般都是晚期，主要的治疗以全身治疗为主。Sugarbaker发现腹膜切除术给部分患者带来良好的疗效，引起了广泛关注。随后，他的团队提出了腹膜癌指数的概念，对腹膜癌的治疗模式产生了深远的影响。

腹膜癌指数（peritoneal carcinomatosis index，PCI）是一种根据肿瘤的部位和大小对腹膜肿瘤（原发或继发）进行较为详细而系统的量化指标。该指数是为了统一量化标准，有助于临床实践治疗的选择，治疗疗效的预测，以及评价并发症的发生概率，具有良好的临床意义。

在早期的临床研究中，一般使用CT评价肿瘤的分布或直接解剖位置来分别评价腹盆腔的区域。每一个区域或部位给一个负荷评分，从V0～V3。之后认为联合腹盆腔区域评价和解剖位置评价成为一个评分系统，会更准确，且临床操作性更强。

Jacquet和Sugarbaker在1996年提出来的腹膜癌指数（peritoneal carcinomatosis index，PCI），由于其实用性和易于操作，一直沿用至今。通过解剖标志将腹腔和盆腔划分解剖区域。该法将腹部分成13个区，用每个区的最大的病灶记录为肿瘤负荷，进行评分，其总和就是PCI（图18-1和图18-2）。腹膜转移癌指数（PCI）分期可对术中肿瘤负荷进行标准化评估，是最常用的腹膜癌分期系统。该评分非常重要，有助于选择合适的患者。

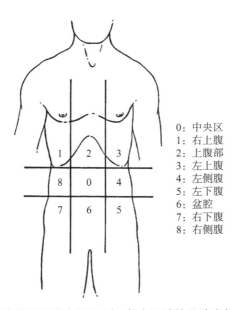

0：中央区
1：右上腹
2：上腹部
3：左上腹
4：左侧腹
5：左下腹
6：盆腔
7：右下腹
8：右侧腹

图18-1　腹盆腔区域（AR0-8）。每个区域给予肿瘤负荷评分V0～V3

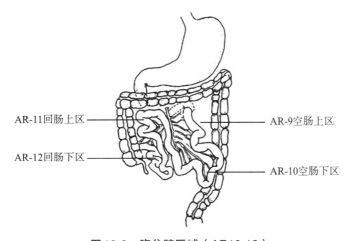

AR-11回肠上区

AR-12回肠下区

AR-9空肠上区

AR-10空肠下区

图18-2　腹盆腔区域（AR10-13）

（二）腹膜癌指数

1. 腹盆分区（abdominal basin division，AR） PCI是将腹部分成13个区，再结合每个区内的病灶大小（lesion size，LS）相加计分，总计39分。如此即完全测定所有侵犯腹膜的肿瘤，比以往诸法都更为精确。首先用2个横断面和2个矢状面将腹部划分为9个区域（AR0-8）。上横断面以两侧肋弓下缘的连线为解剖标志，下横断面以两侧髂前上棘的连线为体表标志，2个矢状面将腹部以三等分划分。区域0～8始于脐部，从右上腹开始为1，然后顺时钟排列为0～8（图18-1）。在9个腹盆腔区域的不同解剖结构：腹盆区域0（abdomino-pelvic region0，AR-0）包括腹中线，整个脐部和横结肠；AR-1包括肝右叶的上面和右半膈肌的下面；AR-2包括上腹部的脂肪垫，肝左叶，小网膜和肝镰状韧带；AR-3包括左半膈肌的底面、脾脏、胰腺尾部和胃的前后表面；AR-4包括降结肠和左结肠旁沟；AR-5包括盆腔侧壁至乙状结肠和乙状结肠本身；AR-6包括女性内生殖器有卵巢、输卵管和子宫，膀胱，道格拉斯窝（直肠子宫陷窝）和直乙交界的结肠；AR-7包括右侧盆腔壁和盲肠起始部，包括阑尾；AR-8包括右结肠旁沟和升结肠。

小肠是作为单独的整体来评价的。设计命名为AR-9～AR-12。AR-9包括上段空肠和定位于左上腹，AR-10为下段空肠定位于左下腹，AR-11为上段回肠定位于右上腹低于肝脏，AR-13为下段回肠包括回肠末端定位于右下腹（图18-2）。必须记得大肠的评分与腹部分区在一起，而小肠评分是单独的。

腹盆腔更简单的肿瘤分布评分系统同样在使用中。将腹部划分为4个区域和盆腔（图18-3）。1～5区的定义如下：①右上1/4；②左上1/4；③左下1/4；④盆腔；⑤右下1/4。这些区域每个都要进行肿瘤负荷的评分（V0～V3）。

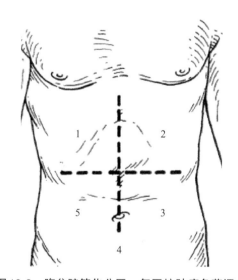

图18-3 腹盆腔简化分区，每区按肿瘤负荷评分

2.肿瘤负荷评分　对于每个区域，肿瘤负荷的评估使用四分类法（图18-4）：V0是指在特定的腹盆腔区域或解剖位置无肿瘤种植；V1是指肿瘤结节直径＜0.5cm（小负荷）；V2是指肿瘤直径在0.5～5cm（中等负荷）；V3是指肿瘤直径＞5cm（巨大瘤负荷）。测定时以在该区域发现的最大结节为测量者。如果一个器官被肿瘤整个包裹（结节融合成一体），该区域或部位则评分为V3。肿瘤负荷的评估在术前需放射学科通过CT扫描或剖腹术时外科团队均需进行。使用该区域分布和肿瘤负荷评估系统，腹膜转移的患者可以进行量化。在治疗干预之后，可以对腹盆腔每个部分的进行治疗反应的评分。

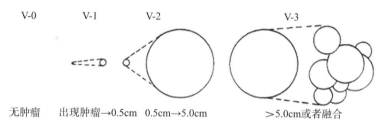

图18-4　肿瘤负荷评分V0～V3

3.术前CT对肿瘤情况的评估（分布和负荷量）　腹膜转移瘤的术前评估，CT扫描只是显示在放射学方面研究提供有用的定量信息。即使CT扫描发现肝脏病灶和腹膜后病灶的大小阈值约1cm，Jacquet和他的团队发现直径0.5～5cm的病灶的准确率只有50%，5cm以上的准确率为90%。

腹膜转移的患者手术切除的价值并不非常明确，需要选择合适的患者进行手术治疗。CT扫描在此过程中承担着重要的角色。有研究发现肿瘤出现以下6种情况可能提示不完全切除：肿瘤引起的肠区段梗阻，肿瘤引起系膜挛缩，肿瘤在小肠系膜，肿瘤在AR-9，AR-10，AR-11。统计学分析这些参数显示术前CT显示肿瘤导致肠梗阻和在AR-11区有94%的可能性不能完全切除，若没有这两项则切除的可能性达92%。

（三）其他的分期方法

1.日本胃癌学会的P分期　该分期为日本胃癌学会制定的《胃癌分期规约2010年3月第14版》中腹膜转移的分期标准（2017年第15版的标准无明显变化）。2017年《胃癌腹膜转移防治中国专家共识》亦推荐此分期。

Px：有无腹膜转移不明者。

P0：无腹膜转移。

P1：有腹膜转移。

P1a局限性转移（至仅局限在胃，大网膜，小网膜，横结肠膜前叶，胰腺被膜，脾脏等附近的腹膜）。

P1b转移至上腹部（横结肠到脏侧的腹膜）。

P1c：转移至中下腹部。

P1x：确定腹膜转移，但无法判断具体分布。

2.腹腔游离癌细胞检查　腹水或腹腔灌洗液细胞学检查是目前诊断腹腔内游离癌细

胞的金标准。虽然其敏感性较低，但有助于发现肉眼无法识别的微转移。

操作规范如下。

（1）腹水的收集：如有足够量（≥200ml）腹水则直接取腹水进行细胞学检查，如无腹水或腹水＜200ml者，则用250ml以上的温生理盐水依次冲洗双侧膈顶，肝下区，大网膜，双侧结肠旁沟和道格拉斯窝，避免直接冲洗原发病灶；于双侧膈下区，肝下区和道格拉斯窝收集＞100ml的灌洗液，行细胞学检查。

（2）标本的制作：腹水或腹腔冲洗液2000r/min离心10分钟；离心后小心吸出上清液，取细胞沉淀直接涂片2张，95%乙醇固定至少5分钟，采用苏木精-伊红或巴氏染色法染色。

（3）结果的记录：腹腔细胞学检测结果阴性者记录为CY0，阳性记录为CY1。

3.其他　还有Gilly分期，荷兰的简化分区分期，与PCI类似，都是以分区域和（或）肿瘤负荷为评价标准，但没有PCI如此详细和精确，在此不做赘述。

（邓　婷　巴　一）

三、腹腔内化疗与腹腔内温热灌注化疗

腹腔内化疗（introperitoneal chemotherapy，IPC）是一种高选择性局部化疗方法，与静脉化疗法相比有明显的药动学优势，其主要优势是明显提高了腹腔肿瘤（peritoneal carcinomatosis，PC）部位的药物浓度，分布于全身的药物浓度明显降低，从而减轻化疗药物对全身的不良反应。腹腔化疗的主要优势包括：①血浆-腹膜屏障的存在使得大分子化疗药物通过血浆-腹膜屏障的扩散率明显减缓，导致药物的清除率降低，从而使腹腔内化疗的化疗药物在腹腔内保持较长时间的高药物浓度，腹腔内局部高浓度药物可提高抑制腹腔内肿瘤的生长的效果；②化疗药物经毛细血管和淋巴管吸收后，通过门静脉进入肝脏，增加门静脉内药物浓度，从而能够作用于门静脉系统中肿瘤细胞和肝实质内的微小转移灶；③化疗药物通过肝脏的首过消除效应后，代谢成为无毒或低毒物再进入体循环，能减轻全身不良反应，提高机体耐受能力。腹腔内化疗不但能有效杀灭散落在腹腔中的肿瘤细胞，还能起到缩小肿块、缓解疼痛、消除腹水的良好效果。

腹腔热灌注化疗（hyperthermic intraperitoneal chemotherapy，HIPEC）是将化疗药物与大容量化疗药物灌注液混合加热后，持续循环恒温灌注到患者腹腔内，并维持一定时间，通过温热效应与化疗药物的协同作用和大容量灌注冲刷作用有效地杀灭和清除腹腔内残留的癌细胞和微小转移灶，预防和治疗腹膜转移癌（peritoneal carcinomatosis，PC）。其主要机制包括：①"腹膜-血浆屏障"限制了腹膜对大分子药物的吸收，使腹腔内能维持高药物浓度，而外周血药浓度较低，HIPEC既增加了药物对腹膜癌的直接细胞毒作用，又减轻了全身毒副作用。持续的循环腹腔热灌注治疗可以对腹膜上种植转移和腹腔内游离肿瘤细胞起到机械性冲刷作用，清除腹腔内残留的癌细胞和微小转移灶。②正常组织与癌组织对热耐受性存在差异。HIPEC的热效应对癌细胞有多重作用，在组织水平导致癌组织内微血管栓塞、肿瘤细胞变性、坏死，在细胞水平破坏细胞的自稳机制激活溶酶体、破坏胞质和胞核，干扰能量代谢，直接引起S期和M期癌细胞死亡，并诱导细胞凋亡；在分子水平使癌细胞膜蛋白变性、干扰蛋白质、DNA和RNA的合成。③热效应与化疗药物之间存在协同作用，该协同作用在42℃时即明显增强，热效应可增

强抗癌药物的渗透性，使药物的渗透深度从 $1 \sim 2mm$ 增加至 $5mm$。④由于腹腔内给药主要经门静脉系统吸收，对于门静脉转移入肝的癌栓和癌细胞亦起到更强的杀灭作用；热疗还可增强机体免疫功能，肿瘤细胞加热后可以合成热休克蛋白，刺激机体的免疫系统产生特异性免疫反应。HIPEC的治疗时机很关键。由于术后腹腔内粘连以及腹腔内导管并发症，术后灌注疗法的疗效不及术中灌注。细胞减灭术（cytoreductive surgery，CRS）后立即进行HIPEC，不仅是在无腹腔粘连的环境下进行，能够使药液在腹腔内均匀分布，而且也最大程度减少了切除后的残余肿瘤负荷。

1.适应证 对于腹、盆腔肿瘤来源的腹膜癌，包括胃癌、结直肠癌、阑尾癌、卵巢癌、原发性腹膜癌和腹膜间皮瘤等，若原发灶能行根治性切除或最大程度细胞减灭，且无远处广泛转移，下列情况可行HIPEC：①年龄 $20 \sim 75$ 岁；②KPS评分 > 70 分；③术中腹腔内游离癌细胞检测阳性；④腹膜转移（PCI < 20）；⑤高危腹膜播散患者，如肿瘤穿孔、完全肠梗阻、肿瘤穿透浆膜层或侵及邻近器官者。

2.禁忌证 ①年龄 > 75 岁或 < 20 岁；②术前常规检查发现远处器官（肝、肺、脑或全身骨）多处转移或腹膜后淋巴结转移；③小肠系膜中-重度挛缩；④常规手术有明显禁忌证。

3.结直肠癌PC CRS＋HIPEC在欧洲和澳洲多个国家治疗结直肠PC的标准疗法，腹膜表面肿瘤国际协作组联盟认为对于有高风险发生腹膜癌的结直肠癌患者可进行预防性HIPEC治疗，以降低腹膜癌形成的风险，同时也可以考察是否能够降低肝转移风险。结直肠癌领域关于CRS＋HIPEC治疗结直肠癌腹膜转移癌随机对照研究数据较少，多数为单中心小样本Ⅱ期研究，3年生存率为 $21\% \sim 40\%$。Glehen等对28个研究中心506例行HIPEC治疗的结直肠癌腹膜转移癌患者进行统计分析显示，总体中位总生存期为19.2个月，3年和5年生存率分别为39%和19%。其中接受完全细胞减灭术的患者中位OS达到32.4个月，而非完全细胞减灭术的患者中位OS仅8.4个月（$P < 0.001$）。我国学者Huang CQ等针对结直肠癌PC进行的回顾性病例对照研究，29例对照组接受CRS，33例治疗组接受CRS＋HIPEC，结果显示，对照组中位OS为8.5个月（95%CI：$4.7 \sim 12.4$ 个月），治疗组中位OS为13.7个月（95%CI：$10.0 \sim 16.5$ 个月），治疗组患者OS优于对照组（$P = 0.02$）。Huang CQ等报道Ⅱ期临床研究结果显示，63例结直肠癌伴腹膜转移患者接受了CRS＋HIPEC及术后全身化疗，1年、2年、3年、5年生存率分别达到70.5%、34.2%、22.0%和22.0%。Vic J等报道了荷兰肿瘤研究中心完成的Ⅲ期前瞻性随机对照临床研究，该项研究将结直肠癌PC患者随机分为姑息手术＋全身化疗（5-氟尿嘧啶/亚叶酸）组（$n = 51$）和CRS＋HIPEC＋全身化疗组（$n = 54$），腹腔热灌注化疗使用的化疗药物为丝裂霉素（Mitomycin，MMC）。结果：全身化疗组的中位OS为12.6个月，CRS＋HIPEC＋全身化疗组为22.4个月（$P = 0.032$），试验组仅33%接受了R1细胞减灭率，CRS＋HIPEC＋全身化疗组生存显著优于全身化疗组。中位随访时间8年后（$72 \sim 115$ 个月），全身化疗组的中位PFS为7.7个月，CRS＋HIPEC＋全身化疗组的中位PFS为12.6个月（$P = 0.020$），全身化疗组的中位OS仍为12.6个月，CRS＋HIPEC＋全身化疗组的中位OS为22.2个月（$P = 0.028$），CRS＋HIPEC＋全身化疗组接受了R1减瘤手术的患者5年生存率达到45%，该研究证明CRS＋HIPEC可显著延长结直肠癌PC患者生存时间，此外，该研究中发现腹膜转移限制在5个区域以内的患者

生存期（OS＞29个月）明显优于5个区域以上的患者（OS5.4个月，$P＜0.0001$）。但该研究病例数较少，且全身化疗方案主要为5-FU单药，腹腔灌注化疗使用的MMC目前在临床很少应用，而目前标准化疗方案联合靶向治疗已经将晚期结直肠癌中位生存期推向2～3年，再此基础之上腹腔热灌注化疗能否带来明确生存获益仍待验证。2018年ASCO年会报道了PRODIGE7研究结果，拟明确奥沙利铂腹腔热灌注治疗结直肠癌、腹膜癌转移是否可改善疗效。该研究纳入265例患者，腹膜转移指数PCI＜25，接受奥沙利铂±贝伐珠单抗全身化疗，R0手术或比较满意的减灭术，1：1随机分组，一组加用含奥沙利铂的HIPEC（$n＝133$），一组单纯全身治疗（$n＝132$），60天3～5级即严重并发症发生率在HIPEC组明显增加（24.1% vs.13.6%，$P＝0.030$）。中位随访63.8个月，对照组中位OS为41.2个月（95% CI 35.1～49.7），HIPEC组中位OS为41.7个月（95% CI：36.2～52.8），$HR＝1.00$（95% CI：0.73～1.37），$P＝0.995$。对照组中位无复发生存时间（RFS）为11.1个月（95% CI：9～12.7），HIPEC组中位RFS为13.1个月（95% CI：12.1～15.7），$HR＝0.90$（95% CI：0.69～1.90）$P＝0.486$，1年RFS率在对照组和HIPEC组分别为46.1%和59%。这项研究虽然是阴性结果，但就此得出所有腹膜转移癌患者均不可从HIPEC获益的结论尚早。但结果表明并不是所有患者都能从HIPEC获益，在这类疾病中，也许满意的细胞减灭术和有效的全身化疗，才是生存获益的决定性因素。

4. 胃癌PC　一项Meta分析评价了胃癌根治术后接受静脉联合腹腔化疗对比单纯化疗，腹腔化疗药物有MMC、氟尿嘧啶、顺铂，最终纳入5项随机对照研究共1072例患者，结果显示静脉联合腹腔化疗较单纯静脉化疗能明显提高1年（94.6% vs. 86.6%）、3年（67.8% vs. 56%）、5年生存率（52.5% vs. 37.3%），静脉联合腹腔化疗组转移和腹膜复发的发生率明显下降，同时副作用也有所增加，主要表现在中性粒细胞减少，外周水肿，神经病变。AMC0101研究显示胃癌术后接受静脉化疗联合腹腔化疗较单纯化疗改善了3年RFS（60% vs. 50%，HR0.70，$P＝0.006$）和3年OS（71% vs. 60%，HR0.71，$P＝0.02$）。JCOG9206-2研究则发现胃癌根治术后接受静脉化疗（顺铂联合氟尿嘧啶序贯UFT）联合腹腔化疗（顺铂）较单纯化疗无明显获益（5年RFS：57.5% vs. 55.6%，$P＝0.512$）。然而减瘤术（cytoreductive Surgery，CRS）＋腹腔热灌注化疗（hyperthermic intraperitoneal chemoterapy，HIPEC）对于部分局限性腹膜转移的患者具有良好的疗效，Yonemura等开展的研究显示83例胃癌腹膜转移患者接受了CRS＋HIPEC（MMC、依托泊苷和顺铂）后，1年生存率43%，5年生存率11%。中国医科大学开展的胃癌腹腔灌注治疗的临床对照研究，接受了胃癌根治切除术的患者分成3组：A组（$n＝198$）：根治术并用43℃蒸馏水4 000 ml腹腔灌洗10分钟；B组（$n＝89$）：根治术并用43℃蒸馏水4 000 ml＋醋酸洗必泰0.6 g，腹腔灌洗4分钟；C组（$n＝213$）：根治术后应用生理盐水4 000 ml，腹腔清洗4分钟。研究结果显示：A组与B组疗效相同，差异无显著统计学意义；全组5年生存率方面，灌洗组为63.8%，对照组为51.2%。上海瑞金医院开展的术中HIPEC治疗进展期胃癌的临床研究结果显示：术后1年、2年、4年生存率分别为85.7%、81.0%和63.9%，优于单纯手术者（77.3%、61.0%和50.8%）。武汉大学中南医院开展的CRS＋HIPEC治疗胃癌PC的Ⅱ期研究显示：28例胃癌PC患者接受了CRS＋HIPEC治疗，6个月、12个月、18个月和24个月的生存率分别为75%、50%、43%和43%。其中，PCI≤20较PCI＞20者，中位OS明显延长，分别为27.7个月（95%CI：15.2～40.3个月）和6.4个月（95%CI：3.8～8.9个月）（P＜0.001）；CCR-0较CCR-1、CCR-2&3中位OS明显延长，分别为43.4个月（95%CI：26.9～59.9个月）、9.4个月（95%CI：7.4～11.4个月）和8.3个月（95%CI：3.0～13.6个月）（P＝0.001）。前瞻性随机对照Ⅲ期临床研究显示，CRS＋HIPEC治疗组（n＝34）较对照组（n＝34）中位生存期有显著延长，分别为11.0个月（95%CI：10.0～11.9个月）和6.5个月（95%CI：4.8～8.2个月）（P＝0.046），而且两组的严重不良事件率差异无统计学意义。紫杉醇近年来研究较多，Ⅰ期研究显示紫杉醇在腹腔化疗中具有药动学优势并且安全性良好，Ⅱ期研究显示腹腔紫杉醇化疗联合全身化疗（XELOX方案或紫杉醇联合替吉奥方案）安全性和效果良好，日本完成的Ⅰ期临床研究确立了腹腔紫杉醇化疗联合紫杉醇＋替吉奥全身化疗方案的腹腔紫杉醇的安全周剂量为20mg/m²，随后的Ⅱ期研究结果显示1年总生存率达到77%～78%，中位生存期达到20.6个月。PHOENIX-GC研究是一项多中心、Ⅲ期临床研究比较紫杉醇（PTX）腹腔灌注联合S-1＋PTX全身化疗对比标准SP（S-1＋顺铂）全身化疗方案的疗效。既往未接受过化疗或化疗时间较短（＜2个月）的患者，以2：1的比例随机分配至IP组（PTX腹腔灌注20mg/m²，PTX静脉化疗（50mg/m²）D1，D8联合S-1［80mg/（m²·d），D1-14，Q3W］或SP组［S-1＋顺铂，5周方案：S-1 80mg/（m²·d），用药3周，休2周］。入组183例患者，纳入疗效分析共164例，结果显示，IP组和SP组的中位OS期分别为17.7个月和15.2个月，虽然有2.5个月的生存获益，但是未展现出统计学差异［分层log-rank检验显示P＝0.080，风险比（HR）＝0.72，95%可信区间（CI为0.49～1.04）。敏感性分析中，调整基线期腹水状态后，风险比（HR）＝0.59，95%可信区间（CI）为0.39～0.87，P＝0.008］，3年总生存率分别为21.9%（CI：14.9%～29.9%）对比6.0%（CI，1.6%～14.9%）。研究整体是阴性结果，探索性分析结果显示腹腔紫杉醇化疗对部分胃癌腹膜转移患者尤其是腹水含量较少的患者可能具有临床获益。

（张　乐　巴　一）

参 考 文 献

1. Li Y1，Zhou YF，Liang H，et al.Chinese expert consensus on cytoreductive surgery and hyperthermic intraperitoneal chemotherapy for peritoneal malignancies. World J Gastroenterol，2016，22（30）：6906-6916.

2. Verwaal VJ，Bruin S，Boot H，et al. 8-year follow-up of randomized trial：cytoreduction and hyperthermic intraperitoneal chemotherapy versus systemic chemotherapy in patients with peritoneal carcinomatosis of colorectal cancer. Annals of Surgical Oncology，2008，15（9）：2426-2432.

3. Glehen O，Kwiatkowski F，Sugarbaker PH，et al. Cytoreductive surgery combined with perioperative intraperitoneal chemotherapy for the management of peritoneal carcinomatosis from colorectal cancer：a multi-institutional study. J clin Oncol，2004，22：3284-3292.

4. Huang CQ，Yang XJ，Yu Y，et al. Cytoreductive surgery plus hyperthermic intraperitoneal chemotherapy improves survival for patients with peritoneal carcinomatosis from colorectal cancer：a phase Ⅱ study from a Chinese center. PLoS One，2014，9（9）：e108509.

5. Huang CQ，Feng JP，Yang XJ，et al. Cytoreductive surgery plus hyperthermic intraperitoneal chemotherapy improves survival of patients with peritoneal carcinomatosis from colorectal cancer：a case-control study from a Chinese center. J Surg Oncol，2014，109（7）：730-739.

6. Yang S，Feng R，Pan ZC，et al. A comparison of intravenous plus intraperitoneal chemotherapy with intravenous chemotherapy alone for the treatment of gastric cancer：A meta-analysis. Sci Rep 5：12538，2015.

7. Miyashiro I，Furukawa H，Sasako M，et al. Randomized clinical trial of adjuvant chemotherapy with intraperitoneal and intravenous cisplatin followed by oral fluorouracil（UFT）in serosa-positive gastric cancer versus curative resection alone：Final results of the Japan Clinical Oncology Group trial JCOG9206-2. Gastric Cancer，2011，14（3）：212-218.

8. Kang YK，Yook JH，Chang HM，et al. Enhanced efficacy of postoperative adjuvant chemotherapy in advanced gastric cancer：Results from a phase 3 randomized trial（AMC0101）. Cancer Chemother Pharmacol，2014，73：139-149.

9. Glehen O，Gilly FN，Arvieux C，et al. Peritoneal carcinomatosis from gastric cancer：A multi-institutional study of 159 patients treated by cytoreductive surgery combined with perioperative intraperitoneal chemotherapy. Ann Surg Oncol，2010，17：2370-2377.

10. Sugarbaker PH. Cytoreductive surgery and hyperthermic intraperitoneal chemotherapy in the management of gastrointestinal cancers with peritoneal metastases：Progress toward a new standard of care. Cancer Treat Rev，2016，48：42-49.

11. Armstrong DK，Bundy B，Wenzel L，et al. Intraperitoneal cisplatin and paclitaxel in ovarian cancer. Obstetrics & Gynecology，2006，107（4）：948-949.

12. Chan DY，Syn NL，Yap R，et al. Conversion surgery post-intraperitoneal paclitaxel and systemic chemotherapy. for gastric cancer carcinomatosis peritonei：Are we ready? J Gastrointest Surg，2017，21（3）：425-433.

13. Narahara H，Fujitani K，Takiuchi H，et al. Phase II study of a combination of S-1 and paclitaxel in patients with unresectable or metastatic gastric cancer. Oncology，2008，74：37-41.

14. Ishigami H，Kitayama J，Otani K，et al. Phase I pharmacokinetic study of weekly intravenous and intraperitoneal paclitaxel combined with S-1 for advanced gastric cancer. Oncology，2009，76（5）：311-314.

15. Ishigami H，Kitayama J，Kaisaki S，et al. Phase II study of weekly intravenous and intraperitoneal paclitaxel combined with S-1 for advanced gastric cancer with peritoneal metastasis. Ann Oncol，2010，21（1）：67-70.

16. Yamaguchi H，Kitayama J，Ishigami H，et al. A phase 2 trial of intravenous and intraperitoneal paclitaxel combined with S-1 for treatment of gastric cancer with macroscopic peritoneal metastasis. Cancer，2013，119（18）：3354-3358.

17. Ishigami H，Yamaguchi H，Yamashita H，et al. Surgery after intraperitoneal and systemic chemotherapy for gastric cancer with peritoneal metastasis or positive peritoneal cytology findings. Gastric Cancer，2017，20（suppl 1）：128-134.

18. 李雁，周云峰，梁寒，等. 细胞减灭术加腹腔热灌注化疗治疗腹膜表面肿瘤的专家共识. 中国肿瘤临床，2015，42（4）：198-206.

第19章

恶性肠梗阻的中医药认识与应用概述

一、恶性肠梗阻现代医学治则及治法

恶性肠梗阻由于梗阻部位及程度、是否伴有肿瘤复发转移、全身状况的好坏以及是否合并基础疾病等差异较大，治疗比较棘手。目前西医方法包括以下几种。①外科手术：适用于机械性梗阻、肿瘤局限、单一部位梗阻，并且有可能使进一步化疗及抗肿瘤治疗的患者获益。②药物保守治疗：在不使用减压装置或胃肠减压装置的同时，通过药物控制呕吐、腹痛和腹胀等症状。③姑息治疗（胃肠减压、支架、胃造瘘等）：通过鼻胃导管将胃腔内的气、液体抽出体外，以降低肠腔内压力，减轻腹胀，减少肠腔内细菌毒素的吸收，改善肠壁血循环和全身状况。适用于各种类型肠梗阻的非手术及手术前后的治疗。④抗肿瘤治疗：针对恶性肠梗阻进行对因治疗。其中癌因性恶性肠梗阻由于患者体质较差，不能耐受手术，部分西药副作用等因素，在接受胃肠减压、肠外营养支持的同时联合中医药治疗是十分必要的。目前中医药治疗副作用小，疗效逐渐得到临床肯定。

（一）治则

①最大限度缓解梗阻症状，提高生活质量，延长生命；②根据个体不同症状体征选择最佳治疗方式及方法；③及时、尽快纠正并发症。

（二）治法

根据临床症状及体征轻重分4期。Ⅰ、Ⅱ期患者属不完全性或单纯性肠梗阻，非手术治疗是安全的；若病情无特殊变化可放宽非手术治疗期限1周、2周或更长，一般疗效良好。Ⅳ期患者应立即手术。Ⅰ、Ⅱ、Ⅲ期患者非手术治疗期间应密切观察病情变化，治疗过程监测脉搏、血压、腹部体征尤为重要，见表19-1。

表19-1　临床症状及体征分期

Ⅰ期	Ⅱ期	Ⅲ期	Ⅳ期
轻度腹胀、腹痛、恶心，有少量排便排气。每次排便排气后症状减轻	腹胀腹痛、恶心、呕吐，停止排便排气	腹痛、腹胀较剧，恶心呕吐频繁，停止排便排气	剧烈腹痛、腹胀，频繁恶心、呕吐，停止排便排气

续表

Ⅰ期	Ⅱ期	Ⅲ期	Ⅳ期
腹平软，无压痛无包块，肠鸣音活跃，偶可闻及高调气过水声	腹平坦，偶见肠型及蠕动波，腹软、无压痛及反跳痛，肠鸣音亢进，可闻及高调气过水声	腹膨隆，可见肠型及蠕动波，腹式呼吸存在，腹软，轻度压痛，无肌紧张，无反跳痛，肠鸣音活跃，可闻及高调气过水声	腹肌紧张、压痛、反跳痛明显。肠鸣音减弱或消失，腹部穿刺有血性渗液或不凝血甚或脓性渗液
腹部X线摄片可见肠胀气或小的气液平面	腹部立卧位X线摄片可见多个气液平面	X线片示肠管明显扩张，多个气液平面	腹部X线摄片可见固定胀大的肠袢，假肿瘤影等及多个气液平面

Ⅰ期：主要临床表现为轻度腹胀、腹痛、恶心，有少量排便排气。每次排便排气后症状减轻。腹平软，无压痛无包块，肠鸣音活跃，偶可闻及高调气过水声，立卧位腹部X线摄片可见肠胀气或小的气液平面。治疗方法：禁饮食，可酌情行胃肠减压，并给予纠正水、电解质、酸碱平衡紊乱、支持治疗等，中医可给予（清热解毒、健脾和胃、通里攻下方药）口服或胃管注入，穴位敷贴或针刺（足三里、天枢、阿是穴）等。

Ⅱ期：主要临床表现为腹胀腹痛、恶心呕吐、停止排便排气。腹平坦，偶见肠型及蠕动波，腹软、无压痛及反跳痛，肠鸣音亢进，可闻及高调气过水声。患者生命体征平稳。腹部立卧位X线摄片可见多个气液平面。治疗方法：禁饮食，行胃肠减压，给予药物灌肠等，并给予纠正水、电解质、酸碱平衡紊乱、支持治疗，中医给予（清热解毒、健脾和胃、通里攻下方药）灌肠，穴位敷贴、针刺（足三里、天枢、阿是穴）等。必要时进行手术治疗。

Ⅲ期：主要临床表现为腹痛、腹胀较剧，恶心、呕吐频繁，停止排便排气。腹膨隆，可见肠型及蠕动波，腹式呼吸存在，腹软，轻度压痛，无肌紧张，无反跳痛，肠鸣音活跃，可闻及高调气过水声。患者表情痛苦，脉率100次/分以上，T 38℃左右，腹部X线片示肠管明显扩张，多个气液平面。治疗方法：禁饮食，行胃肠减压，给予药物灌肠等，加强抗感染、纠正水、电解质、酸碱平衡紊乱，穴位敷贴、针刺（足三里、天枢、阿是穴）等。抓紧治疗严密观察24～48小时若有明显减轻，可反复应用以上方法直至梗阻解除。若无减轻或属既往有反复发病史，应即中转手术治疗。

Ⅳ期：主要临床表现为剧烈腹痛、腹胀，频繁恶心、呕吐，停止排便排气。腹膨隆（腹胀显著或腹胀不对称），腹式呼吸减弱。腹肌紧张、压痛、反跳痛明显。肠鸣音减弱或消失，腹穿有血性渗液或不凝血甚或脓性渗液。患者表情淡漠或烦躁。脉率>120次/分，T>38℃。腹部X线摄片可见固定胀大的肠袢，假肿瘤影等以及多个气液平面。治疗方法：禁饮食，行胃肠减压，给予药物灌肠等，加强抗感染、纠正水、电解质、酸碱平衡紊乱，穴位敷贴、针刺（足三里、天枢、阿是穴）等。积极抗休克治疗及有效胃肠减压，短期内（3～6小时）无明显好转立即手术。

（吴 昊 郑 瑾）

参 考 文 献

1. 于世英，王杰军，王金万，晚期肿瘤患者合并肠梗阻治疗的专家共识．中华肿瘤杂志，2007，29（8）：637-640．

2. Krouse Rs．Surgical management of malignant bowel obstruction．Surg Oncol Clin N Am，2004，13（3）：479-490．

3. Ripamonti C，Fagnoni E，Magni A．Management of symptoms due to inoperable bowel obstruction．Tumori，2005，91（3）：233-236．

4. Matulonis UA，Seiden MV，Roche M，et al．Long-acting octreotide for the treatmentand symptomatic relief of bowel obstruction in advanced ovarian cancer．J PainSymptom Manage，2005，30（6）：563-569．

5. Stefanidis D，Brown K，Nazario H，et al．Safety and efficacy of metallic stems in the management of colorectal obstruction．JSLS，2005，9：454-459．

6. Krouse RS．Surgical management of malignant bowel obstruction．Surg Oncol ClinN Am．2004，13（3）：479-490．

二、中医药对恶性肠梗阻的认识

（一）恶性肠梗阻文献研究

恶性肠梗阻（MBO），古医籍中对其并无明确记述，但根据其"痛、吐、胀、闭"的临床症状及发病部位，可归属于中医学"关格""肠结""腹痛""呕吐""便秘"等范畴。正如古医籍《灵枢·四时气篇》中记载"饮食不下，隔塞不通，邪在胃脘，腹中肠鸣，气上冲胸，喘不能久立，邪在大肠"指出了肠梗阻的临床表现及发病部位。《医贯》中记载"关格者，粒米不欲食，渴喜茶水饮之，少顷即吐出，复求饮复吐。饮之以药，热药入口即出，冷药过时而出，大小便秘，名曰关格。关者下不得出也，格者上不得入也"；《太平圣惠方·第四十七卷》指出"夫反胃者，为食物呕吐，胃不能食，言胃口翻也"；《黄帝内经》称其为"后不利""大便难"，认为与脾胃受寒、肠中有热等有关；近代张锡纯《医学衷中参西录》"肠结系指……饮食停于肠中，结而不下作疼"指出了肠结腹痛的基本病因病机。《诸病源候论》云："凡脾胃不足，虚弱失调之人，多有积聚之病"《医宗必读》云："积之成者，正气不足，而后邪气踞之。"指出其病因为正气虚弱，脾胃不足。《金匮要略》曰"病者腹满，按之不痛为虚，痛者为实，可下之"，明确提出治疗原则，治疗应以"以通为要"为基础，同时结合病病的病情、体质等实际情况辨证治疗。《伤寒杂病论》将其归为阳明腑实证，认为"阳明之为病，胃家实是也""阳明病，谵语，有潮热，反不能食者，胃中必有燥屎五六枚也；若能食者，但硬尔，宜大承气汤下之。"明确指出治疗法则及用药。

（二）恶性肠梗阻病因病机

恶性肠梗阻病因病机可分为久病体虚、正气内虚、饮食不节、感受邪毒四大类。①病后体虚：体质状况决定了正气的强弱以及患病的易患性和倾向性，机体正气的防护在防治疾病的发生发展中起主导作用。素体虚弱或久病体虚或年老体衰，其正气虚损，脏腑功能失调，阴阳失衡，外邪易感，且祛邪不利，邪滞内留，气机不畅，血行瘀滞，而致肠腑不通。②六淫邪毒：风、寒、暑、湿、燥、火六淫，可经口鼻、皮肤等多种途径侵及人体，并可单独或合并致病。若正气不能抗邪，邪客久留，脏腑气血阴阳失衡，而致气滞、血瘀、痰浊、热毒等病变，而致肠腑瘀涩，肠腑不通。寒邪凝滞肠间，血不得散，导致肠管气血痞结，通降功能失常，壅滞上逆。热邪郁闭肠中，导致经络阻塞，气血凝滞，瘀积日久，化热化火，热邪郁闭肠腑或肠腑瘀久化热，伤阴损阳而致。③七情内伤：情志不遂，气机郁结，久则致气滞血瘀或气不布津，津凝为痰，血瘀、痰浊而致肠腑不通。正如《类证治裁.郁证》："七情内起之郁，起而伤气，继必及血"。④饮食失节：暴饮暴食，饮食停滞，纳运无力，或过食肥甘厚腻或辛辣，酿生湿热，蕴蓄肠胃，或恣食生冷，寒湿内停，脾阳受损，伤及脾胃，若湿邪食滞交阻，致肠腑气血痞结，肠腑传化障碍，清阳不升，浊气不降，积聚肠腑致肠腑不通。⑤其他因素：外伤腹部术后，血络受损，亦可形成血瘀或恢复期气血运行不畅，终至肠腑气机不利；各种原因导致脏腑功能失调，气血津液运行不畅，产生气滞、血瘀、痰凝、湿浊、热毒等病理变化，蕴结脏腑，导致肠腑传化功能障碍，引起该病。《景岳全书·心腹痛》曰"凡三焦痛症，唯食滞、寒滞、气滞者多，其因有虫、火、痰、血，暴痛大多有前三证"。张仲景《伤寒杂病论》中载"阳明病，谵语，有潮热，反不能食者，胃中必有燥屎五六枚也；若能食者，但硬尔，宜大承气汤下之。"本病多因气、血、寒、热、湿、食、虫等因素造成寒邪阻滞、热邪内闭、气血瘀阻，导致肠腹传化之能障碍，清气不升，浊气不降，最终引起肠梗阻。急性起病病机以气逆、食阻、虫积热闭居多；慢性以寒凝、血瘀、湿壅、阴虚多见。因此，恶性肠梗阻多由脾虚痰湿、寒凝血瘀导致。

本病病位在肠，肠属六腑，泻而不藏，以通为用。肠为传化之官，肠道居于腹，主司传化水谷饮食，取其精微，去其糟粕。肠腑之气以通为用，以降为顺。气机不畅，不通则痛，故见腹痛难忍；清阳不升，浊音不降，故可见腹胀；肠腑传导失常，糟粕之物不能排出，故见便秘；饮食水谷积滞于肠腑，气滞不畅，气机上逆，滞留下行，故见呕吐。恶性肠梗阻，久病体虚，脾失健运，致大肠传送无力，加之病久肝气不舒，瘀血、痰湿、热毒等实邪积聚，癥瘕形成，肠腑气机阻滞，气血运行不畅，最终导致肠腑不通。总病机属本虚标实：本虚主要是脾肾亏虚，标实主要是湿浊毒邪。以本虚为主者，应分清是脾肾阳虚还是肝肾阴虚，亦或脾胃虚弱、气血两虚；实证者应区分湿热蕴结证与瘀毒内结证的不同；分清气滞、血瘀、湿聚、痰结、热毒的不同，以及病邪的兼夹；分清受病脏腑气血阴阳失衡的不同。

本病病机演变可分为痞结、瘀结、疽结3个阶段。起初为肠腹气机不利，滞塞不通，痰饮水停，出现痛、吐、胀、闭等表现；病变演进，肠腹瘀血阻滞，痛有定处，胀无休止，甚至瘀积成块或血不归经而致呕血、便血；进一步发展则气滞血瘀，瘀久而化热生火，热与瘀血瘀积不散，热甚肠坏，血肉腐败，热毒炽盛，邪实正虚，正不克邪而产生亡阴亡阳之厥症。

总之，本病病位在肠，基本病机为阴阳失调，脏腑气机阻滞，气血运行不畅，肠道通降功能失常，肠腑传化障碍，清阳不升，浊阴不降，积于肠内，肠腑不通，引起梗阻。

（吴　昊　郑　瑾）

参 考 文 献

1. 张楠，周振理，徐斌，等. 5923例急性肠梗阻的病因学变迁及中西医结合诊治. 中国中西医结合外科杂志，2013，19（6）：615-618.
2. 张大鹏，王桐. 肠梗阻536例的病因分析及治疗. 华西医学，2007，22（1）：11-12.
3. 姜敏，左明焕，刘传波，等，中药灌肠治疗恶性肠梗阻106例临床观察. 辽宁中医杂志，2009，36（10）：1729-1730.
4. 李忠礼，罗绍泽. 中西医结合治疗术后早期炎性肠梗阻疗效观察. 时针国医国药，2012，23（7）：1746-1747.

三、恶性肠梗阻的中医药治疗

恶性肠梗阻病机是腑气不通，故治疗以通为主，以降为顺，疏通肠道，通里攻下。《医学真传》云："夫通则不痛，理也，但通之之法，各有不同。调气以和血，调血以和气，通也；下逆者使之上行，中结者使之旁达，亦通也。虚者，助之使通，寒者，温之使通，无非通之之法也。若必以下泻为通，则妄矣。"在通法的基础上，结合审证求因，标本兼治。实证者，通腑泻下为主，虚证者，补益气血为主，虚实夹杂者，扶正与祛邪兼顾，达到阴阳平衡。

（一）恶性肠梗阻的中医辨证治法

中医药治疗恶性肠梗阻，主要针对的是不完全性肠梗阻，或不能耐受手术或术后减除腹胀、腹痛等症状，即Ⅰ、Ⅱ期肠梗阻。目前主要有中药口服、灌肠、针灸、外敷、刺络、拔罐等方法。其中单一方法或多种方式联合，配合西医治疗可增强疗效、减轻患者痛苦。恶性肿瘤晚期患者由于自身体质虚弱，在肿瘤复发或转移过程中极容易发生肠梗阻。MBO以改善患者症状，提高生活质量为首要目标，同时解除肠梗阻，需标本兼治，在解除梗阻的同时控制肿瘤的进展。张锡纯在《医学衷中参西录》中论证此病，认为是胃肠之气郁结不通，逆而上冲的结果。在"论胃气不降治法"中论道："盖阳明胃气以息息下行为顺，为其息息下行也，即时时借其下行之力，传化所化饮食达于小肠……达于大肠，出为大便。……于斯饮食入胃不能传送下行，上则为胀满，下则为便结，此必然之势也。"就是说肠胃之气郁结，不能息息下降，转而上逆，气机上逆可导致饮食不能下行、腹中胀满、呃逆、呕吐、便结等证。这一观点深刻反映了"六腑以通为用，以降为顺"的思想，并将六腑作为一个整体来认识。并在大承气汤基础上独创镇逆承气汤，以代赭石降胃气，通燥结。因此"以通为用，以降为顺"是恶性肠梗阻的治疗根本原则。

1.中医内治法　本病病位在肠，病因不一，其病理基础为瘀毒互结，腑气不通。中医学早在《内经》中就提出"六腑以通为用"的学术思想，腑病宜走不宜守，以降为顺，以通为用，故有"腑病以通为补"之说，因此，治疗当以行气通腑、化瘀解毒为法。其通之义，非任意攻泻，而是包括"理气运脾，宽肠散结"，"疏肝运中顺肠"与"益气润肠通便"等法。根据肠梗阻的中医辨证分型，治法如下：见表19-2。

表19-2　恶性肠梗阻的中医辨证治法

证型	证候	治法	方药
气滞血瘀证	腹痛阵作，腹满拒按，恶心呕吐，无排气排便；舌淡红苔薄白，脉弦或涩	行气活血，通腑攻下	桃仁承气汤
肠腹热结证	腹痛腹胀，痞满拒按，恶心呕吐，无排气排便；发热，口渴，小便黄甚或神昏谵语。舌红苔黄燥，脉洪数	活血清热，通里攻下	复方大承气汤
肠腹寒凝证	腹痛腹胀，痞满拒按，恶心呕吐，无排气排便；发热，口渴，小便黄甚或神昏谵语。舌红苔黄燥，脉洪数	温中散寒，通里攻下	温脾汤
水结湿阻证	腹痛阵阵加剧，肠鸣辘辘有声，腹胀拒按，恶心呕吐，口渴不欲饮，无排气排便，尿少；舌淡红苔白腻，脉弦缓	理气痛下，攻逐水饮	甘遂通结汤
虫积阻滞证	腹痛绕脐阵作，腹胀不甚，腹部有条索状团块，恶心呕吐，呕吐蛔虫，或有便秘；舌淡红苔薄白，脉弦	消导积滞，驱蛔杀虫	驱蛔承气汤
气血两虚证	久病腹痛绵绵，腹胀不慎，食少，体倦乏力，气短声低，面色不华，无排气排便，舌淡，脉细弱	补气养血，润燥通便	归脾汤
脾肾阳虚证	腹中冷痛，腰膝酸软，面色㿠白，四肢不温，无排气排便，小便清，舌淡苔白，脉沉迟	温阳通便	济川煎

（1）气滞血瘀证

证候：腹痛阵作，腹满拒按，恶心呕吐，无排气排便；舌淡红苔薄白，脉弦或涩。

治法：行气活血，通腑攻下。

方药：桃仁承气汤加减。若气滞较甚者加炒莱菔子、乌药、川楝子行气止痛；血瘀重者加赤芍、牛膝、当归活血祛瘀；如口渴，去桂枝，加山栀清热泻火。

（2）肠腹热结证

证候：腹痛腹胀，痞满拒按。恶心呕吐，无排气排便；发热，口渴，小便黄甚或神昏谵语。舌红苔黄燥，脉洪数。

治法：活血清热，通里攻下。

方药：复方大承气汤加减。

（3）肠腹寒凝证

证候：起病急骤，腹痛剧烈，遇冷加重，得热稍减，腹部胀满，恶心呕吐，无排气排便；脘腹腹怕冷，四肢畏寒，舌淡红苔薄白，脉弦紧。

治法：温中散寒，通里攻下。

方药：温脾汤加减。

（4）水结湿阻证

证候：腹痛阵阵加剧，肠鸣辘辘有声，腹胀拒按，恶心呕吐，口渴不欲饮，无排气排便，尿少；舌淡红苔白腻，脉弦缓。

治法：理气痛下，攻逐水饮。

方药：甘遂通结汤加减。

（5）虫积阻滞证

证候：腹痛绕脐阵作，腹胀不甚，腹部有条索状团块，恶心呕吐，呕吐蛔虫，或有便秘；舌淡红苔薄白，脉弦。

治法：消导积滞，驱蛔杀虫。

方药：驱蛔承气汤加减。

（6）气血两虚证

证候：久病腹痛绵绵，腹胀不慎，食少，体倦乏力，气短声低，面色不华，无排气排便，舌淡，脉细弱。

治法：补气养血，润燥通便。

方药：归脾汤加减。

（7）脾肾阳虚证

证候：腹中冷痛，腰膝酸软，面色㿠白，四肢不温，无排气排便，小便清，舌淡苔白，脉沉迟。

治法：温阳通便。

方药：济川煎加减。

2.中医外治法

（1）中药灌肠：中药灌肠即通过改变给药途径采用中药灌肠、肛滴的治法，药物可通过直肠吸收，此方法不仅克服了肠梗阻患者因呕吐严重不能口服进药的问题，而且还可以避免苦寒药对胃的负面影响，并可以使药物直达病所，对下消化道肿瘤、妇科肿瘤、梗阻部位起到局部治疗作用。另外，临床上可以用中药胃管内注入结合灌肠，有利于药物作用于十二指肠及上段小肠的黏膜细胞，使其分泌更多胃动素，促进胃肠道蠕动，上下齐灌，优势互补，使中药的治疗作用得到最大程度地发挥，故在治疗恶性肠梗阻的过程中疗效显著。据大多数文献报道，具有通里攻下作用的大承气汤已为目前治疗恶性肠梗阻的代表方剂，尤其是在中药灌肠中的应用更加广泛，可随症加减，若腹痛剧烈可加白芍、甘草、延胡索、桃仁等以活血化瘀、缓急止痛；腹胀明显可加木香、莱菔子、大腹皮以消食下积、行气除胀；呕吐严重者可加生姜、半夏以和胃降逆止呕。诸药合用起到通腑、顺气、祛邪的疗效，使梗阻之痛、呕、胀、闭症状自除。通过对中药灌肠治疗恶性肠梗阻的临床资料进行回顾性分析，发现临床中多用大承气汤为主方进行灌肠治疗恶性肠梗阻，操作方便，疗效肯定，价格低廉，并且在主方大承气汤的基础上，根据肿瘤类别选用生半夏、蟾皮、全蝎、蜈蚣、白花蛇舌草、半枝莲、土茯苓等药物抗癌，取得良好的疗效。操作方法：每日灌肠1～2次，每次用药100ml。大承气汤源载于汉代张仲景的《伤寒杂病论》："大黄四两（酒洗），厚朴半斤（炙、去皮），枳实五枚（炙），芒硝三合，上四味，以水一斗，先煮二物，取五升，内大黄，更煮取二升，去渣，内芒硝，更上微火一两沸，分温服。"张子和《儒门事亲》中"下"法，属中医外治法，是将中药熬汁后降至适宜温度灌入肠道，以在肠道中经肠黏膜吸收。直肠组织具有选择性吸收和排泄的半透膜及丰富的静脉丛，药物由肠壁半透膜吸入，通过门静脉及下腔静脉进入体循环，直接作用于人体病灶，并且通过肠道渗透作用而起局部效果。传统灌肠滴入速度快、压力大、对肠道刺激性大；目前有医家采取肛滴方式，以吸痰管代替肛管，输液取代推注，肠内保留时间延长，慢滴，减少排便反射，对肛周刺激和肠黏膜的损伤减小。中药灌肠在恶性肠梗阻治疗中优势明显。

通过文献整理及总结，现代医家多采用以大承气汤通腹泄热、解毒化瘀为主的中药灌肠方法，同时配合益气养阴扶正之品，如生脉注射液，以防大承气汤攻下伤正。针对不同证型，灌肠中药有所差别，如气滞血瘀型，采用生白术20g，大黄10g，枳实10g，厚朴10g，桃仁20g，丹参10g；肠腹燥实与血瘀热结型，则采用大黄20g，枳实10g，厚朴10g，芒硝20g，黄芩10g，连翘10g，金银花10g，丹参10g。操作方法：将中药水煎至200～300ml，每次200ml，分上、下午2次保留灌肠，每次保留30分钟。每日1剂，疗程1周。灌肠时一般采用左侧卧位，靠近床沿，将臀部抬高15～20cm，并且将中药倒入无菌输液瓶内，温度保持在37～39℃，之后连接一次性输液器，连接导尿管，肛门插入20～30cm，滴速40～60滴/分，之后采取右侧卧位，保留药液20～30分钟。笔者处采用直肠滴入的方法，中药倒入无菌输液瓶内，温度保持在37～39℃，之后连接一次性输液器，连接导尿管，液状石蜡或食物油保留前端润滑，肛门插入20～30cm，滴速20～30滴/分缓慢滴入，嘱患者更换卧位，以利于药液的充分吸收，尽量保留2小时以上，每日2次。上述方法对治疗MBO导致的、腹胀、腹痛、恶心等取得一定的疗效。

（2）穴位敷贴：穴位敷贴是通过敷贴神阙穴治疗恶性肠梗阻的一种治法。部分晚期MBO患者因呕吐腹痛等症状较重，不能口服中药且因体弱难以保留灌肠或腹腔、肠道肿瘤较大难以灌肠，常规治疗效果欠佳，各种原因不能行手术、支架置入治疗，此时中药外敷治疗能起到提高肠梗阻缓解率、减轻腹痛、腹胀、呕吐、便秘等症状及提高患者生活质量的功效。脐中为神阙穴，系任脉之要穴，中深部为小肠，为中下焦之枢纽，是与督脉的命门穴相对的禁针穴。神阙穴敷贴药物优势在于既可以通过药物对经穴起长久的刺激作用，又可以通过药物吸收后的直接作用于病灶。《类经图翼》中指出"脐，夫生之门即死之户，所以人之盛衰安危，皆系于此者，以其为生命之源，此虽至阴之地，而实元阳之宅"。因此穴位敷贴多选用神阙穴。从解剖学上看，脐周部位皮肤薄弱，神经及血管组织分布丰富，药物易透皮吸收。根据文献分析各大医家主要采用单药大黄敷贴神阙穴用于临床治疗肠梗阻，并在治疗使用大黄通下基础上联合辛温发散之品如麻黄、白芥子等，辛温发散之品具有促使药物吸收，扩张血管，改善循环，增强免疫的作用，尤其对肿瘤性的麻痹型肠梗阻，中药敷贴可及时有效缓解患者痛、吐、胀、闭的症状，减轻患者痛苦。

通过文献整理及总结，笔者处目前穴位敷贴治疗以大黄、芒硝、莱菔子、冰片等药为外敷药品，其中若患者腹胀明显大黄、芒硝、莱菔子比例为1:1:2，若患者可触及肠腑硬结，大黄、芒硝、莱菔子比例为2:2:1；治疗方法：将药膏均匀地涂抹于敷贴上，以神阙穴为中心，敷于腹部，外可用宽胶布固定，并用温水袋热敷，每次2～4小时，2次/日，2天换1次药。治疗机制：取大黄泻下，芒硝破痞、莱菔子通腑的作用，以冰片引经药，增加药物透皮作用，对减轻MBO导致的腹胀、恶心、疼痛等取得良好的疗效。

笔者处采用直肠滴入的方法，中药倒入无菌输液瓶内，温度保持在37～39℃，之后连接一次性输液器，连接导尿管，液状石蜡或者食物油保留前端润滑，肛门插入20～30cm，滴速20～30滴/分，缓慢滴入，嘱患者更换卧位，以利于药液的充分吸收，尽量保留2小时以上，每日2次。上述方法对治疗MBO导致的、腹胀、腹痛、恶心等取得一定的疗效。

（3）针灸治疗：针灸治疗是中医治疗MBO的特色之一，根据经络腧穴学理论分析研究选取穴位，通过针刺、灸法、电针等刺激穴位，达到行气活血、舒筋活络、理气止痛等功效，从而改善患者临床症状，促进胃肠道功能恢复，解除梗阻。通过文献分析现代医家多采用足三里、上下巨虚、公孙、天枢、大横等，其中呕吐加内关，食欲缺乏加中脘，腹痛加内关、章门，肝气不舒加太冲穴，痉挛者耳穴取神门、大肠、胃、小肠，体弱患者单侧取穴。操作方法：手法多以泻法为主，强刺激，虚证者可加灸法或温针灸，得针感后强刺激，留针30～60分钟，4～6小时1次（以上穴位均为直刺，腹水患者腹部穴位应平刺，虚弱患者应单侧取穴）。电针操作方法为在针刺穴位得气后，通电产生与人体生物电的微量电流，使刺激增强，提高疗效，但不应取穴过多，一般以同侧肢体1～3对穴位为宜，并且电针对张力高、亢奋的肠道运动可产生明显抑制作用，可明显解除肠道痉挛；对张力低、迟缓的肠道运动产生兴奋作用，促进肠蠕动。针灸禁用于肠梗阻并大量腹水并腹部张力过大者，以及皮下及腹壁广泛肿瘤种植浸润者。穴位注射为通过穴位进行药物注射，使药物和针刺对穴位进行双重刺激，常取双侧足三里进行药物注射，达到调免疫力，增强胃肠运动之效。多项研究表明，针刺、电针足三里、上巨虚、合谷等穴对腹部手术后的患者具有促进胃肠道功能恢复、减少肠梗阻发生的作用，针灸疗法已在难治性功能性便秘方面显示出了较好的效果，可增强胃肠道蠕动，促进粪便排出，对于慢性重度功能性便秘的治疗是安全有效的，因此，针刺治疗可应用于MBO，并且针灸治疗简便效廉，起效迅速，具有双向调节胃肠运动功能。动物实验证明，针灸可提高大鼠血浆和肠黏膜内超氧化物歧化酶（superoxide dismutas，SOD）含量，降低NO和丙二醛（malondialdehyde，MDA）含量，表明针灸通过调节自由基活性，提高肠道免疫，保护肠黏膜。但是目前Meta分析针灸治疗MBO的研究仍处于探索阶段，同样缺少多中心的随机对照研究，临床证据级别不高。

通过文献整理及总结，现代医家多采用足三里、上巨虚、中脘、天枢、大横等穴位，直刺，得气后留针30分钟，1次/日，取得良好的疗效。治疗机制：以足三里、上巨虚远端取穴，理气镇痛，调补脾胃，同时以天枢、大横、中脘为近端取穴，以激发脾胃之气畅通肠腑气机。五穴合用，达到消积导滞、促进胃肠道功能恢复的作用。笔者处采用针刺足三里、上巨虚、中脘、天枢的方法对缓解MBO引起的恶心、腹胀取得一定的疗效。

（4）刺络拔罐：北京中医药大学黄金昶教授采用刺络拔罐方法，具体方法为取背部足太阳膀胱经皮下结节刺血，火罐吸附其局部，留罐10分钟，3天1次，2次为1个疗程。或局部使用闪罐，以通过局部刺激震颤，使腹部气血鼓荡充盈，腹压变化，最终使梗阻通畅，3天1次，2次为1个疗程。治疗机制：脏腑精气经周身经络输注于体表，一旦脏腑失调，相应的腧穴精气不通，就会产生异常的病理变化，通过对相应腧穴部位的皮肤进行刺络拔罐，使其气血调和，腑气得通。黄教授多选用大小肠、胃等相应腧穴部位的皮下结节进行刺血拔罐治疗，气血调和，疾病自去。临床中刺血拔罐作为一种新辅助治疗，能迅速缓解恶性肠梗阻症状，提高患者生活质量。

（5）推拿按摩：通过文献整理及总结，临床科室多以护士操作为主，操作方法：嘱患者仰卧位，术者双手掌涂上滑石粉，轻而有力地紧贴腹壁按摩，先按顺时针或逆时针方向进行短时间，然后按患者自觉舒服乐于接受的方向继续进行，如疼痛加剧应立即改变推拿方向，推拿30分钟，2天1次，2次为1个疗程。治疗机制：气血根据经络循行分布流注全身，推拿手法作用于体表局部，达到疏通经络、调畅气血、濡养筋骨的作用，进而影响全身脏腑及其他部位的气血功能。用深触诊法按摩不仅可以促进腹部肠管运动，使其反射性收缩，并且可以改善内脏及肠管血流及淋巴循环，恢复肠道功能，解除肠道梗阻。

（二）恶性肠梗阻的中医分期治法

临床中操作中由于MBO病情复杂，现代医家多根据病机发展及病情演变分阶段进行治疗，即肠腹痞结型，肠腹瘀结型，肠腹疽结型三型进行分期论治，见表19-3。

表19-3　恶性肠梗阻的中医分期治法

肠腹痞结型（Ⅰ、Ⅱ期）	肠腹瘀结型（Ⅲ期）	肠腹疽结型（Ⅳ期）
腹痛腹胀，痞满拒按；恶心呕吐，偶排气排便；发热，口渴，小便黄，舌红苔黄燥，脉洪数	腹痛阵作，腹满拒按；恶心呕吐，无排气排便；舌淡红苔薄白，脉弦或涩	腹痛腹胀，痞满拒按；恶心呕吐，无排气排便；发热，口渴，小便黄甚或神昏谵语。舌红苔黄燥，脉洪数
活血清热，通里攻下（口服或灌肠）	行气活血，通腑攻下（灌肠）	破血清热，祛邪攻下（灌肠）
大承气汤	桃仁承气汤	复方大承气汤

1.肠腹痞结型　由于气滞、血瘀、虫积、食积、寒凝、湿阻等因素导致肠腹功能失常，肠腹气机不利，滞塞不通，痰饮水停，出现痛、吐、胀、闭等表现。与西医学中早期机械性梗阻、早期动力性梗阻病理相一致，全身功能障碍，出现肠道梗阻，肠管蠕动增剧、扩张，积气，积液，形成痞结型梗阻，即Ⅰ、Ⅱ期肠梗阻。

证候：腹痛腹胀，痞满拒按，恶心呕吐，无排气排便，发热，口渴，小便黄，舌红苔黄燥，脉洪数。

治法：活血清热，通里攻下（口服或灌肠）。

方药：大承气汤加减。若患者出现气滞的临床表现为胀痛明显，平素情志不疏，嗳气，食欲缺乏，舌淡，苔薄白，脉弦细，在方药的基础上加柴胡、川芎、丹参、枳壳；血瘀的临床表现为刺痛明显，夜间加剧，疼痛剧烈，动则加重，舌暗淡或有瘀斑、瘀点，在方药的基础上给予活血化瘀之品，如桃仁、红花、赤芍、川芎等；痰浊的临床表现为痞闷，短气，恶心，痰多，色白或黄，脘痞纳少，舌暗，苔白腻或黄腻，脉滑，在方药的基础上给予白术、薏苡仁、防己、茯苓等；寒凝的临床表现为冷痛明显，遇冷加重，呕吐酸水，得热则轻，舌淡，苔白，脉涩弦，在方药的基础上给予桂枝、细辛、干姜、附子等。

2.肠腑瘀结型　在肠腑痞结型基础上病变演进，肠腑瘀血阻滞，痛有定处，胀无休止，甚至瘀积成块或血不归经而致呕血、便血，气滞血瘀而致瘀血阻滞。与西医学中早期绞窄性，肠壁已有血供障碍的各型梗阻病理相一致，在痞结型梗阻的基础上，肠管继续扩张，肠管或肠系膜血管受压或栓塞，血供障碍，形成瘀结型梗阻，即Ⅲ期肠梗阻。

证候：腹痛阵作，腹满拒按，恶心呕吐，无排气排便；舌淡红苔薄白，脉弦或涩。

治法：行气活血，通腑攻下（灌肠）。

方药：桃仁承气汤加减。此型血瘀状态较肠腑痞结型重，表现主要为刺痛剧烈，痛有定处，不能忍受，需要进行止痛处理，伴有夜间发热，全身可出现瘀斑，口唇发绀，舌紫绛，舌下脉络迂曲，脉涩甚至结代，在方药的基础上联合穿山甲（代）、水蛭、醋鳖甲、醋龟甲等血肉有情之品增强活血祛瘀力度；气滞表现主要为患者自觉腹部胀痛不能忍受，需要进行止痛处理，在方药的基础上给予枳壳、木香、芍药、甘草、延胡索等。

3.肠腑疽结型　在肠腑瘀结的基础上，进一步发展则血瘀日久而化热生火，热与瘀血瘀积不散，热甚肠坏，血肉腐败，热毒炽盛，邪实正虚，正不克邪而产生亡阴亡阳之厥症。与西医学中晚期绞窄性，伴严重脱水、腹膜炎、休克的各型肠梗阻病理相一致，肠壁缺氧坏死、穿孔，肠内细菌及毒素移位，形成肠腹膜、中毒性休克或多功能障碍综合征（multiple organ dysfunction syndrome，MODS），形成疽结型梗阻，即Ⅳ期肠梗阻。

证候：腹痛腹胀，痞满拒按，恶心呕吐，无排气排便，发热，口渴，小便黄甚或神昏谵语，舌红苔黄燥，脉洪数。

治法：破血清热，祛邪攻下（灌肠）。

方药：复方大承气汤加减。此型主要为肠梗阻后期，主要由各种病理因素导致瘀久化热，表现为热毒炽盛，其中热毒的临床表现为脘腹痞满热痛，大便不通，热结旁流，神昏谵语，甚至大热渴饮，头痛干呕或吐血或吐出棕褐色物，舌红苔黄燥起刺或焦黑燥烈，脉沉实，在方药的基础上加生石膏、栀子、水牛角、紫草、知母、连翘、青蒿、黄芩等。

总之，中医药治疗MBO疗效明显，安全，副作用小，临床研究发现，多种中医药治疗方式综合治疗可提高恶性肠梗阻的疗效，在实际临床操作中，亦是采用中西医相结合的方式，多种中医外治手段共同运用，相互协调，综合治疗恶性肠梗阻。

恶性肠梗阻是腹部、卵巢等中晚期肿瘤的并发症，严重影响患者的生活质量，是一个医学-社会-心理相关的问题。中医药作为我国传统医学的瑰宝，在治疗MBO方面表现突出，尤其对于中晚期肿瘤复发转移导致肠梗阻，不能禁食水时，中医药充分利用自身优势提供了许多非口服途径，包括中药灌肠、外敷、针灸、刺血拔罐等，以提高患者生活质量为治疗目的，使大部分患者从中受益。同时中医药提倡"治未病"，也为预防恶性肠梗阻发生提供了新的途径。因此，在临床上应大力推广中医药对恶性肠梗阻的治疗方案。

（吴　昊　郑　瑾）

参 考 文 献

1. 张楠，周振理，徐斌，等. 5923例急性肠梗阻的病因学变迁及中西医结合诊治. 中国中西医结合外科杂志，2013，19（6）：615-618.

2. 陈德昌，马丽琼，刘绍泽. 大黄对脓毒症大鼠肠道细菌及其移位的影响. 中国危重病急救医学，2009，21（1）：17-20.

3. 张宇，何清源，蒋敦厚，等. 复方大承气汤治疗腹部术后早期炎性肠梗阻分析. 陕西中医，2007，28（1）：53-54.

4. 边美琪，马骏，霍介格. 恶性肠梗阻的中医药诊治进展与展望. 中国中医急症，2017，26（10）：1777-1779.

5. 中医针药联合治疗腹部术后粘连性肠梗阻的疗效观察及护理. 国际数字医学会、Digital Chinese Medicine. 湖南中医药大学学报2016/专集：国际数字医学会数字中医药分会成立大会暨首届数字中医药学术交流会论文集. 国际数字医学会、Digital Chinese Medicine，2016：1.

6. 钟岗. 恶性肠梗阻的中医防治进展. 中国中西医结合外科杂志，2016，22（2）：196-198.

7. 吕鹏，张居元，周振理. 电针促进腹部手术后胃肠功能恢复60例. 中国中西医结合外科杂志，2012，18（1）：82-83.

8. 陈颐，黄健玲，贡欣，等. 针刺治疗术后肠梗阻相关文献的系统评价. 陕西中医，2012，33（3）：310-313.

9. 王伟，徐茂奇，汪海，等. 大黄芒硝散脐周外敷对粘连性肠梗阻疗效的影响. 南京中医药大学学报，2018，34（2）：140-142.

10. 齐元富，刘歆，李慧杰. 活血化瘀方药治疗大肠癌及其肿瘤转移的理论探讨. 中华中医药学刊，2014，32（8）：1802-1804.

11. 马骏，霍介格. 恶性肠梗阻的治疗现状与进展. 世界华人消化杂志，2017，25（21）：1921-1925.

12. Paul Olson TJ，Pinkerton C，Brasel KJ，et al. Palliative surgery for malignant bowel obstruction from carcinomatosis：a systematic review. JAMA Surg，2014，149（4）：383-392.

13. Shariat-Madar B，Jayakrishnan TT，Gamblin TC，Turaga KK. Surgical management of bowel obstruction in patients with peritoneal carcinomatosis. J Surg Oncol，2014，110：666-669.

14. 金维. 中西医结合治疗恶性肠梗阻临床观察. 中国中医急症，2014，23（12）：2275-2276.

15. 马鸣花，霍介格. 恶性肠梗阻的中西医治疗进展. 中国中医急症，2011，20（2）：295-297.

第20章

恶性肠梗阻的专科护理

一、护理原则

恶性肠梗阻护理原则是解除梗阻与纠正恶性肠梗阻引起的全身生理紊乱。具体的护理方法应根据恶性肠梗阻的病因、性质、类型、部位、程度及患者的全身情况来决定。护理原则以对症护理为主，包括禁食、胃肠减压、维持体液平衡与营养平衡，遵医嘱应用抗生素治疗和预防感染、遵医嘱行保留灌肠、心理护理以及早期预防等。

（一）非手术治疗护理原则/术前护理原则

护理措施主要包括：疼痛与腹胀的缓解，维持体液平衡与营养平衡，防止感染，心理护理及早期预防。其中，非手术治疗的肠梗阻类型主要有单纯性肠梗阻、早期粘连性肠梗阻及蛔虫性肠梗阻。多数小儿急性肠套叠首选空气灌注，可达到复位治愈的治疗目的。

1.缓解疼痛与腹胀

（1）禁食：向患者讲解禁食对肠梗阻的重要性，让患者有充分的心理准备，取得患者的配合。同时，向患者介绍禁食时间及病情好转的情况，树立起患者战胜疾病的信心。

（2）胃肠减压：①普通胃管、经鼻肠梗阻导管和经肛门肠梗阻导管均均可吸出胃肠道积液、积气，降低胃肠内压力和肠管的膨胀、减轻管壁水肿及充血程度。胃肠减压是缓减改善肠梗阻症状的重要手段，胃肠减压同时应配合给予肠外营养可以改善患者体质。②插管时，动作尽量稳、准、轻，降低患者的痛苦，插入长度维持在40～60cm，减压期间应保持减压管通畅和保持有效负压。并向患者及其家属讲解留置胃管进行胃肠减压的必要性，叮嘱患者在活动、翻身时，防止胃管扭曲、牵拉造成阻塞或脱落。③减压期间患者禁食，妥善固定各类导管，保持引流通畅，观察和记录引流液性状、颜色及量，观察腹痛、腹胀、排气及排便情况。如果有血性液体被吸出，及时通知医师，警惕肠绞窄发生。④对每日胃肠减压＜200ml而梗阻未解除者，应仔细查找原因；若引流液减少、变清，腹痛、腹胀缓解，且出现肛门排气，则表示梗阻基本解除，遵医嘱夹管12小时，无不适可拔除胃管。在胃肠减压期间用生理盐水冲洗胃管，保持胃管通畅，予以口腔护理。

（3）遵医嘱用药：遵医嘱使用镇痛药（主要为阿片类镇痛药）、止吐药、激素类药及抗分泌药物等，联合肠外营养支持治疗，目的是为了缓解恶心、呕吐、腹痛和腹胀等症状，改善患者的生存质量。①恶性肠梗阻患者的疼痛常为持续性的腹痛和绞痛，阿片类镇痛药是控制MBO腹痛最有效的药物，对持续性疼痛和绞痛均有效。遵医嘱应用吗啡、芬太尼等强阿片类镇痛药。对于无法口服用药的患者，首选芬太尼透皮贴剂，也可采用吗啡皮下、肌内或静脉注射。阿片类药物治疗时，应该重视个体化滴定用药剂量，注意观察恶心、呕吐、便秘等药物不良反应。②对于阿片类药物单药控制不佳的腹部绞痛，可遵医嘱使用东莨菪碱等抗胆碱类药物，缓解胃肠道平滑肌痉挛和抑制蠕动。③应用奥曲肽等生长抑素类药物抑制生长抑素的释放，抑制胰腺、胃肠道的内、外分泌，抑制多种胃肠道激素释放，通过减少胃肠道分泌调节胃肠道功能，降低肠道运动、减少胆道分泌、降低内脏血流、增加肠壁对水和电解质的吸收，从而有效控制MBO的恶心、呕吐症状。④呕吐严重者可遵医嘱应用甲氧氯普胺（胃复安）、氯丙嗪等止吐药。⑤遵医嘱使用地塞米松等皮质固醇类激素，以缓解患者呕吐，减轻肿瘤周围及肠道的炎症和水肿，从而使肠梗阻得到缓解。系统性回顾分析显示静脉注射6～16mg地塞米松可以使肠梗阻得到缓解，但并不影响此类患者的生存时间。⑥注意观察药物的不良反应，如抗胆碱药和抗分泌药均易引起口腔干燥、口渴等不良反应等。

（4）灌肠、按摩或针刺、中药外敷等疗法　可遵医嘱在维持水、电解质和酸碱平衡等对症处理的基础上配合灌肠、针刺或中药外敷等方法，缓解疼痛与腹胀。目前临床上主要用于恶性肠梗阻的中医外治法还是以灌肠、肛滴及针灸为最主要和最常用的方法，且研究显示中药灌肠对于缓解恶性肠梗阻症状效果较好。

2. 维持体液平衡与营养平衡

（1）及时补充液体、纠正水电解质及酸碱失衡：对于长期恶性肿瘤肠梗阻患者会出现难以进食，电解质紊乱的状况，需加强营养支持并纠正电解质紊乱。补充液体的种类及量取决于患者的病情，包括呕吐次数、性状及量等以及尿量、尿比重、血清电解质、血气分析、皮肤弹性等病情及实验室检查结果的变化。

（2）营养支持：恶性肠梗阻患者由于长时间禁食且加上肿瘤导致分解代谢增加，容易导致患者体内脂肪、蛋白储备大量消耗，加速恶病质的产生，及时充分的营养支持有助于加快肠梗阻恢复、减少并发症，延长患者生存时间，提高患者的生存质量。给予患者胃肠外营养支持，建议患者行锁骨下静脉或PICC（peripherally inserted central catheter）置管，严格无菌操作，制订输液计划，保证营养液体在24小时内均匀输入，定时监测患者肝肾功能、血电解质、血糖等，观察是否存在水肿、发热、脱水及黄疸等情况。

（3）饮食支持：梗阻症状缓解达到12小时者可进食流质饮食，48小时后，可进半流质饮食，然后逐渐过渡至正常饮食，少食多餐，以清淡饮食为宜。少食辛辣刺激的食物，进食高蛋白、高维生素、高热量且易于消化的食物，忌暴饮暴食及饭后剧烈运动。

（4）呕吐的护理：患者发生呕吐时坐起或头偏一侧，及时清除口腔内呕吐物，防止窒息或误吸引起吸入性肺炎，呕吐后漱口以保持口腔清洁。同时观察记录呕吐物的性状、颜色和量。

（5）密切监测病情：①严密监测生命体征的变化。②观察患者腹痛、腹胀和呕吐等变化，及时了解患者各项实验室指标，患者病情变化及时通知医师。若患者病情危重，应在抗休克、抗感染的同时，积极做好术前准备。

（6）术前准备：需做肠切除术者，按要求做肠道准备、术前备皮、合血、输液、完善术前检查等术前准备。

3. **防治感染** 遵医嘱应用抗生素加强抗感染治疗，常规应用针对革兰阴性杆菌及厌氧菌药物治疗和预防感染。严密监测体温，遵医嘱给予物理降温或药物降温。胃肠减压期间做好口腔护理、会阴护理等。

4. **心理护理** 患者由于本身对肿瘤就有恐惧心理，在治疗期间如果并发肠梗阻后造成身体疼痛不适，在心理方面极易出现抑郁、焦虑等负面情绪，甚至对治疗失去信心。因此，要求护理人员要对病房加强巡视，对患者的心理状态进行询问及了解，并对患者的疾苦充分给予理解，用乐观、积极的情绪感染患者。与患者多进行交流和沟通，从病因、诊断、治疗、护理等各个方面向患者讲解治疗及预防疾病的知识，满足患者对自身疾病的了解需求。

5. **早期预防** 少部分非癌性因素引起的肠梗阻如果早期采取措施通常是可以消除的，应全面评估并重视引起恶性肿瘤患者合并肠梗阻的高危因素，及时采取措施预防其发生。包括指导患者正确服用止泻药，避免麻痹性肠梗阻的发生；指导患者在用阿片类药物镇痛治疗的同时正确服用缓泻药预防便秘；给予肠道术后早期患者具体详细的饮食指导；密切监测电解质变化，及时纠正低钾血症，对化疗期间、合并腹水及肠道肿瘤局部复发患者应积极预防和处理便秘等。

（二）手术治疗护理原则/术后护理原则

主要护理措施有：维持体液平衡与营养平衡，并发症的预防，心理护理与相关知识的健康宣教。需要手术治疗的肠梗阻患者有：绞窄性肠梗阻、成人小肠扭转及成人肠套叠；小儿急性肠套叠（时间超过48小时）；怀疑有肠坏死或疑似器质性病变的患者；非手术治疗无效的机械性肠梗阻患者；已经引起腹膜炎的患者。其中，常用的手术方法根据肠梗阻的病理类型分为：肠切除吻合术，肠套叠或肠扭转复位术，肠粘连松解术，肠造口或肠外置术。

1. 维持体液平衡与营养平衡

（1）饮食护理：术后暂禁食，禁食期间给予静脉补液，待肠蠕动恢复、肛门排气后进食少量流质饮食再逐渐过渡至半流质。

（2）营养支持：根据患者病情给予补液，纠正水、电解质及酸碱平衡失调；或给予肠外或肠内营养支持。

2. 预防并发症

如果对肠梗阻的处理不当，极易引发多种并发症。

（1）肺部并发症、泌尿系统感染、压疮等：患者长期禁食且大量使用抗生素容易出现二重污染，而长期卧床容易导致压疮、泌尿系统感染及肺部并发症等，因此在护理过程中，对这些并发症的发生要进行预防。做好口腔护理，指导患者保持清洁卫生，女性患者保持会阴部清洁卫生，鼓励患者咳嗽、排痰，指导患者早期床上活动。恶病质患者及无法自行活动的患者应早期应用气垫床，护士及患者家属协助床上翻身，注意患者受压部位的皮肤情况，防止压疮的发生。

（2）肠梗阻：可由于手术后肠道处于暂时麻痹状态、腹腔炎症引起粘连所致。应鼓励患者术后早期进行活动，促进胃肠道功能恢复防止肠粘连。一旦出现异常情况如腹痛、腹胀、呕吐等及时采取相应的护理措施。

（3）腹腔内感染及肠瘘：严密监测病情变化及切口状况，妥善固定引流管，保持引流管通畅并观察记录引流液的颜色、量及性状。更换引流管时严格遵守无菌原则。应注意切口感染及腹腔内感染及肠瘘的发生。若术后3～5天出现切口红肿及体温升高时可怀疑有切口感染，如果出现局部压痛、反跳痛、腹肌紧张等腹膜炎表现，腹腔引流管引出粪臭味液体时，应警惕发生腹腔内感染及肠瘘。可遵医嘱进行全身营养支持治疗和抗感染治疗，必要时再进行手术处理。

3.心理护理　患者手术后保持良好轻松的心态有利于预防胃肠功能瘫痪和促进胃肠蠕动。护理人员向患者及其家属就手术后可能带来的不便、手术效果、病情、恢复过程及可能发生的并发症等解释清楚，对术后饮食、体位、排便、给氧以及各种引流的意义及注意事项等情况详细讲解，对可能出现的切口疼痛及其他不适详细告知，缓解其紧张焦虑心情，经常巡视病房，同情、理解患者及其家属，帮助其树立战胜疾病的信心。

4.健康教育

（1）饮食指导：嘱患者多食用易消化且富含营养的食物，通过忌食辛辣刺激、生硬的食物，忌暴饮暴食。同时要注意饮食卫生和避免腹部受凉，嘱患者餐后适当休息。

（2）保持排便通畅：注意通过调整饮食等方法保持排便通畅，无效者可适当给予缓泻剂。

（3）活动指导：指导患者早期进行下床活动，活动时注意动作轻柔避免拉伤切口。对于下床活动时依从性较差的患者要多鼓励，告知早期下床活动的益处。

（4）自我监测：指导患者进行病情的自我监测，对于可能出现的不适症状如腹胀、腹痛、恶心呕吐、排便不畅等提前告知，如若出现不适症状及时到医院诊治。

参 考 文 献

1. 吕美合. 循证护理在恶性肿瘤合并肠梗阻护理中的应用效果分析. 实用临床护理学电子杂志，2017（48）：138，142.

2. 赵禹博，王锡山. 恶性肠梗阻的诊断与治疗. 中华结直肠疾病电子杂志，2015，（5）：538-539. DOI：10. 3877/cma. j. issn. 2095-3224. 20.

3. 潘三江，王丽英，黄菊华，等. 循证护理在恶性肿瘤胸腔积液治疗中的应用. 护理实践与研究，2010，7（24）：24-26.

4. 田璞. 循证护理对恶性肿瘤患者化疗后相关并发症及生活质量的影响. 国际护理学杂志，2014，15（6）：1315-1316.

5. 郑宏群. 晚期胃癌所致恶性肠梗阻的姑息治疗及营养支持选择. 中国抗癌协会肿瘤营养与支持治疗专业委员会. 2014《中国国际肿瘤营养学论坛》暨第二届《全国肿瘤营养与支持治疗学术会议》论文汇编. 中国抗癌协会肿瘤营养与支持治疗专业委员会，2014：4.

6. Kubota H，Taguchi K，Kobayashi D，et al. Clinical impact of palliative treatment using octreotide for inoperable malignant bowel obstruction caused by advanced urological cancer. Asian Pac J Cancer Prev，2013，14（12）：7107-7110.

7. Dolan E A. Malignant bowel obstruction：a review of current treatment strategies. Am J Hosp Palliat Care，2011，28（8）：576.

8. Feuer D J，Broadley K E．Corticosteroids for the resolution of malignant bowel obstruction in advanced gynaecological and gastrointestinal cancer．Cochrane Database Syst Rev，2016，2（4）：CD002764．

9. 钟岗．恶性肠梗阻的中医防治进展．中国中西医结合外科杂志，2016，22（2）：196-200．

10. 于世英，王杰军，王金万，等．晚期肿瘤患者合并肠梗阻治疗的专家共识．中华肿瘤杂志，2007，29（08）：637-640．

11. 薛莉．循证护理在恶性肿瘤合并肠梗阻患者中的应用．中国临床新医学，2016，9（11）：1033-1035．

12. 王秀娟，贾传春．循证护理在晚期恶性肿瘤并发肠梗阻患者中的应用效果分析．中国医学创新，2015（9）：80-83．

13. Xu Z，Chen B，Li G，et al．The interference in the suicide ideation of patients with malignant tumors by mental clinical nursing pathway．Patient Prefer Adherence，2014，8（default）：1665-1669．

14. 马骏，霍介格．恶性肠梗阻的治疗现状与进展．世界华人消化杂志，2017（21）：1921-1927．

15. 常永红．循证护理在恶性肿瘤患者化疗中的应用．中国实用护理杂志，2010，26（35）：43-44．

16. 陈金萍．恶性肿瘤合并肠梗阻护理中循证护理的应用分析．结直肠肛门外科，2016（s1）．

二、全身症状控制理念在恶性肠梗阻护理中的应用

肠梗阻的常见护理诊断有：与肠梗阻和手术相关的疼痛；与大量体液及血液丢失有关的体液不足；与毒素吸收和感染相关的高热；缺乏肠梗阻相关护理及预防的相关知识；存在休克、腹腔感染以及肠坏死的风险。

全身症状控制理念是指对于恶性肠梗阻患者全身症状和体征的总体控制和护理。

（一）术前护理评估与观察要点

1.明确患者有无体位不当、饮食不当以及饱餐后剧烈运动等明显的诱因。

2.明确患者有无腹部的外伤史、手术史及过敏史，询问患者的相关慢性疾病和消化系统疾病的病史，以及患者的个人卫生情况。

3.观察患者生命体征的变化情况：有无皮肤弹性降低等脱水征象，有无电解质及酸碱失衡或休克的征象。

4.定时监测患者的生命体征，如体温、脉搏、呼吸、血压以及疼痛的变化，及时了解患者的实验室检查指标。

（二）非手术患者及术前患者的护理措施

1.预防和纠正水、电解质和酸碱平衡的紊乱。开启静脉通道，遵医嘱给予静脉输液，纠正水、电解质和酸碱平衡的紊乱状态。

2.对发热患者做好物理降温，协助患者做好生活护理和口腔护理，高热时遵医嘱使用降温药物，及时监测降温效果。

3.感染患者及时去除诱因，同时遵医嘱给予抗生素治疗，必要时做好隔离和防护措施。

4.休克患者积极做好抗休克治疗，给予休克体位。

5.遵医嘱正确用药并配合医师进行术前准备。

（三）术后护理评估与观察要点

1. **一般情况的监测** 密切监测患者的生命体征，注意患者心率及尿量的变化；密切观测腹部的体征，如切口的渗血、渗液情况；观察引流液的颜色和量；密切观察患者腹部疼痛情况，有无恶心、呕吐等情况。

2. **肠梗阻的监测** 严密观察并记录患者的排气和排便情况，及时与医师沟通异常情况；观察和记录呕吐物的性状、颜色、气味和量；观察患者的生命体征、神志及腹部的变化。

3. **腹腔内感染的监测** 观察生命体征的变化，有无气促以及持续发热的情况；有无切口的红、肿、热、痛；有无腹部的压痛、反跳痛等腹膜刺激征的表现。

4. **肠瘘的监测** 观察腹部体征，有无腹部压痛、反跳痛等腹膜刺激征的表现；观察腹部切口及引流管有无粪臭味的渗出及渗液，密切监测腹腔引流液的性状及量；监测患者的体温情况，重点关注患者的白细胞及水、电解质的情况。

5. **切口并发症的监测** 观察切口有无红、肿、热、痛；观察切口有无渗出；关注并记录体温、脉搏及白细胞计数。

（四）术后护理评估与观察要点

1. **常规护理** 给予患者平卧位，予以吸氧、心电、血压、血氧饱和度监测。

2. **肠梗阻护理** 鼓励患者术后早期活动，病情稳定的患者可在术后24小时开始床上活动，3天后下床活动，以促进机体和胃肠道功能恢复，防止肠粘连；密切观察患者是否会有腹痛、腹胀、呕吐等情况。

3. **腹腔内感染护理** 妥善固定引流管及其他管路，密切观察并记录引流液颜色、性状、量；监测生命体征，如有在术后3～5天出现体温升高，切口疼痛及红肿应怀疑有感染，及时与医师沟通处理；遵医嘱给与全身营养支持和抗感染治疗。

4. **肠瘘的护理** 术前护理评估与观察要点有：充分引流，保持引流通畅；观察生命体征，记录出入量；维持水、电解质的平衡；保护切口及其周围皮肤，及时换药，做好皮肤护理；禁食，肠外营养支持；向患者讲解发生肠瘘的原因，介绍治疗方案及治疗的预期时间等。

5. **切口并发症护理** 早期可遵医嘱使用抗生素控制；脓肿期应拆线引流；发现切口有裂开，应及时在无菌环境中重新缝合；对于营养不良或者预期术后负压会增高的患者，注意加压缝合。

（五）典型检查的异样结果

1. **血液检查** 单纯性肠梗阻早期，患者情况多无明显异常；随着病情发展，血红蛋白及血细胞比容可因缺水，血液浓缩而出现升高；绞窄性肠梗阻可见白细胞计数和中性粒细胞明显增加；电解质的紊乱通常没有规律；呕吐物和粪便检查若有大量红细胞或者隐血阳性，应考虑肠管有血供障碍。

2. **影像学检查** 一般在肠梗阻发生4～6小时，X线检查显示肠腔内气体，立卧或者侧卧位透视可见多数液平面及胀气肠袢；空肠梗阻时，空肠黏膜环状皱襞可显示"鱼肋骨刺"状改变；回肠梗阻者可见肠腔成团的蛔虫或虫体阴影；肠扭转时可见孤立、突出的胀气大肠袢；麻痹性肠梗阻时，胃泡阴影增大，小肠、结肠全部胀气。当怀疑肠套叠、乙状结肠扭转或结肠肿瘤时，可行钡剂灌肠或CT检查，以明确梗阻的部位和性质。

三、恶性肠梗阻的生活质量评估与护理干预

世界卫生组织生命质量研究组将生命质量（quality of life，QOL）定义为：不同文化和价值体系的个体对于他们的目标、期望、标准以及所关心事情的相关生活状态的体验。其中，学者万崇华将生命质量划分为低、中、高3个层次：低层次指的是维持生存，保持躯体完好，消除病痛以及维持生存所需的基本功能，主要面向患者，是目前医学领域中广泛采用的。中层不仅维持生存，而且强调生活丰富、心情舒畅和社会和谐，主要面向一般人群，多应用于社会学和预防医学领域。高层次除了强调前两层外，还看中自身价值的实现和对社会的作用，主要应用于医学和社会学综合领域。

（一）QOL测定方法概况

1.访谈法　访谈法是研究者通过面对面访谈或者其他交流方式，了解调查对象的健康状况、心理状态以及行为生活方式等，从而对调查对象的生活质量进行评价，其优点是涉及范围广且灵活多样。但同样涉及人力、物力、财力较多，研究者主观性较强，研究对象的个体差异性较大。

2.观察法　观察法是研究者在一段时间内，对特定研究对象的行为表现，心理活动、疾病症状及不良反应等进行观察，从而判断其综合的QOL。观察法多用于不能作答或不能提供可靠回答等的特殊研究对象，如精神病患者，老年痴呆等研究对象。

3.主观报告法　主观报告法是指被测者根据自己的健康状况和对QOL的理解，自己报告对QOL的评价。优点是容易对研究对象各个阶段进行对比分析，缺点是结果的可靠性不高，也存在一定的记忆偏差。因此，此种方法一般不建议单独使用，常作为其他评价方法的补充。

4.症状定式检查法　症状定式检查法主要用于测定疾病的症状和治疗不良反应。研究者通常将各种可能的症状或副作用进行汇总，由评定者或患者逐一对疾病症状和副作用进行评价。

5.标准化量表评定法　标准化量表法是目前测量患者生命质量最普遍的方法，即研究对象采用具有良好信度、效度和反应度的量表，对患者的QOL进行综合评价。根据量表特征分为自评和他评两种。优点是客观性较强、程序标准且易于操作，但编制量表的程序较为复杂。

（二）QOL常用量表简介

1.普通健康QOL量表　简明健康状况调查问卷（the medical outcomes study36-item short-form health survey，MOS SF-36）是有美国医学结局研究组在20世纪80年代开发的，是由36个问题构成的简易型调查问卷。主要包括生理和心理两大领域，有生理功能、生理职能、躯体疼痛、一般健康状况、精力、社会功能、情感职能以及精神健康8个方面构成。

欧洲五维健康量表（EuroQol-5D questionnaire，EQ-5D）由欧洲生命质量项目研究组开发，EQ-5D已经在全世界大多数国家使用，主要包括：行动、自我照护、日常活动（例如工作、学习、家务、业余活动）、疼痛/不舒服和焦虑/沮丧5个问题构成，分为3个选项（没问题、有问题或有严重问题），从5个方面分别获得效用值，共包括245种健康状况。

世界卫生组织生命质量量表（WHOQOL-100）及其简表（WHOQOL-BREF），1991年WHO生命质量研究项目建立，在WHO领导下建立的独一无二的国际合作项目，是生命质量研究进程中的里程碑。是WHO组织20余个国家和地区共同研制的跨国家、跨文化并且适用于一般人群的普适性量表，中文版在20世纪90年代后半期制成。

2.疾病特异性QOL量表　目前，疾病特异性的生活质量量表较多，但不同的研究者针对不同的疾病病因、不同人群开发了一些列的量表，如肿瘤QOL量表、慢性阻塞性肺疾病QOL量表，慢性心功能不全QOL量表，慢性肾病QOL量表，糖尿病QOL量表，关节炎QOL量表，肥胖QOL量表，老年人QOL量表，中医健康量表等。

根据恶性肠梗阻的病因、性质、类型、部位、程度以及患者的全身情况来看，疾病症状较为复杂，病因较多，影响生活质量的因素错综复杂。目前学者多根据其研究目的选择普适性量表，如欧洲五维健康量表［EuroQol-5D questionnaire，（EQ-5D）］，并未检索到疾病特异性的QOL量表。

在我国，部分研究采用自制问卷进行生命质量的评价，如有研究显示，协同护理能够有效改善肠梗阻患者的生活质量，能够增强患者的治疗信息，缓解患者的心理负担。协同护理主要包括：构建和谐护患关系，知识指引，心理照顾，饮食照顾与胃肠减压照顾。

参 考 文 献

1. Young CJ，De-Loyde KJ，Youna JM，et al. Improving Quality of Life for People with Incurable Large-Bowel Obstruction：Randomized Control Trial of Colonic Stent Insertion. Dis Colon Rectum，2015，58（9）：838-849.
2. 陈丽贤. 协同护理对提高肠梗阻患者生活质量的效果分析. 实用临床护理学电子杂志，2017，2（08）：38-39.

四、灌肠与导泻

手术是治疗恶性肠梗阻的方法之一，对于肿瘤引起的单一部位梗阻或非癌性因素所致的机械性梗阻，术前需做肠道清洁，即进行灌肠与导泻，术前的肠道准备多为口服抗菌药物、口服泻剂及多次保留灌肠。对患者身体状况、预期生存时间以及术后并发症等问题进行评估，若患者不适宜手术，则采用药物治疗或其他非手术治疗手段。

（一）恶性肠梗阻手术治疗的灌肠

1.术前肠道清洁的清洁灌肠　手术治疗的术前准备起到关键作用，其中肠道准备一般为口服抗菌药物，口服泻药或多次保留灌肠，充分的肠道准备可降低术后感染的风险。一般于术前晚及术晨行清洁灌肠，应洗至粪便清水样，肉眼无粪渣为止。常用的灌肠剂有甘油灌肠剂、磷酸钠盐灌肠剂等。同时灌肠也可配合导泻法进行肠道清洁。

2.术后促进患者肠蠕动恢复　可采取灌肠法进行少量保留灌肠，肛管需插入10～15cm，灌肠液注入速度勿过快，以免刺激肠黏膜引起排便，嘱患者尽量保留溶液30～60分钟，以充分软化粪便，利于积粪排出。如术后第3天肛门未排气，可用开塞露刺激肛门或插肛管，术后7天若仍未排便，可给予甘油灌肠剂。

（二）恶性肠梗阻非手术治疗的灌肠

1.减轻腹胀、治疗肠道感染　灌肠法增加了药物的给药途径，不仅克服因梗阻而呕吐严重，不能口服进药的问题，且对下消化道肿瘤、妇科肿瘤、肠梗阻等均有局部治疗作用。灌肠还可使肠腔容积增大，从而通过神经反射的作用刺激肠蠕动增强，有助于减轻梗阻症状。①多次保留灌肠，灌肠前先嘱患者排空尿液，协助患者取左侧卧位，注意保暖，臀下垫小枕，抬高10 cm。灌肠液温度以39～41℃为宜，药液注完再注入少量温开水后拔管，拔管时轻揉肛门，拔管后取平卧位，抬高臀部，保留灌肠液在1小时以上再排便。②动作轻柔，缓慢注药，注药过程中要注意观察患者的面色、呼吸、表情等，询问患者感受，患者若感觉腹胀或有便意，嘱患者张口呼吸放松腹部肌肉，调慢注药速度或暂停片刻。若患者出现脉速、面色苍白、出冷汗、剧烈腹痛、心慌气促等，应立即停止灌肠。灌肠后观察患者有无排便，排便的性状、颜色和量。

2.中药灌肠或中药肛滴　目前恶性肠梗阻中药灌肠或肛滴的方剂为大承气汤加减而来，大承气汤已为治疗肠梗阻代表方，特别是灌肠使用，已取得较好疗效。目前临床主要采取肛滴的方法，对于梗阻症状较轻，一般条件允许的情况下，可在给予中药灌肠的基础上适当结合静脉化疗，可明显改善预后。

（三）恶性肠梗阻的导泻法

导泻法与灌肠法通常联合使用做术前肠道准备或缓解患者腹便秘等，导泻方法常用以下几种。

1.高渗性导泻　常用制剂为甘露醇、硫酸镁、磷酸钠盐等。由于肠道几乎不吸收导泻剂，口服后使肠腔内渗透压升高，吸收肠壁水分，使肠内容物剧增，刺激肠蠕动增加，导致腹泻。甘露醇易结晶使用时应用温水充分溶解，甘露醇可被肠道中的细菌酵解，若冲洗不净在术中使用电刀可引起爆炸；硫酸镁口服液体量较甘露醇、磷酸钠盐多，且易诱发呕吐。此外，高渗性导泻可致肠梗阻患者出现急性肠穿孔，使用时应注意观察患者病情是否出现腹痛、腹胀、恶性呕吐等症状，一旦发生则立即停止，给予胃肠减压、纠正水、电解质紊乱与酸碱失衡等，必要时做好急诊手术准备。

2.等渗性导泻　常用复方聚乙二醇电解质散溶液。聚乙二醇是一种非吸收性、等渗性液体，通过氢键与水分子结合，增加粪便含水量及灌洗液的渗透浓度，刺激小肠蠕动增加。

3.中药导泻　常用番泻叶泡茶饮用及口服或胃内注入大黄。大黄能增加肠蠕动，抑制肠内水分吸收，促进排便，有强烈的导泻作用。大黄的主要成分为蒽醌类衍生物，在促进肠道内细菌和毒素的排泄，平衡肠道内菌群等方面有着重要作用。

参 考 文 献

1. 赵禹博，王锡山. 恶性肠梗阻的诊断与治疗. 中华结直肠疾病电子杂志，2015（5）：538-539. DOI：10. 3877/cma. j. issn. 2095-3224. 20

2. 张丽，李静薇. 腹部手术后粘连性肠梗阻的原因分析及护理对策. 解放军医药杂志，2012，24（3）：72-75.

3. 丁少霞，彭辉，黄雷. 循证护理在恶性肿瘤合并肠梗阻护理中的应用. 中国医药指南，2011，09（7）：144-146.

4. 胡瑛. 中药灌肠姑息治疗恶性肠梗阻效果观察. 护理学杂志，2009，24（19）：24-25.

五、消化液丢失与回输

（一）消化液的丢失

1.消化液丢失的原因

（1）呕吐：存在高位恶性肠梗阻时，患者会出现大量的呕吐，导致消化液大量丢失。

（2）肠道吸收功能障碍：肠梗阻时，由于肠道吸收功能发生障碍，胃肠道分泌的液体不能被吸收返回全身循环系统。

（3）肠壁充血水肿、通透性增加：梗阻肠腔内压增高，导致肠壁静脉回流障碍，毛细血管及小静脉淤血，肠壁充血水肿。肠壁充血水肿还可导致前列腺素（PG）、血管活性肠肽（VIP）等炎症因子分泌增多，从而增加细胞膜通透性，进一步加剧肠腔内液体的积聚。

2.消化液丢失的护理

（1）评估

1）健康史：在患者发生恶性肠梗阻时，要了解患者的一般情况，包括年龄、性别，发病前有无肠道手术、妇科手术，以及外伤史。

2）身体状况：首先评估患者全身情况，主要是生命体征的变化：包括水电解质、酸碱失衡或休克的情况。除了评估患者全身情况，还要评估患者局部情况，主要包括：患者腹痛、腹胀、呕吐、停止排气等症状的程度、有无进行性加重，以及消化液丢失的量、颜色、性状。

（2）病情观察：定时测量体温、脉搏、呼吸和血压，以及症状的变化。若出现体温升高、脉率增快、白细胞计数升高；患者病情进展迅速，早期休克，抗休克治疗无效等，及时报告医师。重点观察患者消化液丢失的颜色、性状、量，若出现血性液体，液体量增大，及时报告医师。

（3）心理–社会状况：评估患者的心理情况，有无过度焦虑或恐惧，是否了解消化液丢失的相关状况，以及了解患者的家庭、社会支持情况，包括家属对消化液丢失相关知识的掌握程度，对患者心理和经济支持情况等。

（二）消化液的回输

1.消化液回输的定义

（1）消化液正常值：正常成人每天可分泌7000～8000ml的消化液，其中胰液分泌量为750～1500ml，胆汁为800～1200ml，胃液为1500～2500ml，小肠分泌的液体量可达1800ml。但绝大部分由小肠及回肠重吸收，仅有150ml随粪便排出体外。

（2）消化液回输概念：包括胃液、肠液、胆汁、胰液等回输，将引流出或漏出的胃液、肠液、胆汁、胰液等消化液收集在无菌容器内，经处理后或直接回输入患者消化道内。

（3）消化液回输的临床意义：消化液回输可以恢复消化液在胃肠内的循环，保持胃肠道的相对连续性和完整性，从而减少消化酶的丢失和水、电解质紊乱及并发症发生。消化液回输的主要目的是促进患者对肠内营养物质的消化吸收，可防止小肠萎缩，增加小肠蛋白质、DNA含量，促进细胞分裂增殖，便于手术时肠管分离和吻合。同时，消化道空置时，蠕动减弱以致消失，细菌将大量繁殖并向上蔓延，可引起内源性感染及毒血症；而消化液回输可增加胃肠道的血液供应，刺激内脏神经支配消化道和消化腺激素分泌，保护胃肠道的正常菌群和免疫系统，对维持胃肠道的正常结构和肠黏膜屏障及生理功能、减少细菌移位有重要意义。

2.消化液回输的分类

（1）自体消化液回输：是取材方便且最为经济的消化液回输方式，也是目前临床上最常见的消化液回输方式，即在患者造瘘口放置收集装置，收集患者自身分泌的消化液，经过或不经过处理后再回输入患者消化道内。此方法可用于消化液泌量足够机体需要，且消化液无污染、培养结果阴性者。

（2）异体消化液回输：当患者本身消化液存在细菌感染、消化液污染或消化液分泌量不足，不符合患者身体对营养的需求时，为了达到肠内营养能够充分被吸收等目的，利用从其他患者身上收集的消化液，回输入患者消化道内。

3.消化液回输的护理

（1）病情观察：注意观察患者的意识、精神状态、生命体征等，尤其是有无腹痛、腹泻。由于消化液收集时间长，体外环境难以保证消化液成分稳定，临床上经常可见消化液回输引起的腹痛、腹泻等肠道激惹表现。若患者出现口渴、少尿、皮肤弹性差及生命体征的改变，应及时通知医师。严密观察引流出的消化液的颜色、性状，定期做消化液培养，培养阳性或怀疑被污染的消化液禁止回输。

（2）消化液回输管理

1）消化液回输原则：严格无菌操作是控制感染的主要措施。在回输过程中遵守循序渐进的原则，逐渐加快速度和增加用量，并观察消化液的颜色、性状和量的变化，回输过程中注意保持"三度"，即浓度、速度及温度。①浓度：浓度对并发症的产生无绝对相关性，消化液黏稠时可加适量生理盐水，加温稀释后便可顺利注入，可避免因消化液刺激引起的不适。②速度：（证据级别不高）郑冉冉等认为开始20ml/h，若患者无腹部症状则逐渐增加至100ml/h；祝海香等认为速度在40～60ml/h较为合适，陈月认为以30～40滴／分为宜；方枫认为以40～50滴／分为宜；茹晓兰则认为以80滴／分的速度回输较少引起患者胃肠道症状。③温度：（证据级别不高）回输的消化液要保持一定温度，温度较低的消化液易引起肠痉挛和腹痛。张毓萍等认为，回输消化液应保持37～38℃较为适宜，黄小丹等认为保持输入时的温度以38～40℃为宜，刘玉芳认为36.2℃最为适宜。在冬天，温度调节尤为重要，因与体温差别大时，易引起腹痛、腹胀、腹泻，最好使用加热器。

2）输注导管管理：临床上往往将回收的消化液常与肠内营养液一起输注，应注意妥善固定导管，保持输注管道通畅，防止受压、折叠、扭曲，协助患者翻身及整理床单位时，防止脱管。导管密闭式回输时，体外导管需每24小时更换1次；开放式导管回输时，体外导管每次收集回输时进行更换。每次输注前后应用温生理盐水50ml冲管，输注期间每4小时用温生理盐水10～20ml冲管，停止输注期间每4小时冲洗管1次。尽量不经输注管注入相关药物，必要时将药物碾碎且充分溶化后再进行输入，注入药物前后应用温生理盐水20ml冲洗管腔，防止管道堵塞。

3）输注过程中不良反应的处理：常见的不良反应有回输导管堵塞、腹胀、腹泻等。①导管堵塞：体外导管阻塞时应进行及时更换，体内导管发生堵塞后经持续、反复、多次冲洗管腔多可恢复通畅。不允许用导丝等疏通体内导管，因可能导致导管破裂或肠穿孔。定期更换导管可预防堵管发生。②腹胀、腹泻：一旦发生胃肠道不良反应，应先查明原因，去除病因。可降低消化液回输浓度、减慢输注速度，适当提高回输消化液的温度等。症状严重时停止回输，必要时使用胃肠动力药，促进胃肠蠕动以减轻腹胀，给予收敛剂或止泻药，改善腹泻症状。

（3）心理护理：患者及其家属对消化液回输联合肠内营养治疗的目的关注度不够，健康知识缺乏；消化液中胆汁、胃液的异味会使患者容易焦虑。医务人员应向患者耐心解释消化液回输联合肠内营养治疗的目的、优点、必要性，以及在输注过程中可能发生的并发症，如恶心、呕吐、腹痛、腹泻等，并介绍如何应对这些不良反应，使患者对治疗产生的不良反应有一定的心理准备。定时到病房巡视，并及时处理输注过程中所出现的问题，将患者的痛苦降到最低程度，提升患者的安全感，使其积极配合治疗。此外，通过介绍成功病例，提高患者的自我效能，减轻患者悲观、焦虑情绪，增强患者及其家属战胜疾病的信心。

（刘俐惠　田红梅　于恺英）

参 考 文 献

1. 张清，李建民，贾长宽，等. 内外科护理学. 北京：清华大学出版社，2010.

2. 吴孟超，吴在德. 黄家驷外科学. 7版. 北京：人民卫生出版社，2008.

3. 李乐之，等. 外科护理学. 5版. 北京：人民卫生出版社，2012.

4. 江方正，周洁，叶向红. 消化液回输方法及其护理的研究进展. 解放军护理杂志，2013，30（20）：33-36.

5. 科特尼. 克氏外科学（第19版，中文版）. 北京：北京大学医学出版社，2015.

◇ 第21章 ◇

恶性肠梗阻的预后与评价

恶性肠梗阻（MBO）是腹部及盆腔恶性肿瘤患者常见的并发症，但囿于疾病的特殊性，对于恶性肠梗阻患者的预后及疗效评价情况仍缺少确切的数据。已有的研究大多存在的局限为：绝大多数为回顾性研究；患者人群存在异质性，多为基于特定人群的单中心研究；研究选择的诊断标准和临床终点异质性高（差异大）；很多研究未能给出成功缓解的定义；由于疾病的特点使得随机对照研究难以开展。2012年发表的一项系统综述总结了4项恶性肠梗阻队列研究，发现31%～42%未经手术治疗的恶性肠梗阻患者经保守治疗可获得缓解，但缓解患者再梗阻发生率＞60%。手术治疗（含根治性手术及姑息性手术）的患者生存时间3～8个月；如进展期肿瘤患者发生的恶性肠梗阻不可手术，平均生存时间仅4～5周。手术患者6个月生存率50%，而未经手术的患者6个月生存率仅8%。总体来说，恶性肠梗阻患者的预后与病因及能否行根治性手术治疗相关。单发肿瘤造成腔内阻塞导致的恶性肠梗阻有机会获得根治，而多发腹膜或腹腔转移癌的患者预后差。

一、预后因素分析

（一）预后概述

关于恶性肠梗阻预后因素的研究多针对经手术治疗的患者，而对于未经手术治疗患者的预后因素的研究较少。前者大部分研究旨在寻找影响手术结局的因素，同时利于筛选适宜手术的患者。研究常使用术后生存时间、术后30天或60天死亡率，生活质量及出院时能否经口进食等指标评估手术结局。与手术结局相关的不良因素包括高龄、体能状态差、腹水、低蛋白血症、影像学原发肿瘤残存、腹膜转移癌和多部位肿瘤等。高龄患者手术死亡率更高（18% vs. 11%）。体能状态是恶性肠梗阻患者重要的生存预后指标。对于发生恶性肠梗阻的进展期肿瘤患者，体能状态差的患者手术死亡率更高（16% vs. 11%），文献报道ECOG（Eastern Cooperative Oncology Group）评分为0～1分、2分和3～4分的患者中位生存期分别为222天、63天和27天。有腹水的患者从手术中获益的可能性较小，术后30天死亡率更高，低白蛋白血症患者术后30天死亡率更高。原发肿瘤残存或肿瘤复发的影像学证据和腹膜转移癌的影像学证据与外科会诊后90天内死亡有关。多个部位的肿瘤影像学证据与总生存情况较差有关。

针对非手术治疗患者的预后因素研究较少。2016年发表的一项西班牙队列研究纳入45例不能接受手术或支架治疗的初次发作恶性肠梗阻的患者，所有患者均接受止吐、糖皮质激素及奥曲肽联合丁东莨菪碱两种抗分泌药物治疗，以恢复经口进食作为梗阻解除的标准。以第1天内缓解作为分析终点，发现梗阻机制为功能性而非机械性或混合性的更容易缓解，是早期梗阻解除的预后因素。而以第8天内缓解作为分析终点，临床状况较好的患者更容易缓解，但结果无统计学意义。

对于不区分治疗手段的恶性肠梗阻总体人群，2015年发表的一项基于美国全国住院患者样本（nationwide inpatient sample，NIS）数据库的研究纳入2 045 542例患者，发现男性以手术方式治疗肠梗阻、缺少保险、合并肝病、充血性心力衰竭、肾衰竭等合并症、体重减轻及伴有远处转移是住院期间死亡率增加的独立危险因素；而肥胖是住院期间死亡低的保护性因素，提示基础营养状况影响恶性肠梗阻患者的预后。2017年，美国安德森肿瘤中心发表的一项队列研究纳入490例进展期肿瘤伴肠梗阻的患者（包括恶性肠梗阻患者和良性病因导致的肠梗阻），其中334例为恶性肠梗阻患者。研究发现预后相关的不良因素与文献报道的经手术治疗人群类似，其中存在原发肿瘤或复发肿瘤的影像学证据、存在腹膜转移癌和低蛋白血症（白蛋白<35g/L）与出院时不能进食相关，年龄≥65岁、原发肿瘤残存或复发肿瘤的影像学证据、腹膜转移癌的影像学证据、腹腔内脏转移的影像学证据与外科会诊后（无论会诊后是否手术）90天内死亡相关。

对于不能根治性手术的患者，姑息性手术、介入治疗、内科治疗哪种治疗方式能带来最佳治疗结局是人们关注的问题，当前，不同研究结论间存在争议。有研究发现手术治疗导致更高的死亡率，而2017年安德森肿瘤中心的队列研究发现，以外科会诊后90天死亡率为指标，手术治疗患者预后最好，内科治疗居中，介入治疗患者预后最差，但经疾病广泛程度的因素校正之后，手术治疗并非改善预后的独立预测因素。未来对同质化的患者开展前瞻性随机对照临床试验是解决这个疑问的最佳方法，但由于恶性肠梗阻疾病的特殊性，开展上述研究难度极大，如何确定不同治疗方式的相对意义尚需进一步的探索。

恶性肠梗阻具有多发、手术难以施行等特点，因此，恶性肠梗阻通常表现出令人沮丧的预后，通常其预计生存期为1～9个月，而治疗后好转出院的患者中超过50%的患者会因梗阻复发再次住院。恶性肿瘤引起的肠梗阻与良性疾病引起的肠梗阻其预后显然是不同的，对于那些由于恶性肿瘤为肠梗阻原因的患者，其生存率明显较低。虽然肿瘤进展至发生恶性肠梗阻时已经失去了根治的机会，但采取合适的治疗措施改善患者的临床症状，延缓生命也是十分有意义的。

恶性肠梗阻预后状态由多种因素决定：首先取决于引起肠梗阻的原因，如果恶性肿瘤分期偏晚，且肿瘤侵犯范围又较大，那么其预后相对较差。另外，不同的肿瘤其预后也不尽相同，一般的胃癌引起的肠梗阻较结肠癌引起的肠梗阻预后更差。

另外，梗阻本身的因素也会影响预后，单发梗阻如果不能通过手术、化疗、放疗等方式处理，预后要比能够通过各种手段处理的多发梗阻差。

再有，患者自身机体状况较差合并症多且严重，那么此类患者的预后也会相对较差。

（二）结直肠癌引起的恶性肠梗阻

1. 结直肠恶性肠梗阻预后的几个特征　梗阻性大肠癌目前未见大宗预后因素分析报

道，现有的研究资料显示年龄、性别、肿瘤部位和梗阻时间与预后无明显关系，但出现肠梗阻的结直肠癌患者术后复发率和转移率较高。其影响预后的因素主要有以下几方面。①肿瘤分化程度：肿瘤分化越差，其复发转移率越高，分化程度较好的管状腺癌术后累积5年生存率可达到65%，其预后明显好于其他分化类型。②化疗：以氟尿嘧啶为主的辅助化疗可降低大肠癌术后复发率，化疗患者术后5年累积生存率明显高于非化疗患者。③肿瘤的临床分期：结肠癌的Dukes分期也是大肠癌的预后因素。Dukes分期包括肿瘤向肠壁的浸润深度、淋巴结转移及远处转移等情况，B、C、D期结直肠癌其5年生存率分别为83.3%、45.5%和0，可以看出其生存率依分期进展而明显下降。④根治性手术：外科手术一直是治疗大肠癌的主要方法，近年来随着诊断水平和外科技术的不断提高，手术效果逐渐改善，即使是D期大肠癌合并肝转移的病例，如进行结肠癌根治性切除并且肝转移灶也通过外科手术或消融方法进行处理，其5年生存率也能接近50%。进行根治性切除的患者手术后1年、3年、5年累积生存率均明显高于姑息性手术的患者。

2.手术治疗恶性肠梗阻及预后不良因素　手术是治疗恶性肠梗阻的方法之一，手术方式需根据患者的具体情况进行个体化选择，如肠切除肠吻合手术、肠造瘘术以及肠旁路手术等。但由于腹腔恶性肿瘤种植转移的特点，所致恶性肠梗阻一般发生在小肠，且常为多节段性梗阻，因此，患者通常不适宜手术治疗或因术后的高死亡率及并发症发生率而无法获益。但对于肿瘤引起的单一部位梗阻导致的机械性梗阻，手术可作为治疗选择。手术应力求以最简单、安全且有效的方法，解除梗阻，缓解症状，改善患者的生活质量。通常术后生存时间＞60天，可以作为姑息手术治疗有效的标志之一。

通常伴有广泛腹膜转移和大量腹水是MBO患者手术治疗的不良预后因素，此类患者的生存期更短；此外，如腹腔内可触及较大的腹内包块、小肠完全性梗阻、多处肠梗阻以及以前曾接受腹部或盆腔放射治疗等情况均是手术治疗的不良预后因素，以上因素可辅助评估恶性肠梗阻患者手术治疗的短期预后，对于评估利弊后不适宜手术的患者，可采用药物治疗等其他姑息性治疗手段，而不选用手术的方法。

对于腹腔内泛发肿瘤导致的恶性肠梗阻患者，其手术治疗的预后往往较差，此类梗阻是由于肠壁多处肿瘤侵犯引起的，常表现为不完全性肠梗阻和间歇性梗阻，其原因在于肿瘤侵犯肠壁引起的继发性肠管运动障碍。通过胃肠减压治疗后，患者症状可以暂时缓解但常复发，此类患者接受手术治疗后30天内死亡率和并发症发生率高达20%～40%，且短期常发生再次梗阻，因此此类患者预后普遍不佳。

手术治疗对结直肠肿瘤引起的肠梗阻患者的益处大于卵巢肿瘤引起的肠梗阻，而肠梗阻的类型（完全性与不完全性梗阻）和手术治疗的方式（旁路手术与切除吻合术）对患者最终的预后没有显著影响。

一般的大肠梗阻者较小肠梗阻者腹痛程度轻，但持续时间较长；恶心呕吐出现时间短，而腹胀更为明显。大肠梗阻者的预后优于小肠梗阻，这可能与小肠梗阻更易转化为绞窄性肠梗阻有关。

3.其他预后不良因素

（1）白蛋白水平与预后也有明显关系，如白蛋白水平低于35g/L，MBO患者预后也将更差。MBO患者白蛋白低于35g/L是预后不良的危险因素，因此，白蛋白低于35g/L的MBO患者应及早进行评估并给予针对性补充白蛋白治疗，或者在允许的范围内增加营养和优质蛋白的摄入，这样可以使患者的总体预后得到改善。

（2）输血量与预后也有明显关系，术中输血量越大，预后也越差。一般的术中输血越多，则意味着肿瘤的病期较晚，肿瘤与周围脏器的粘连侵犯也更严重，手术难度也较大；另一方面，输血多的患者其身体一般状态多数也较差，肿瘤也更容易出现复发和转移。

（3）术前血清CEA（carcino-embryonic antigen）水平与预后也有明显关系，也是影响预后的独立因素，美国肿瘤联合委员会将术前CEA水平归为 I 类预后因子，足以见其重要性。

（4）肿瘤的大体类型与其预后也有明显关系，大肠癌中隆起型肿瘤5年生存率明显高于弥漫溃疡型肿瘤，这是因为隆起型肿瘤侵袭肠壁和淋巴及血行转移的比率较低，发现病变时多处于早期和中期，而弥漫溃疡型则不然，肿瘤呈浸润性生长，患者出现症状的时间较晚，在肿瘤的发展过程中有充分的时间出现了周围侵犯和淋巴血行转移。

（5）淋巴结转移与预后：淋巴结转移是影响结肠癌患者预后的独立因素，淋巴结转移是仅次于TNM［The Tumor，Node，Metastasis（TNM）staging system］分期的最大危险因素，一旦发生淋巴结转移，5年生存率由73.6%降至39.7%，有淋巴结转移的死亡风险是无淋巴结转移者的1.6倍。另外，即使在有远处转移和腹膜种植的患者中，淋巴结转移率也是影响其预后的重要因素。

（6）肝转移也是影响MBO预后的独立因素，一旦发生肝转移，死亡风险就增加了1.5倍。

（7）TNM分期与预后关系也非常密切，研究显示肿瘤TNM分期是影响患者预后的独立因素，且相对危险度最大，TNM分期每升高一级，死亡风险增加2.1倍。

（8）ECOG评分与MBO患者的预后也具有显著相关性，患者的体力状态对于患者后续治疗的选择至关重要。晚期肿瘤合并MBO患者往往一般状况较差，ECOG评分越低，患者的生存期也相应越短。

（9）MBO患者的积极干预治疗包括手术、介入及化疗等，预后显著优于仅接受一般性支持治疗者。

（10）合并其他基础病的老年MBO患者，有可能是手术治疗的绝对或相对禁忌证，合并症多且较严重的MBO患者其病死率较高，因此，合理并积极地处理老年MBO患者围术期的合并症也是此类患者的工作重点。对老年结肠癌MBO患者的治疗及随访要采取更加积极的态度，强调多学科协助诊治的观念，以提高其生存质量和生存率。

（11）对于心理健康和社会支持对MBO患者的预后也发挥着较大的作用，在那些有社会孤立感和严重抑郁症的MBO患者中呈现较低的生存率和较高的病死率，而接受了心理治疗的MBO患者生存率明显增高。

二、疗效评价

不同恶性肠梗阻患者之间对治疗的目标可能有很大差别。既往文献显示恶性肠梗阻患者可能的治疗目标如表21-1所示。明确患者的治疗目标对进行治疗决策选择、疗效评价及设立研究终点和判断缓解标准都十分重要。

表21-1　恶性肠梗阻患者可能的治疗目标

治愈

延长生存

改善或维持患者器官功能、生活质量和自理能力

改善症状，达到舒适状态

达成特定生活目标

为死亡做准备

为家庭成员或照顾者提供支持

精神需求

减轻经济压力

　　尽管大部分研究将干预后生存时间（30天或60天生存率）、出院回家、肠道功能恢复、能耐受30天或60天的经口进食等作为预后指标，但这些指标的选择可能不失武断且过于狭隘，未能体现以患者为中心的症状缓解、生活质量改善及死亡质量改善情况。与恶性肿瘤的常规治疗不同，大部分恶性肠梗阻患者因为预后差，肿瘤难以根治，改善生存可能并非是治疗的首要目标，而改善生活质量的意义更加重要。对于恶性肠梗阻患者的治疗，应该建立以医师、患者、家属为统一战线的"姑息三角"，强调三方共同参与治疗决策的制订，重视患者的患病体验，以患者的视角记录下疾病症状如何影响患者生活质量，患者应拥有医疗决定的优先权。

　　目前，开展恶性肠梗阻相关研究尚无统一的经过验证的指标作为终点。很少有资料探讨姑息性手术与内科治疗的相对价值，也很少有研究对比不同的治疗方式，包括手术、支架或药物治疗在提高生活质量方面的缓解程度及有效性。恶性肠梗阻的治疗决策强调结合患者个体化需求，强调多学科共同参与，针对以上问题进行进一步研究，有助于更进一步指导临床合理制订治疗决策。

　　既往研究显示，姑息治疗干预可以改善晚期恶性肿瘤患者的抑郁状况，提高生活满意度，减少花费，甚至改善生存；鉴于恶性肠梗阻患者常伴有营养、疼痛、抑郁等多方面的问题，对这些患者在多学科治疗的同时进行早期姑息治疗干预可能具有很大的前景。

三、恶性肠梗阻治疗的卫生经济学评价

　　关于恶性肠梗阻治疗的卫生经济学评价研究极其有限，研究主要集中于使用自张性支架作为手术前过渡对比急诊手术方面。一项发表于2017年的荟萃分析证实了对左半结肠恶性肠梗阻患者使用自张支架联合延期手术和急诊手术相比，两组之间死亡率无区别，术后并发症明显减少（37.84% vs. 54.87%，$P = 0.02$），造口率（28.8% vs. 46.02%，$P < 0.0001$）和伤口感染发生率（8.11% vs. 15.49%，$P = 0.01$）降低。但因支架费用昂贵，存在卫生经济学方面的顾虑。两项针对支架使用的小型卫生经济学研究的发表，在某种程度上回答了这方面的担忧。一项澳大利亚进行的小型前瞻性随机对照研究纳入56例不可治愈性大肠梗阻患者，研究发现尽管支架操作本身比手术更为昂贵（4462.5澳元

vs. 3251.5澳元，$P < 0.001$），但支架患者术后住院时间更短（中位7天 vs. 11天，$P = 0.03$），综合了全部住院费用、多学科讨论及并发症处理费用之后，支架组较急诊手术组平均节省3902.44澳元。另一项西班牙进行的小型前瞻性研究纳入88例可行治愈性手术的患者，支架过渡组和急诊治愈性手术组两组间术后并发症率、病死率及长期预后均无差异，支架组降低了21.4%的造口率（22.2% vs. 43.6%，$P = 0.05$），较急诊治愈性手术组节省费用1391.9欧元。两项研究均发现使用支架进行手术前过渡的存在益处且节省资源。

对于不能进行根治性手术的患者，选择合适的患者进行姑息性手术对比内科治疗可以带来生存获益和症状改善，但姑息性手术对比内科治疗的卫生经济学研究仍然处于空白状态，其疗效－获益情况如何，需要研究进一步阐明。值得注意的是，在此情景之下，患者的生活质量改善应该予以更多的权重。

（王闫飞　刘　巍　闫　巍）

参 考 文 献

1. Tuca A，Guell E，Martinez-Losada E，et al. Malignant bowel obstruction in advanced cancer patients/epidemiology，management，and factors influencing spontaneous resolution. Cancer Manag Res，2012，4：159-169.

2. TucaA，CodorniuN，Garzo'n，et al. Malignantbowelobstruction due to advanced cancer in palliative care：Observational and descriptive study. 5th Research Forum of European Association for Palliative Care. Poster：462. May，2008，Trodheim，Norway.

3. Miller G，Boman J，Shrier I，et al. Small bowel obstruction secondary to malignant disease：an 11-year audit. Can J Surg，2000，43（5）：353-358.

4. Arvieux C，Laval G，Stefani L，et al. Protocol for the treatment of malignant inoperable bowel obstruction：a prospective study of 80 cases at Grenoble University Hospital Center. J Pain Symptom Manage，2006，31（6）：502-512.

5. Blair SL，Chu DZ，Schwarz E. Outcome of palliative operations for malignant bowel obstruction in patients with peritoneal carcinomatosis from nongynecological cancer. Ann Surg Oncol，2001，8（8）：632-637.

6. Medina-Franco H，García-Alvarez MN，Ortiz-López LJ，et al. Predictors of adverse surgical outcome in the management of malignant bowel obstruction. Rev Invest Clin，2008 May；60（3）：212-216.

7. Wright FC，Chakraborty A，Helyer L，et al. Predictors of survival in patients with non-curative stage IV cancer and malignant bowel obstruction. J Surg Oncol，2010，101：425-429.

8. Dalal KM，Gollub MJ，Miner TJ，et al. Management of patients with malignant bowel obstruction and stage IV colorectal cancer. J Palliat Med，2011，14：822-828.

9. Henry JC，Pouly S，Sullivan R，et al. A scoring system for the prognosis and treatment of malignant bowel obstruction. Surgery，2012，152（4）：747-756.

10. Badgwell BD，Contreras C，Askew R，et al. Radiographic and clinical factors associated with improved outcomes in advanced cancer patients with bowel obstruction. J Palliat Med，2011，14：990-996.

11. Romeo M，de Los Llanos Gil M，CuadraUrteage JL，et al. Outcome prognostic factors in inoperable malignant bowel obstruction. Support care cancer，2016，24：4577-4586.

12. Alese OB, Kim S, Chen Z, et al. Management patterns and predictors of mortality among US patients with cancer hospitalized for malignant bowel obstruction. Cancer, 2015 Jun 1; 121 (11): 1772-1778.

13. Pujara D, Chiang YJ, Cormier JN, et al. Selective Approach for Patients with Advanced Malignancy and Gastrointestinal Obstruction. J Am Coll Surg, 2017, 225: 53-59.

14. 14. Kaldjian LC, Curtis AE, Shinkunas LA, et al. Goals of care toward the end of life: a structured literature review. Am J Hosp Palliat Care, 2008 Dec-2009 Jan; 25 (6): 501-511.

15. LilleyEJ, Cauley CE, Cooper Z. Using a Palliative Care Framework for Seriously Ill Surgical Patients: The Example of Malignant Bowel Obstruction. JAMA Surg, 2016, 151 (8): 695-696.

16. Franke AJ, Iqbal A, Starr JS, et al. Management of malignant bowel obstruction associated with GI cancers. J Oncol Pract, 2017, 13 (7): 426-434.

17. Allievi N, Ceresoli M, Fugazzola P, et al. Endoscopic Stenting as Bridge to Surgery versus Emergency Resection for Left-Sided MalignantColorectal Obstruction: An Updated Meta-Analysis. Int J Surg Oncol, 2017, 2017: 2863272.

18. Young CJ, Zahid A. Randomized controlled trial of colonic stent insertion in non-curable large bowel obstruction: a post hoc cost analysis. Colorectal Dis, 2018, 20 (4): 288-295.

19. Flor-Lorente B, Báguena G, Frasson M, et al. Self-expanding metallic stent as a bridge to surgery in the treatment of left colon cancer obstruction: Cost-benefit analysis and oncologic results. Cir Esp, 2017, 95 (3): 143-151.

第22章

泌尿生殖系统肿瘤梗阻导致的肠梗阻相关治疗指南

一、概述

泌尿系统是一个产生尿液，并单向运转将尿液排出体外的管道系统。该系统上任何部位发生梗阻，都可导致病变以上部位尿液淤滞，尿路扩张，当肾盂肾盏内潴留的尿液超出正常容量时便会导致肾积水。单侧尿路梗阻持续存在可能导致患侧肾功能发生永久性损害，双侧则可能引起体内代谢产物淤积和水、电解质平衡紊乱。

泌尿系统主体位于腹膜后腔，消化道与之关系密切。十二指肠降部位于右侧肾蒂和肾盂的前方，而升结肠肝曲和降结肠脾曲则分别覆盖于同侧肾脏前方。输尿管于腹膜后间隙内沿腰大肌前缘走行，右侧输尿管前方毗邻升结肠、盲肠、结肠系膜及阑尾，而左侧输尿管前方则有降结肠、乙状结肠及其系膜。进入盆腔，在男性，膀胱经膀胱直肠陷凹与直肠相邻，其下方，前列腺和精囊则通过狄氏筋膜与直肠相隔。在前列腺尖部，直肠成90°转向后下方，与尿道共同穿过盆膈，延续为肛管。除此之外，消化道与泌尿系统在神经支配、血液供应与淋巴回流等方面也有密切关联。尤其是盆腔神经丛，其发出的交感和副交感神经除支配膀胱、前列腺等泌尿系统脏器处，同时为降结肠及乙状结肠提供副交感神经支配。此外，当输尿管发生急性梗阻时，由于腹腔神经节的反射性刺激，患者在出现肾区疼痛的同时也常伴有恶心、呕吐等类似消化道梗阻的症状。

因此，诸多累及泌尿系统的病变亦可影响消化系统，在导致泌尿道梗阻、肾积水的同时引发肠梗阻。肾盂、输尿管管腔及管壁的病变，如输尿管结石、肾盂输尿管肿瘤、膀胱肿瘤侵犯输尿管下段，以及消化道病变，尤其是末段回肠、阑尾、升结肠、降结肠、乙状结肠的良恶性肿瘤及炎性病变均有可能导致输尿管梗阻；再者，腹膜后及女性生殖系统的巨大占位性病变，如腹膜后肉瘤、前列腺小细胞癌、副神经节瘤、子宫及卵巢肿瘤等均可在压迫输尿管的同时影响肠管引起肠梗阻；一些自身免疫性疾病，如腹膜后纤维化、系统性红斑狼疮等也可导致输尿管梗阻和肠梗阻的发生。此外，医源性损伤也是一个不容忽视的因素，如恶性肿瘤的放射治疗、泌尿外科及妇产科的一些盆腔手术，均可同时影响消化道及输尿管。

泌尿道梗阻的部位、严重程度，单侧或双侧，急性或慢性，以及肾脏的基础情况和代偿能力等都是梗阻可能造成全身损害的影响因素。单侧输尿管梗阻可直接导致该侧肾盂内压力增高，当肾盂内压力达到肾小球滤过压时，尿液将停止形成，该情况发生在孤立肾患者，双侧发生时可导致急性或慢性肾衰竭。此外，输尿管梗阻导致梗阻部位上方尿液淤滞，易导致感染、菌血症。同时，感染又会削弱输尿管输送尿液的能力，甚至可使输尿管的蠕动能力消失，故梗阻发生时泌尿道尿液冲刷功能下降，积水部位抗菌药物难以进入，从而使感染控制比较困难。长时间持续的输尿管梗阻可导致肾脏缺血，使其结构发生进行性变化，在血管紧张素Ⅱ、转化生长因子-β、肿瘤坏死因子-α等细胞因子和生长因子的共同作用下，诱发肾小管间质纤维化、细胞基质形成，以及肾小管的萎缩和凋亡，所以长时间的输尿管梗阻可引发肾浓缩能力、尿液酸化功能持续下降，并导致电解质紊乱。

二、输尿管梗阻与肾积水

（一）临床表现

因输尿管梗阻的病因、部位、严重程度等差异，患者可有不同的临床表现。当结石或血块等原因引起输尿管急性梗阻时，输尿管为缓解梗阻而蠕动增强，患者出现腰腹部疼痛，其程度随输尿管蠕动节律而变化。当输尿管蠕动波推动尿液流经梗阻部位时，引起输尿管腔内压力升高，导致疼痛加剧。输尿管梗阻部位不同，其疼痛特点各异。输尿管中上段梗阻时，疼痛可向同侧腰部、下腹部、股内侧及外生殖器等部位放射。输尿管下段梗阻常表现为膀胱刺激症状，如尿频、尿急、耻骨上区不适，男性疼痛可向阴茎头部放射。因输尿管肿瘤、腹膜后纤维化等因素引起的梗阻往往发展缓慢、梗阻程度逐渐加重，疼痛症状常不明显。

当肾积水伴发感染时，可出现腰痛、尿频、尿急、尿痛、脓尿、以及高热寒战等全身中毒症状。部分患者可以腹部肿块就诊，检查后往往发现腹膜后及腹腔内脏器巨大肿瘤，以及巨大肾积水。部分肾积水患者在外伤时可引起积水肾脏破裂，尿液进入腹膜后间隙或腹腔刺激腹膜可引起相应症状。部分患者可伴有原发疾病症状。恶性肿瘤患者可出现食欲缺乏、体重下降等症状。血尿是肾盂、输尿管肿瘤最常见的症状。镜下血尿常见于早期或分化较好的肿瘤，部分患者可出现蠕虫状血块。当双侧或孤立肾完全急性梗阻时，可出现急性肾衰竭表现。

（二）影像学诊断

输尿管梗阻的诊断主要依靠影像学检查。通过影像学检查应全面评估输尿管梗阻的病变部位、程度、病因等，同时应注意肾功能情况的检查。

1.B超检查 B超检查简单、经济、无电离辐射，可以在胎儿、儿童、孕妇和碘过敏患者中安全使用，常作为确定肾积水的一线检查。此外，B超检查也是输尿管梗阻患者治疗后随访的重要手段。肾积水患者B超检查可发现肾盂肾盏扩张、肾皮质变薄等表现。但B超检查也有其局限性，比如肾盂输尿管位置较深，易受肠道内容物和肠气的干扰而影响观察，对于中下段输尿管梗阻的定位能力较差等。此外，要注意可能存在膀胱输尿管反流等非梗阻性疾病也可出现肾盂扩张积水，在急性输尿管梗阻的早期，肾盂积水可能不明显等情况。腔内超声是一项新的检测技术，既可显示输尿管腔内病变的大小、部位、回声和侵犯深度，又可显示2～3cm深度的周围组织，对制订进一步的治疗措施具有一定的指导价值。

2.排泄性尿路造影和逆行尿路造影 对于肾功能较好的患者，排泄性尿路造影可以提供双侧肾功能信息，并显示输尿管梗阻的部位、形态和患侧肾积水的程度，对输尿管梗阻的定位定性诊断有重要的参考价值。对于患侧肾功能较差的患者，排泄性尿路造影常显影不佳，可采用膀胱镜下输尿管插管逆行肾盂造影。但该检查可增加患者痛苦，并有可能导致逆行感染，故应严格掌握适应证和无菌原则。目前，随着CT（computed tomography，计算机断层扫描）和MRU（magnetic resonance urography，磁共振水成像）等检查的普及与进步，以上两种检查方法的地位有所下降。

3. 放射性核素　肾图可了解输尿管梗阻情况和分侧肾功能，梗阻程度可通过测量核素清除曲线来评估。利尿肾图有助于区分机械性与非机械性梗阻引起的肾积水。

4. CT 和 MRU　CT较之排泄性尿路造影和超声检查可更好地显示腹部和腹膜后的解剖结构。增强CT是肌酐正常的慢性梗阻性尿路疾病患者的推荐检查项目，除了可提供平扫CT的解剖细节，还可反映双侧肾功能，有学者认为多层螺旋增强CT可以替代排泄性尿路造影成为输尿管梗阻的首选影像学检查。MRU是一种安全、无创的检查方法，没有造影剂引起肾功能损害的危险，对于肾功能差和由于梗阻致静脉肾盂造影不显影或需延迟很长时间才能确定梗阻平面的患者，MRU提供了一种确定尿路梗阻部位、梗阻程度的一种快捷方法，故具有较高的临床应用价值。

（三）输尿管镜检查

输尿管镜技术是膀胱镜技术在上尿路的延伸，对于病因不明的输尿管梗阻患者应行输尿管镜检查。输尿管镜检查配合活检技术可以完成对整个上尿路进行检查并取得活检标本，直接了解病变的位置和范围，获得准确的病理诊断。

（四）输尿管梗阻与肾积水的治疗

输尿管梗阻与肾积水患者，应在寻找与治疗病因的基础上解除梗阻，及时、最大程度地保护肾功能。医源性损伤输尿管所致的梗阻与积水应及时发现与治疗，而合并有高热、败血症、顽固疼痛，或双侧输尿管梗阻引起肾功能进行性损害或急性肾衰竭的患者，应急诊解除梗阻、引流尿液。

解除梗阻的方法可分为微创腔内治疗和外科手术治疗，治疗方案应综合患者梗阻的病因、肾功能状况及全身情况等因素进行选择。解除梗阻后肾功能的恢复受到患者的年龄、梗阻持续时间、梗阻程度及肾功能基础水平等因素影响。梗阻解除后多尿期多出现于孤立肾或双侧输尿管梗阻解除时，而很少发生于单侧输尿管梗阻。此时患者可出现水钠负平衡，伴随钾、钙、镁等离子排出也增多。随着体内环境逐渐恢复，利尿作用也逐渐消失，此时应注意监测患者的电解质以及肌酐、尿素氮变化。

1. 经皮肾穿刺造瘘　经皮肾穿刺造瘘可快速有效引流尿液，以利于控制感染与保护肾功能。其可作为解除梗阻治疗前的暂时引流措施，在某些特定情况下也可作为长期处理方式。同时，还可经穿刺导管注入造影剂行顺行性尿路造影，抽取尿液做细菌培养，测定肾盂内压力等进一步检查，必要时还可经穿刺造瘘顺行放置输尿管支架管等治疗措施。

2. 腔内治疗　腔内治疗可作为外科手术修复的补充，亦可作为部分输尿管梗阻患者的首选治疗方案。由于腔内治疗存在远期复发率较高、价格昂贵等特点，需严格掌握适应证及禁忌证。腔内治疗一般适用于输尿管狭窄长度不超过2cm的患者，术者的经验、输尿管的血供情况、导丝的合理选择、支架管型号的选择、支架管留置的时间等诸多因素都将影响手术的成功率和术后疗效。

（1）输尿管支架管置入：输尿管支架管置入不仅可以有效快速解除大部分输尿管梗阻，亦可作为晚期肿瘤压迫输尿管、腹膜后纤维化及盆腔脂肪增多症等疾病所致输尿管梗阻的有效治疗方法，同时也可用作输尿管镜等腔内手术预防输尿管狭窄及妇科等盆腹腔手术中标引保护输尿管的有效方式，有着十分广泛的临床应用。

输尿管支架管是一种两头可盘曲、不透X线的导管，应根据患者的情况选择不同内径粗细、长短、材质及表面涂层的输尿管支架管。多通过膀胱镜或输尿管镜逆行置入，亦可经肾镜或切开输尿管置入，其在体内一般可放置3～6个月，部分型号材质的支架管可放置1年。并发症主要包括疼痛、感染、支架管移位、断裂、结石形成等，留置期间应适度增加饮水量以降低支架管表面形成结石堵塞支架管的风险。同时应避免过度憋尿以减少膀胱输尿管反流。需要长期置管的患者应定期更换支架管。金属支架管主要用于晚期恶性肿瘤压迫所致的输尿管梗阻，为一种安全有效的姑息治疗方法。

（2）输尿管狭窄球囊扩张与腔内切开：输尿管狭窄球囊扩张是一种治疗输尿管狭窄微创、简单、可重复操作的治疗方法。通常需要在X线透视下通过经尿道逆行插管或经皮肾镜顺行插管完成，尤其适用于狭窄段长度小于2cm的医源性输尿管狭窄及手术疗效不佳患者，其总体有效率可达50%～75%。输尿管血供良好是手术成功的重要条件。输尿管狭窄腔内切开可用于部分球囊扩张失败患者，亦可联合球囊扩张一并进行，切开方式包括冷刀、电刀、钬激光等，切开深度应贯穿输尿管全层直达输尿管周围脂肪，术后应常规保留至少6周的输尿管支架管。

3.外科手术　输尿管的外科重建修复手术术式包括输尿管-输尿管端端吻合术、输尿管-输尿管端侧吻合术、输尿管膀胱吻合术、输尿管松解术、膀胱腰大肌悬吊术、膀胱瓣修复术、回肠代输尿管术、自体肾移植术等，可通过开放手术或在腹腔镜、机器人辅助手术下完成。术者需对于输尿管的解剖、血液供应、周围脏器有十分清晰的认识，术前应综合考虑患者输尿管梗阻的位置及严重程度、狭窄段的长度、双侧肾功能等因素，做出合理的术式选择。

输尿管中上段狭窄常首选输尿管狭窄段切除、端端吻合，而输尿管远端狭窄可选择输尿管膀胱吻合术与膀胱瓣修复术。并发症包括：尿瘘、尿性囊肿、膀胱输尿管反流、术后再狭窄等。回肠代输尿管存在术后电解质紊乱风险，常在其他术式无法完成修复时选择。患肾切除应严格掌握适应证。决定切除患侧肾脏，应在肾脏充分引流足够长的时间，评估患肾已严重丧失功能后进行，并应检测对侧肾脏功能以避免患者术后需要肾脏替代治疗。

三、泌尿、男生殖系统肿瘤与输尿管梗阻

在引起输尿管梗阻的诸多病因中，泌尿、男性生殖系统肿瘤占有相当的比例。包括肾盂、输尿管肿瘤，晚期膀胱癌等。部分来源于前列腺和精囊的少见病理类型肿瘤，如前列腺小细胞癌、前列腺囊腺瘤、前列腺囊腺癌、精囊囊腺瘤等可在膀胱与直肠间形成

巨大包块，患者易同时出现肠梗阻与肾积水。此外，睾丸肿瘤可在腹膜后形成巨大转移淋巴结，亦可导致上尿路梗阻和肠梗阻。

（一）肾盂、输尿管肿瘤

上尿路上皮肿瘤相对少见，约占全部尿路上皮肿瘤的5%。男性发病率高于女性，40～70岁高发。其中尿路上皮癌约占90%，鳞癌约占7%，腺癌罕见，其他为非上皮肿瘤。肾盂、输尿管的肌层较薄，肾盂、输尿管肿瘤比膀胱肿瘤更易出现侵袭、转移。其扩散方式包括局部浸润、直接蔓延、淋巴道转移、血行转移、种植性转移等。

临床表现主要有血尿、腰痛、腹部肿块和膀胱刺激症状等。血尿为最常见症状。常用的影像学检查方法包括B超、静脉肾盂造影、逆行尿路造影、CT尿路造影、MRU等。其他检查包括尿脱落细胞学检查及荧光原位杂交（fluorescence in situ hybridization，FISH）等。而对于不明原因血尿、肾积水，经反复检查仍不能确诊，同时高度怀疑输尿管肿瘤的患者，应行输尿管镜检查。

手术治疗是主要的治疗方法，必要时辅以放、化疗。开放、腹腔镜或机器人辅助下根治性肾输尿管全长切除及膀胱袖状切除术为标准手术方式。输尿管全长应包括输尿管膀胱壁内段及输尿管口，若切除不彻底，输尿管残端肿瘤复发风险为33%～75%。除此之外，对于某些需要保留肾脏、肿瘤局限且分级较低，或无法耐受根治性手术的患者，可选择经输尿管镜或经皮肾镜下肿瘤切除，输尿管节段切除术等术式，但须严格把握手术适应证。

（二）膀胱肿瘤

膀胱癌是我国泌尿系统疾病最常见的肿瘤。无痛性肉眼血尿是膀胱癌最典型的临床表现。但部分膀胱癌患者血尿症状出现较晚，发现肿瘤时病变已侵犯输尿管口，导致输尿管梗阻，出现腰痛、腹部包块等症状。双侧输尿管口受累时还可出现肾衰竭表现。膀胱鳞状细胞癌、小细胞癌、肉瘤等少见病理类型肿瘤通常恶性程度高，疾病进展快，更易侵及输尿管口。此外，肾移植患者发生尿路上皮癌的概率要高于普通人群，此类患者发生膀胱肿瘤时亦可累及移植肾输尿管再植口，导致肾衰竭发生。

膀胱癌具有多中心生长的特点，一个全面的诊断需要综合B超、增强CT、MRU等影像学检查，以及同位素肾图、膀胱镜等检查结果。当膀胱癌侵犯输尿管口造成肾积水时，通常已是浸润性膀胱癌。在没有远处转移的情况下，开放、腹腔镜或是机器人辅助下的膀胱根治性切除、盆腔淋巴结清扫、尿流改道是其标准的治疗术式。术中应取输尿管切缘送病理检查以明确肿瘤是否切净。对于并发上尿路肿瘤的患者，可酌情分期或一期行患侧肾输尿管切除术，但患者术前需通过同位素肾图等检查评估术后肾脏替代治疗的风险。对于部分无法耐受膀胱根治性切除手术的患者，可行保留膀胱手术并联合放化疗的综合治疗。手术无法切除、出现远处转移的膀胱癌患者可选择全身化疗，部分患者可在化疗后出现肿瘤体积缩小，输尿管梗阻缓解。

（三）前列腺肿瘤

腺癌是最常见的前列腺癌病理类型，通常恶性程度较低，很少累及输尿管。但前列腺小细胞癌、前列腺囊腺瘤及囊腺癌等少见病理类型常可在盆腔形成巨大肿块，累及膀胱、输尿管引起肾积水，压迫直肠出现肠梗阻。

1.前列腺小细胞癌　前列腺小细胞癌是一种恶性度极高的前列腺神经内分泌肿瘤，占所有前列腺癌中所占比例＜1%，其组织学上和肺小细胞癌类似。患者发病年龄较低，肿瘤进展迅速，可浸润压迫膀胱及直肠，引起尿路梗阻和肠梗阻表现。纯前列腺小细胞癌患者的血清前列腺特异性抗原（prostate specific antigen，PSA）并不升高，约50%的前列腺小细胞病理标本中同时包含小细胞癌和腺癌，此时患者血清PSA才会升高。最终确诊需要依靠病理诊断。多数前列腺小细胞癌患者确诊时已是晚期，患者往往已出现肝、肺、骨、脑等脏器的远处转移。早期患者可采用根治性切除手术，晚期患者的治疗方案应采取以化疗为核心，包括化疗、放疗、内分泌及手术治疗等的综合治疗。

2.前列腺囊腺瘤与囊腺癌　前列腺囊腺瘤为罕见前列腺组织来源良性肿瘤。其常在膀胱与直肠之间形成巨大的囊实性包块，可有蒂与前列腺相连，或与前列腺分离，或位于前列腺内。常见表现为排尿困难、尿潴留、肾积水及排便困难。部分患者可触及腹部包块。患者通常伴有血清PSA升高。确认需依靠病理诊断。较大、有症状的前列腺囊腺瘤应以开放或腹腔镜手术切除治疗为主。前列腺囊腺癌亦为前列腺上皮罕见病理类型，临床表现与囊腺瘤类似，二者鉴别需依赖病理诊断。

（四）精囊肿瘤

原发性精囊肿瘤罕见。由于精囊位置深在，故精囊肿瘤早期体积较小时常无症状，往往直到其压迫膀胱或输尿管下段出现尿路梗阻症状，或后方压迫直肠出现排便困难症状，以及出现血精、查体触及直肠前方包块时才得以发现。精囊原发肿瘤中良性肿瘤更为多见，包括乳头状腺瘤、囊腺瘤、纤维瘤等；精囊恶性肿瘤以继发于前列腺癌、膀胱癌等更为多见，原发恶性肿瘤则包括精囊腺癌及肉瘤等。囊腺瘤及腺癌可在盆腔内形成巨大包块，肿瘤直径可达10cm以上，更易同时压迫输尿管和直肠。对于肿瘤巨大伴随压迫症状的精囊良性肿瘤，应首选手术切除，恶性肿瘤应采取根治性切除，必要时还需联合前列腺或直肠切除、盆腔淋巴结清扫，甚至全盆腔脏器切除。

（五）睾丸肿瘤

睾丸肿瘤通常并不会引起输尿管梗阻。但睾丸肿瘤易发生转移，近50%患者就诊时即伴有转移。部分腹膜后淋巴结转移，以及腹膜后型隐睾发生恶变的睾丸肿瘤患者可在腹膜后形成巨大肿块，压迫输尿管引起肾积水。肿块压迫直肠，或出现十二指肠后方转移，亦可出现消化道症状。肿块压迫下腔静脉或髂静脉还可引起下肢水肿。睾丸肿瘤临床表现多样，无痛性睾丸肿大为典型症状，部分患者可以单侧或双侧乳房肿大胀痛，或呼吸困难、骨痛、腰背痛等转移症状为首诊症状。隐睾患者睾丸肿瘤发病率增高，应予以重视。肿瘤诊断需结合细致的体格检查、肿瘤标志物及影像学等检查。治疗方案的制订应根据肿瘤的病理类型、临床分期等因素综合考虑，视患者具体情况选择根治性睾丸切除、腹膜后淋巴结清扫、化疗、放疗等综合治疗方法。

四、泌尿、男生殖系统恶性肿瘤致肠梗阻

作为导致恶性肠梗阻的病因之一，由泌尿、男生殖系统恶性肿瘤所致肠梗阻治疗策略的制订一方面需遵循肠梗阻治疗的一般原则，又需根据原发恶性肿瘤的不同而制订个体化治疗方案。泌尿、男生殖系统恶性肿瘤所致的肠梗阻多为肿瘤压迫肠道所致，压迫位置又以直肠和结肠居多，常表现为慢性不全肠梗阻，患者多以进行性加重的排便困难甚至停止排气排便为主要表现，而呕吐、便血等症状较少出现。

由于泌尿、男生殖系统恶性肿瘤出现压迫消化道情况时患者常已经为肿瘤晚期，部分患者已经过反复多次治疗，甚至有的患者已出现恶病质表现，故治疗策略的制订应建立在系统完备的全身检查基础上。患者的既往治疗情况，营养状况，合并基础疾病情况，水、电解质平衡情况，局部及全身感染状况，肝、肾、凝血功能以及心、肺功能等情况都应予以充分评估。肿瘤的进展程度和患者的预期寿命也必须认真评估。血清PSA、癌胚抗原（carcino-embryonic antigen，CEA）、甲胎蛋白（alpha fetoprotei，AFP）、人绒毛膜促性腺激素-β（Human Chorionic Gonadotropi-β，HCG-β）等肿瘤标志物不仅有助于前列腺癌、睾丸癌的诊断，其升高程度亦对于预测患者预后有一定价值。放射性核素肾图检查有助于评价双侧肾功能，增强CT、磁共振以及正电子发射计算机体层摄影仪/X线计算机体层摄影（positron emission computed tomograph/computed tomography，PET/CT）等影像学检查对于明确肿瘤分期，了解肿瘤扩散转移情况，有着非常重要的价值。细胞学以及组织学上的病理诊断往往对于确诊肿瘤有着无可替代的作用。

尽管泌尿、男生殖系统恶性肿瘤通常强调以手术切除肿瘤为核心，但合并肠梗阻患者通常需要术前纠正营养不良、贫血、水电解质紊乱等全身情况，严重者根据治疗原则先手术治疗肠梗阻，为下一步综合治疗创造条件。如合并有肾后性肾功能不全则要酌情引流尿液。术前充分备血和合理的肠道准备亦必不可少。围术期充分控制感染对手术成败有着极其重要的作用，根据药敏试验结果以及血清降钙素原（procalcitonin，PCT）等指标合理选用抗生素，同时也应避免抗生素选择和疗程不当导致的肠道菌群失调和继发真菌感染。

手术应在充足的术前准备与麻醉及手术风险评估后进行。术者应对盆腔内脏器解剖、毗邻、血供和可能的变异有清晰完整的认识，尤其对于多次手术盆腹腔存在粘连的患者，术者除需具备熟练的手术技巧，还需具备冷静应对术中突发情况的能力。术中应特别注意避免损伤或过度游离输尿管。若肿瘤包绕或压迫输尿管，可术前放置输尿管导管予以标引。如术中发现输尿管损伤，第一时间予以修复往往能取得良好效果。同样，在充分的术前肠道准备下，如术中发现腹膜返折以下的直肠损伤，术中一期修补也常有满意的效果。术中应避免损伤盆腔神经丛或同时损伤双侧走行于前列腺与直肠之间的神经血管束，以免术后出现神经源性膀胱。亦应注意保护尿道括约肌以免术后尿失禁发生。对于尚有性生活要求的患者，还应注意保护性神经。腹腔镜和机器人辅助手术具有对内脏干扰小、解剖精细、术后恢复快等优势，已得到了更为广泛的应用。对于已经无法根治性切除肿瘤的患者，可行经皮肾穿刺造瘘或输尿管支架管置入以保护肾功能，行肠道造口肠道短路手术以解除消化道梗阻。应注意孤立肾或双

侧输尿管解除梗阻后可出现多尿期，导致水、电解质平衡紊乱，应及时发现并予以纠正。

除手术治疗外，前列腺小细胞癌、睾丸精原细胞瘤等恶性肿瘤对化疗敏感，对于晚期膀胱癌、输尿管癌、睾丸癌等化疗不仅是重要的辅助治疗措施，亦有可能通过术前化疗降低肿瘤负荷和分期，为患者赢得手术切除的机会。内分泌治疗对治疗晚期前列腺癌有无法取代的地位。睾丸肿瘤腹膜后淋巴结转移、前列腺癌，以及恶性肿瘤骨转移带来的骨痛等，均为放疗的适应证。采用三维适形放疗有助于减少放疗并发症的发生。此外，生物治疗、靶向治疗等治疗方案也已逐渐得到临床应用。而目前的医学模式已转变为生物－心理－社会医学模式，恶性肿瘤患者的心理疏导、信心建立与康复护理需要社会－家庭－医院的共同努力，对于患者的治疗与恢复有着重要意义。

（蔡建良）

参 考 文 献

1. 那彦群，叶章群，孙颖浩，等. 中国泌尿外科疾病诊断治疗指南2014版. 北京：人民卫生出版社，2013：20-60.

2. 吴阶平. 吴阶平泌尿外科学. 济南：山东科学技术出版社，2004：529-550.

3. 郭应禄，周利群主译. 坎贝尔－沃尔什泌尿外科学. 9版. 北京：北京大学医学出版社，2009：1263-1300.

4. 那彦群，李鸣. 泌尿外科学高级教程. 北京：人民军医出版社，2011：348-356.

5. 马潞林主译. 辛曼泌尿外科手术图解. 3版. 北京：北京大学医学出版社，2013：642-682.

6. 郭应禄，周利群，孙颖浩. 泌尿外科内镜诊断治疗学. 2版. 北京：北京大学医学出版社，2016：143-147.

7. 马潞林. 泌尿外科微创手术学. 2版. 北京：人民卫生出版社，2013：330-335.

8. 蔡建良. 肾盂输尿管肿瘤. 见李鸣，那彦群主编. 泌尿生殖系肿瘤外科学. 北京：人民卫生出版社，2011：1.

9. 彭庆，董自强. 输尿管狭窄腔内治疗现状. 临床泌尿外科杂志，2011，26（10）：794-797.

10. Furtado P，Lima MV，Nogueira C，et al. Review of small cell carcinomas of the prostate. Prostate Cancer. 2011：543272.

11. 杨文博，张晓威，杨健，等. 经尿道前列腺电切术治疗复发性前列腺囊腺瘤1例. 北京大学学报（医学版），2018，50（4）：740-742.

12. 余晶晶，李银亚，杨育生，等. 前列腺多囊性导管囊腺癌一例. 中华病理学杂志，2017，46（6）：425-426.

13. 邰迎吉，张炜，邹伟，等. CT诊断腹腔型隐睾恶变一例. 临床放射学杂志，2010，29（3）：333.

14. 邱敏，颜野，段波，等. 一期腹腔镜肾输尿管全长及膀胱切除术的安全性分析. 中国微创外科杂志，2018，18（8）：686-689.

恶性肠梗阻专家共识（中国2019）

一、定义

恶性肠梗阻是晚期肿瘤患者常见的并发症，指因为原发或者转移性恶性肿瘤造成的肠道梗阻。MBO诊断标准：①有肠梗阻临床证据（病史、体检和影像学证据）；②Treitz韧带以下的肠梗阻；③肿瘤累及腹膜；④难以临床治愈。据国内外统计晚期恶性肿瘤或者转移性恶性肿瘤并发肠梗阻的概率约40%，其中常见的原发恶性肿瘤为：结直肠癌、卵巢癌、胃癌、胰腺癌、十二指肠癌、淋巴瘤。

二、病理生理机制

肠道内液体分泌–吸收平衡破坏是MBO的关键性病理生理变化。具体主要表现为3个"恶性循环"。第一个恶性循环是成人消化腺每日分泌约8000ml，MBO患者消化液积聚肠腔，局部扩张，肠壁变薄，肠道对水、电解质吸收能力下降，肠壁表面积增大，肠腔内液体分泌量进一步增加，肠壁充血水肿致炎症因子分泌增多，加剧肠腔内液体积聚，形成"分泌—扩张—分泌"恶性循环。第二个恶性循环是MBO患者肠管狭窄致肠道持续不协调蠕动，梗阻近端肠道扩张，肠腔内压增高，肠壁静脉回流障碍，毛细血管、小静脉淤血肠壁充血水肿炎症因子分泌增多局部肿瘤组织水肿，瘤体增大加重局部肠管狭窄，这些因素形成"不协调蠕动—组织水肿—不协调蠕动"恶性循环。第三个恶性循环是"肠道菌群失调—肠功能障碍—肠源性感染"：肠腔内压力增高导致肠壁静脉回流和肠壁动脉血供障碍，继发血栓形成、肠壁坏死、穿孔等，肠腔内大量细菌繁殖、入血、感染、中毒，水电平衡紊乱，酸碱失衡，循环血量减少、多器官功能衰竭、休克。阻断这3个恶性循环是MBO治疗的重要内容（附图1-1）。

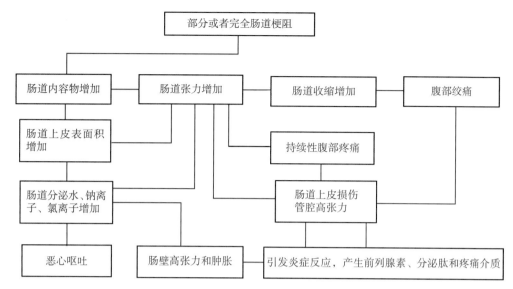

附图1-1　恶性肠梗阻病理生理改变

［引自：Ripamonti CI，Easson AM，Gerdes H. Management of malignant bowel obstruction. Eur J Cancer，2008，44（8）：1105-1115.］

三、临床诊断

MB0诊断要点包括：①恶性肿瘤病史；②既往未行或曾行腹部手术、放疗或腹腔内灌注药物治疗；③间歇性腹痛、腹胀、恶心、呕吐等症状，伴或不伴肛门排气或排便；④腹部体检可见肠型、腹部压痛、肠鸣音亢进或消失；⑤腹部CT或腹部X线平片可见肠腔明显扩张和多个液平面。

四、治疗方式

治疗总则

1.治疗目标　改善生活质量。

2.治疗原则　个体化姑息治疗。应该根据患者的病因、心理生理健康评估、疾病的阶段、预后、进一步接受抗肿瘤治疗的可能性、全身状况及患者的意愿，决定治疗方案。

3.治疗方法　营养及药物治疗、介入和微创治疗、手术治疗、中医中药治疗、抗肿瘤治疗等。

评价和治疗恶性肠梗阻患者的流程见附图1-2。

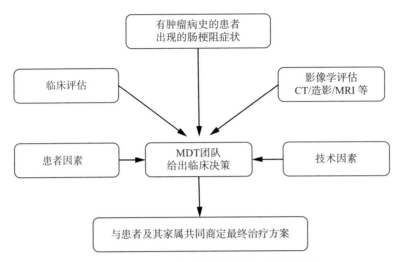

附图1-2　评价和治疗恶性肠梗阻患者的流程

五、营养及基础治疗

根据恶性肠梗阻的病理生理特点，石汉平教授在总结数百例恶性肠梗阻病例诊治经验的基础上，提出了简单实用的"6字方针"，即减、加、抑、激、利、动。

1.减压　肠道内液体分泌—吸收平衡障碍导致梗阻近端肠管压力增加是恶性肠梗阻病理生理变化的关键。近端肠管减压是阻断3个"恶性循环"的有效方法。对于小肠梗阻首选经口肠梗阻导管减压；对于结肠梗阻首选肠管支架置入，暂时不能放支架的可给予经肛肠梗阻导管减压；对于大、小肠管均有梗阻或结肠梗阻合并小肠扩张的亦行经口肠梗阻导管减压。经皮针减压治疗恶性肠梗阻仅限于危重的恶性肠梗阻治疗，穿刺部位感染和腹腔感染是经皮针减压治疗MBO最常见的并发症。

2.加营养　MBO患者营养治疗的途径包括肠内营养（口服、管饲）及肠外营养（周围静脉和深静脉）。由于MBO患者有完全或不完全性肠梗阻，肠外营养治疗是大多数MBO患者营养治疗的主要选择。

MBO患者是否进行肠内营养治疗根据病情具体分析。不完全性肠梗阻患者适量肠内营养治疗可以让患者获得经口进食的满足感、减少肠外营养需求量、改善胃肠功能和免疫功能，提高生活质量和延长生存期，也可以为后续肿瘤手术或放化疗创造条件，应鼓励这部分患者经口或口服营养补充，不足部分可经部分肠外营养或补充性肠外营养给予。部分完全肠梗阻患者经过肠梗阻导管减压和药物治疗等可以逆转为不完全肠梗阻，进而获得肠内营养治疗的机会。而部分完全肠梗阻患者虽然经各种治疗方法最终仍能无法恢复胃肠道的连续性，但通过肠梗阻导管减压治疗后，在肠梗阻导管减压治疗的胃肠段给予少量的肠内营养治疗。

MBO患者恢复肠内营养治疗途径有肠梗阻导管治疗、经皮针减压治疗、经皮内镜胃造口术、自膨式金属支架透视下连续放置术、EUS引导下胃肠吻合术、Introducer法盲肠造瘘、内镜定位直接空肠造瘘、内镜下球囊辅助超声定位直接空肠造瘘、抗肿瘤支架药物洗脱或放射覆盖、无须内镜或X线的经皮胃造瘘术、外科手术治疗等。MBO患者肠减压常规使用肠梗阻导管治疗，多数恶性肠梗阻患者经肠梗阻导管治疗获得肠内营养机会后营养状况可以改善，并排便排气。不推荐使用胃肠减压管治疗，急诊时可使用胃肠减压管缓解症状。肠梗阻导管推荐在内镜下完成，不推荐徒手放置。胃肠道连续性无法恢复或需要肠外营养治疗的MBO患者推荐中心静脉途径尤其输液港（port）途径，可以长期留置，导管感染和血栓形成发生率比PICC低，不妨碍患者的日常生活如洗浴、社交。

MBO患者多为卧床，应该下调能量供给量，建议卧床患者25kcal/（kg·d），非卧床患者为30kcal/（kg·d）。MBO患者常有消化液的显性或隐性丢失，确保每日摄入适量的矿物质（电解质及微量元素）、维生素。腹胀和肠梗阻症状严重的患者对肠外营养治疗和液体输入耐受性降低，笔者认为应该下调总液体量供给，以保持尿量在1000ml/d为宜。合并有肝、肾功能障碍或者处于应激状态的MBO患者提高抑炎脂肪乳的比率。MBO患者营养治疗的制剂与配方总体上与其他肿瘤没有原则性区别。对于梗阻未解除的患者原则上应用高蛋白、高能量密度、无渣饮食。

MBO患者一般情况较差，对外营养耐受性较低，使用鱼油脂肪乳剂能减轻患者炎症反应，提高患者肠外营养耐受性。MBO患者使用代谢调节剂可以减少机体分解代谢、促进能量－营养素吸收合成代谢、为细胞提供必需的营养素，胰岛素、ω-3多不饱和脂肪酸、甲地孕酮、支链氨基酸、糖皮质激素、谷氨酰胺等药物有利于改善MBO患者的营养状况。

3.抑制肠液分泌　生长抑素类似物可以抑制胰腺、胃肠道的内、外分泌，抑制多种胃肠道激素释放，通过减少胃肠道分泌，调节胃肠道功能，降低肠道运动、减少胆道分泌、降低内脏血流、增加肠壁对水和电解质的吸收，从而有效控制MBO的恶心、呕吐症状。研究表明，在全胃肠外营养基础上联合应用生长抑素及其类似物，可使消化液分泌减少90%，从而减少梗阻以上肠管内液体积聚，有利于肠壁血液循环的恢复，加速炎症反应消退。在MBO的早期，生长抑素类似物还可能通过抑制MBO病理生理过程中的分泌—扩张—运动过程，从而逆转MBO。主要药物有奥曲肽（8肽生长抑素）和长效奥曲肽（善龙）。长效奥曲肽为奥曲肽的第二代剂型（奥曲肽微球）。奥曲肽可有效控制MBO的恶心、呕吐症状，其作用优于抗胆碱药物。在MBO早期，奥曲肽与促胃肠动力药物联合使用，可能逆转MBO恶性进展。奥曲肽与促胃肠动力药、中枢止吐药物联合应用安全有效。国外大量研究证实，与传统抗胆碱药物相比，奥曲肽能更好地控制患者恶心、呕吐症状，减少胃肠道分泌量。对于东莨菪碱治疗失败的上部肠道梗阻，奥曲肽仍然有效。同时早期联合甲氧氯普胺、地塞米松，不仅可缓解症状，而且可协同促进肠运动功能的快速恢复，逆转肠梗阻。研究表明生长抑素及其类似物具有抗肿瘤活性，能阻滞肿瘤细胞周期、诱导肿瘤细胞凋亡、抑制细胞外因子合成与分泌并拮抗其促肿瘤生长作用、抗肿瘤血管生成等。同时，生长抑素类似物不仅能抑制神经内分泌肿瘤的增殖，且对普通实体肿瘤，如胃癌、结肠癌、肺癌、胰腺癌、肝癌、乳腺癌等具有生长抑制作用。

4.皮质激素　MBO合并有炎性及应激状态的患者，使用皮质激素（地塞米松4～12mg/d）可以减轻肿瘤及肠壁炎症，减轻肠道膨胀间接镇痛，中枢性止吐作用。许多小样本、非随机对照研究及大量Meta分析表明短期使用（1个月）几乎没有副作用，但不延长生存期。如果预计手术干预，应避免使用激素。

5.利尿　恶性肠梗阻患者多伴有营养不良、低蛋白血症、组织水肿等，补充白蛋白、血浆或代用品以提高渗透压，并配合使用利尿药有利于减轻肠壁水肿，阻断"不协调蠕动—组织水肿—不协调蠕动"恶性循环的发生、发展，缓解恶性肠梗阻症状。

6.运动及促进肠蠕动　运动及功能锻炼既可促进肠蠕动，利于营养吸收，也有助于营养代谢利于维持肌肉保有量。另外，辅以碘海醇的药物促进肠蠕动。

7.其他　抑制肠道菌群移位，预防性应用抗生素；镇痛：阿片类镇痛药是控制MBO腹痛最有效的药物，对持续性疼痛和绞痛都能发挥一定的疗效。如吗啡、芬太尼等强阿片类镇痛药。对于无法口服用药的患者，可选用芬太尼透皮贴剂外用，也可采用吗啡皮下、肌内或静脉注射。哌替啶因镇痛作用时间短，其代谢产物易产生严重不良反应，故不推荐使用。

六、手术治疗

外科手术是治疗MBO的主要方法之一，综合国内外各项研究，无论是胃肠道原发肿瘤所致肠梗阻，还是卵巢癌或腹腔转移引起的梗阻，手术都可以快速缓解患者症状，提高患者的生存质量，延长患者生存期。但恶性肠梗阻外科手术围术期并发症率和死亡率较高，故应严格把握指征。手术时间最好在结肠减压后5天内进行。但许多患者为急诊入院，需要急诊手术，故手术前的评估至关重要。急诊手术的死亡率比择期手术的更高。此外，高达40%急诊手术的患者需要永久性结肠造口，而且会导致生活质量降低以及与结肠造口术护理相关的费用增加。随着全静脉营养支持和各种药物及手术技术的进步，现急诊手术的死亡率明显下降。有国外文献报道，如果患者出现大肠梗阻，尽可能早期手术治疗，患者30天生存率可增加10倍。对于完全性小肠梗阻，通过观察4个风险因素（肿瘤扩散、严重感染、正常白蛋白、非妇科肿瘤）判断手术是否是有益的（附图1-3）。

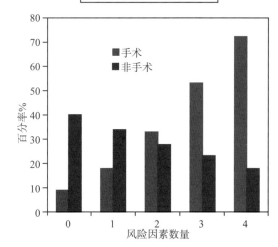

预测小肠梗阻患者手术获益的列线图

肿瘤广泛转移 ➡ 1分

白细胞增多 ➡ 1分

白蛋白正常 ➡ 1分

非生殖系统肿瘤 ➡ 1分

根据得分多少，预测患者手术是否获益

a

b

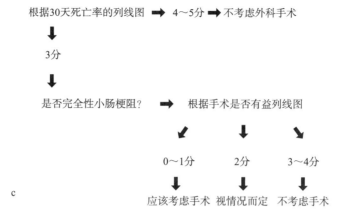

附图1-3 小肠梗阻患者手术获益与否预测列线图

［引自：Henry JC，Pouly S，Sullivan R，et al. A scoring system for the prognosis and treatment of malignant bowel obstruction. Surgery，2012，152（4）：747-756；discussion 56-7.］

（一）治疗目的

1.提高患者生存质量，缓解肠梗阻急性期症状，延长患者生存期为首要目的。

2.改善患者营养状况。

3.纠正因肠梗阻引起的电解质紊乱及酸碱失衡以及心肺等重要器官功能异常。

4.获得较长经口进食生存期及无症状缓解期。

（二）手术治疗适应证

1.患者一般状况尚可，可耐受手术。

2.预期术后可有效解除梗阻症状，获得明显缓解。

3.术后预期可获得较长经口进食，无再次梗阻的缓解期；通常预期无梗阻生存期应≥2个月。

4.术后预期可保留：能满足基本肠内营养、足够长度的小肠（0.7m）。

5.术后进一步放化疗等辅助手段可能会获得较好疗效的患者。

特别强调的是，在恶性肠梗阻的多学科讨论中，手术的可操作性不完全等同于手术的适应证，需结合多种因素综合判断，谨慎实施。

（三）支持积极手术探查的体检、影像学因素

1.左上腹部柔软或可见肠型和蠕动波，提示尚有可保留的正常空肠。

2.CT/腹部X线平片提示肠管高度扩张，显示梗阻部位相对局限。

3.影像学检查提示胃、空肠蠕动良好，未见肿瘤侵犯。

（四）手术治疗绝对禁忌证

1.近期开腹手术证实无法进一步手术（如冰冻腹腔）。

2.术后无法保留足够长度的小肠，出现短肠综合征等并发症（＜0.7m）。

3.存在无法通过手术干预改善的、影响经口进食的因素。

4.存在消化液流通障碍，如进行性加重的胆道梗阻等，或严重的胃肠道运动功能障碍。

5.预期生存期＜2个月。

6.患者一般状况不能耐受手术或因腹腔外转移产生难以控制的症状（如呼吸困难）。

（五）手术治疗相对禁忌证

1.近期全身抗肿瘤治疗后快速进展（化疗、靶向治疗、腹腔灌注化疗等）。

2.大量难治性腹水：部分患者可能通过减瘤获益。

3.腹腔内广泛转移：部分黏液腺癌伴网膜饼形成患者全身化疗效果差，通过减瘤手术可潜在获益。

4.一般情况较差、严重贫血/低蛋白血症、胸腔积液、恶病质等。

（六）提示手术治疗禁忌的症状、体检、影像学因素

1.全腹部僵硬、揉面感；CT提示腹膜广泛增厚、转移。

2.腹部绞痛症状重、反复发作不全梗阻，CT提示肠管多处不显著的扩张，提示多节段性小肠梗阻。

3.CT提示肠系膜上血管起始部受累、CT/造影提示近端空肠广泛转移。

4.累及胃近端，难以恢复经口进食。

5.黄疸，或肝十二指肠韧带明显受累、胆管扩张。

6.造影提示严重的胃运动功能障碍。

（七）手术入路的选择

腹腔镜手术通常不推荐用于恶性肠梗阻，首先腹腔镜本身对操作者的技术及经验要求较高，其次恶性肠梗阻患者腹腔内情况不明确，往往存在腹腔内广泛致密粘连、急性梗阻期肠管明显扩张等情况，腹腔镜技术存在巨大风险；此外，考虑到恶性肠梗阻患者往往需要急诊手术治疗，同时多数情况患者合并有电解质紊乱或酸碱失衡等问题，采用开腹手术在一定程度上可以缩短手术时间，避免麻醉相关风险。

（八）手术方式包括但不限于

1.单纯肠粘连松解术　主要适用于既往曾行腹部手术、放疗或腹腔内药物灌注治疗的患者，以及肿瘤腹腔内广泛转移（冰冻腹腔）的患者。

2.肠管短路-吻合术　主要适用于非低位直肠肿瘤、原发肿瘤无法或难以切除、梗阻部位相对局限、对肠造口抵触的患者。

3.单纯梗阻近端造口　主要适用于原发肿瘤无法切除，梗阻部位相对局限的、术后仍可经口进食的梗阻患者。

4.肠段切除＋肠造口术　适用于近端可保留1m以上正常小肠，原发肿瘤可以切除，术后有可能脱离肠外营养，术后可能从辅助治疗中获益的患者。

　　5.插管造口外引流＋/–肠液回输　对于不适合肠造口或近端小肠长度不足者，可于近端造口、远端小肠插管造口进行肠液回输，此种方案只要保证近、远端通畅的小肠总长度超过1m即可避免短肠综合征。此外，插管造口也满足了缓解腹胀的需要。

　　特别强调的是，根据肿瘤来源及部位不同，应个体化选择手术方式，必要时行多段或组合术式。

（九）MBO外科手术干预后的疗效评价

　　1.安全性评价　围术期30天死亡率。

　　2.并发症评价　Clavien-Dindo评分。

　　3.症状改善评价（基于量表的需多次评价、观察是否改善）

　　（1）QUAL-EC终末期肿瘤症状评价量表。

　　（2）EORTC CR-29量表（尤其是其中的腹部、泌尿症状和造口评分）。

　　（3）焦虑抑郁评价。

　　（4）可视化疼痛评分。

　　（5）盆腔手术后决策评价（主要评价对手术治疗是否后悔或满意）。

　　4.特异性或通用肿瘤学指标（非必须）

　　（1）总生存时间（OS）。

　　（2）无梗阻生存时间（Re-Obstruction Free Survival）。

　　（3）显著减瘤的，可采用无进展生存时间（progression-free survival，PFS）。

七、介入治疗

（一）肠梗阻减压导管置入

　　肠道梗阻后，胃肠道蠕动受限，肠屏障功能下降，肠管扩张，易发生穿孔、绞窄或菌群移位失调，并导致诸多复杂、凶险的临床症状。胃肠减压是恶性肠梗阻非手术治疗的一个主要的措施，如果梗阻部位较高，肠道内积存的内容物就会反流至胃内，可以经胃肠减压管吸出；如果梗阻部位较低，由于普通的胃肠减压管长度较短，对于远端肠管内的潴留物不能直接进行吸引，从而不能完全解除肠梗阻症状。而肠梗阻导管可以置入远端肠管，迅速缓解腹腔压力，改善肠壁血液循环效果明显，防止肠壁坏死、穿孔，还可配合肠内营养，改善肠壁组织灌注，恢复肠道生理。

　　1.适应证和禁忌证

　　（1）适应证：①恶性肠梗阻术后早期的肠梗阻或粘连性肠梗阻。②晚期肿瘤性梗阻患者应用肠梗阻导管进行肠道减压、肠内营养、药物灌注治疗等。③经肛型肠梗阻导管最适合于左侧大肠癌性梗阻。④改善肠梗阻的术前症状。

　　（2）禁忌证：①绞窄性肠梗阻是肠梗阻导管置入的绝对禁忌。②经肛门型肠梗阻导管不适合完全性梗阻患者。③肠梗阻导管需要肠道蠕动带动导管下行，因此肠蠕动减慢或消失的患者为相对禁忌。④食管、胃底重度静脉曲张出血期。⑤消化道穿孔患者。⑥全身状况极差或伴严重器官功能不全者慎行肠梗阻导管。

2.术前准备

（1）详细了解患者病史，完善血常规、生化、心电图等相关检查。

（2）行腹部立位X线平片、消化道造影或内镜检查明确肠梗阻的部位、程度、长度、性质，有无合并瘘，并了解是否具有多段梗阻。行CT、MRI检查有助于了解肿瘤与梗阻段肠管的关系、浸润程度及转移情况，为肿瘤的临床分期和治疗提供依据。

（3）向患者及其家属交代病情及手术相关事宜，签署知情同意书。

（4）术前禁食水不能少于4小时，留置胃管进行胃肠减压；直肠、结肠梗阻者，术前要做清洁灌肠。

（5）术前口腔、去掉义齿，必要时肌内注射地西泮10mg，术前10分钟肌内注射山莨菪碱10mg以抑制胃肠运动。

（6）准备相关药品及操作器材（普通导丝、交换导丝、导管、Guiding导管、肠梗阻导管、造影剂、吸引器）。

3.操作方法

（1）经鼻肠梗阻导管置入：患者去枕平卧，头尽量后仰并偏向右侧30°～45°，应用利多卡因进行鼻腔与口咽部局部麻醉。导丝插入导管中，在透视下两者配合依次通过鼻、咽、食管、胃、十二指肠插入上段空肠，保留导管退出导丝，造影确认病变并显示邻近解剖结构和空间关系，交换引入硬交换导丝，置入肠梗阻导管，在透视下将导管内导丝抽回5cm，再将肠梗阻导管向前推送5cm，反复操作，至肠梗阻导管进入空肠50cm远侧，决定留置位置后，拔出导丝，向前端气囊内注入10～15ml无菌蒸馏水，向胃内适度推送导管，导管外端不固定，于吸引口接负压吸引装置。

（2）经肛肠梗阻导管置入：患者左侧卧位，X线透视下经肛置入导丝和导管，受阻时经导管注入造影剂，观察肠道走行及梗阻部位，调整导管方向，使导丝缓慢通过梗阻段，跟进单弯导管，退出导丝，经单弯导管注入造影剂，显示梗阻近段结肠，引入导丝，退出单弯导管，沿导丝引入扩张管，通过梗阻部位，停留数分钟，然后退出扩张管，沿导丝置入肠梗阻导管，完全通过梗阻部位，使其前端达扩张结肠。向肠梗阻导管水囊注射阀注入灭菌蒸馏水，使水囊充满，防止导管脱出，固定肠梗阻导管，于吸引口接负压吸引装置。

4.术后处理及注意事项

（1）肠梗阻导管前端气囊扩张后，可随肠蠕动的推进力使肠梗阻导管不断前进，直至梗阻端上方，进行直接、高效地吸引，完成肠内减压，减轻肠壁水肿。肠梗阻导管的前端如果没有到达梗阻部位，将导管留置后，在鼻腔外预留10～20cm的松缓弯曲长度，将导管固定在面颊部，导管由于肠蠕动向深处前行，当面颊部松缓弯曲消失时，再次做10～20cm的松缓弯曲，将导管重新固定，随时观察导管刻度，了解进管的长度，根据病情可透视观察导管运行位置以及肠管减压效果。若导管停滞，仍有未充分减压肠段，可应用导丝配合在透视下使导管沿导丝前行，反复调整导丝、导管，直至导管前端抵达梗阻部位停止行进。

（2）置管后要定期冲洗管腔，排液流出不好时，可注入适量的生理盐水冲洗，以确认导管是否被堵塞。如果发生堵塞，用温水洗净内腔。

（3）负压吸引期间，记录冲洗量和吸引量，计算引流量。要注意过度的负压吸引容易造成肠黏膜被吸引到导管侧孔上，产生肠套叠、出血的可能。

（4）在肠梗阻期间要禁食，置管后24～48小时，如果患者腹痛、腹胀症状明显缓解，透视下肠内气体消失，72小时后可以进食少量流质饮食并逐渐加量，同时口服肠道抗生素。置管5～6天后基本可以停止静脉输液，恢复全肠内营养。

（5）拔管时先口服液状石蜡，抽净前端水囊，然后缓慢、匀速地向外牵拉，不宜强行牵拉，防止因吸附肠黏膜引起肠套叠。如果怀疑黏膜被吸附到侧孔上的时候可反向注入少量空气解除吸附。

（6）如果患者腹痛、腹胀等症状无明显缓解，梗阻扩张肠管无显著改善，导管停止不前，肠道引流量增多，影像学出现肠管绞窄、腹盆腔积液或肠壁水肿样增厚等，应紧急行手术治疗。

5.并发症

（1）胃肠道损伤出血：操作过程中导管、导丝损伤黏膜可以发生出血，出血量少时不需要治疗即可自行停止，个别患者可出现大出血，需积极进行治疗。

（2）胃肠道穿孔：肠梗阻会引起肠管肿胀、使肠壁变得非常脆弱，容易受到损伤，穿孔多数是由导丝造成的，因此，操作的整个过程中动作应轻柔，在X线监视下完成整个操作过程是避免肠穿孔的有效手段。一旦发生穿孔部分患者可以自愈，如果出现腹膜炎等症状，应紧急行手术治疗。

（3）误吸性肺炎：如果导管插入时患者发生呕吐，可因误吸呕吐物造成的肺部炎症，严重时甚至可引起窒息。因此，术前应进行充分的胃肠减压，如果出现呕吐应立即进行吸引，将头侧位等措施可防止误吸发生。

（4）肠管短缩：固定肠梗阻导管使其无法进一步前行或导管全部进入体内仅余末端吸口时，导管球囊仍然保持膨胀状态，可能引发此并发症。球囊在膨胀状态下，由于肠蠕动使导管被带入肠管更深处，但导管已被固定长度无法改变，肠管会变成蛇腹状被短缩。如果不处理，小肠的浆膜之间会粘连，可能导致小肠功能化短缩，进而导致肠重叠的发生。因此，导管到达梗阻部位时要注意收缩球囊，可预防此并发症的产生。

（5）肠套叠：肠梗阻导管的刺激下肠管蠕动加剧，消除扩张的侧肠管轮状肌的痉挛性收缩，容易嵌入松弛的肛门侧肠管，从而引发肠重叠。因此，在导管被拔出前都要注意其发生的可能性。

（6）肠梗阻复发：有肠管自身的原因造成的，也有拔管过早或经口摄食过早造成的。谨慎考虑肠梗阻导管的拔管时机以及进食的时间可防止。

（7）肠梗阻导管无法拔出：因为导管留置时间过长或肠道内弯曲过多导致与肠管间摩擦力过大引起。可在拔管前一天口服液状石蜡等肠润滑剂150～250ml，拔管前半小时从肠梗阻导管引流口处注入液状石蜡等肠润滑剂50～100ml，可使拔管更加顺利进行。

6.疗效评价　肠梗阻导管置入后，要观察置管后患者腹痛、腹胀的缓解情况，是否恢复排气；腹围缩小的程度：每天测量腹围（平脐水平腹部的周径），以置管前为100%，置管后腹围与之对比；观察记录减压导管的液体出入量，判断引流效果；听诊判断肠道蠕动情况；通过腹部X线平片明确肠道内积气、积液变化情况。

（二）肠道支架置入

胃肠道恶性梗阻的患者，无法进食、营养不良、水电解质紊乱，腹痛、腹胀、呕吐症状明显，生活质量低下。在DSA透视下放置姑息性或过渡性肠道支架可以在短时间内解除肠梗阻，一般情况下会取得较好的效果。过渡性的支架置入也为进一步手术提供了较充分的术前准备时间，从而提高了手术的成功率。

1. 适应证和禁忌证

（1）适应证：①恶性肿瘤浸润、压迫引起的肠腔狭窄或闭塞；②恶性肠梗阻外科术后肠道吻合口狭窄、闭塞；③恶性肠梗阻患者外科手术前过渡期的姑息性治疗，可作为术前准备替代肠造瘘术；④对于不能行手术切除或修补的肠瘘患者，可行覆膜支架封堵瘘口。

（2）禁忌证：①绞窄性肠梗阻患者；②食管、胃底重度静脉曲张出血期，重度内痔或肛周静脉曲张出血期；③急性炎症、溃疡性结肠炎出血期；④广泛的肠粘连并发多处肠梗阻；⑤有严重的出血倾向或凝血功能障碍；⑥全身状况极差或伴严重器官功能不全者；⑦狭窄的长度最长不宜超过10cm；⑧距离肛门较近的直肠癌。

2. 术前准备

（1）详细了解患者病史，完善血常规、生化、心电图等相关检查。

（2）行腹部立位X线平片、消化道造影或内镜检查明确肠梗阻的部位、程度、长度、性质，有无合并瘘，并了解是否具有多段梗阻，以初步确定采用支架的类型、长度、内径。行CT、MRI检查有助于了解肿瘤与梗阻段肠管的关系、浸润程度及转移情况，为肿瘤的临床分期和治疗提供依据。

（3）向患者及其家属交代病情及手术相关事宜，签署知情同意书。

（4）术前禁食水不能少于4小时，留置胃管进行胃肠减压；直肠、结肠梗阻者，术前要做清洁灌肠。

（5）术前口腔、去掉义齿，必要时肌内注射地西泮10mg，术前10分钟肌内注射山莨菪碱10mg以抑制胃肠运动。

（6）准备相关药品及操作器材（普通导丝、交换导丝、导管、Guiding导管、球囊导管、支架、造影剂、吸引器）。

3. 操作方法　上消化道支架置入时，患者去枕平卧，头尽量后仰并偏向右侧30°～45°，应用利多卡因进行鼻腔与口咽部局部麻醉，安置牙垫，导丝插入导管中，在透视下经口腔送入，依次通过食管、胃、十二指肠，通过狭窄段并尽可能深入空肠。结直肠支架置入时，患者采用仰卧位或左侧卧位，导丝插入导管中，在透视下经肛门送入，在两者配合下通过梗阻段进入远端结肠内。保留导管撤出导丝，造影明确梗阻段情况，对梗阻部位进行准确定位并测量梗阻段长度。交换引入硬交换导丝，如果梗阻严重，可先沿导丝送入球囊导管至狭窄段，对局部进行预扩张，需要注意的是，恶性肠梗阻患者球囊扩张时出血和穿孔的风险较大，不可用暴力扩张，球囊直径以≤25mm为宜。沿导丝送入肠道支架释放系统，使支架头端越过狭窄段远端20～30mm，直肠支架应距离肛管30mm以上，确定位置准确无误后，缓慢释放支架。注入造影剂，观察支架位置、狭窄段成形和肠道通畅情况，并摄片，可根据需要再引入球囊导管行支架内扩张。

4. 术后处理及注意事项

（1）肠道支架置入后需观察2～3小时，注意生命体征，防止出血、穿孔等并发症。

（2）明确梗阻已解除且观察2小时无异常即可准予以进食流质，以后循序进食固体食物。

（3）养成每天排便的习惯，观察患者大便通畅度、性状、有无便血等，对于需要手术的患者在支架置入大便通畅后即可行肠道准备，择期手术。

（4）术后定期进行随访造影或内镜检查，部分患者待体质恢复后可配合放化疗或其他综合治疗。

5.并发症

（1）胃肠道损伤出血：操作过程中导管、导丝损伤黏膜可以发生出血，支架自膨过程中肿瘤表面撕裂也可造成出血，出血量少时不需要特殊处理即可自行停止，个别患者可出现大出血，需积极进行治疗。

（2）胃肠道穿孔、破裂：肠梗阻会引起肠管肿胀、使肠壁变的非常脆弱，容易受到损伤，穿孔可由导丝造成的；另外，经假腔道扩张或用大球囊扩张也可导致肠道破裂，患者经常感到剧烈疼痛，甚至引起死亡。因此，操作的整个过程中动作应轻柔，在X线透视下操作，遇阻时及时回撤调整方位，避免强行推送是避免发生穿孔的关键。一旦发生穿孔应立即停止支架置入，如果是导丝引起肠道穿孔一般可以自愈，无须特殊处理，如果肠道穿孔、破裂较大引起腹膜炎者，应紧急行手术治疗。

（3）误吸性肺炎：如果行上消化道支架置入时患者发生呕吐，可因误吸呕吐物造成的肺部炎症，严重时甚至可引起窒息。因此，术前应进行充分的胃肠减压，如果出现呕吐应立即进行吸引，将头侧位等措施可防止误吸发生。

（4）支架放置失误、移位、脱落：与支架管径选择不当、支架置入位置过偏有关，也可发生于外压性肿瘤缩小，梗阻段管腔松懈时。因此，释放支架前必须认真核对支架是否位置准确，尤其是合并瘘的患者，一定确保支架被膜能完全覆盖瘘口。释放过程中必须固定释放系统的尾端，在透视下缓慢后撤外套管，注视支架张开的情况，如有前移及时牵拉尾端，后移时推送尾端向前以调整支架位置。单丝编织的网管状支架脱落后常能自行排出体外，一般无须特殊处理，也可经内镜取出。但若所用支架为切割型，附有倒刺或芒丝及支架端缘为硬性锐角则不易脱落，如果脱落，取出时风险较大，应慎重。

（5）支架再狭窄：近期再狭窄主要是由于支架支撑力不足，未能使狭窄段有效扩张，支架端缘与近端肠壁成锐角或近端肠曲游离段过长，造成近端肠壁遮覆支架上口或脱入支架内引起。选择喇叭口为杯形或内收形，支撑力强且横向及纵向柔顺性均好的内支架，置入长度尽可能越过近端迂曲游离段，或足以通过锐性拐角，能使正常肠段与支架口顺应衔接，常可避免发生近期再狭窄或机械性梗阻。中远期发生再狭窄，主要与支架刺激肠黏膜过度增生以及肿瘤向支架网眼内过度生长有关。可以在原有支架内重新套入新的支架，也可采用微波、射频、高频电凝、激光灼烧使其再通。支架置入后配合放化疗等综合治疗，可延缓再狭窄的发生时间。

（6）疼痛及刺激症状：支架自膨过程中可出现疼痛症状。直肠位于盆腔底部，且直肠下端感觉敏感，故直肠支架放置不当会有明显不适感，可出现疼痛、便意、肛门下坠感等刺激症状，选择支架管径勿过粗（小于30mm），支架下端放置位置勿过低（距肛管应30mm以上），支架喇叭口不宜朝向近肛端（减少喇叭口对肠壁刺激）可使不适感减轻。

（7）胰腺炎及梗阻性黄疸：使用覆膜支架易堵塞胰管开口及胆管开口，诱发胰腺炎或梗阻性黄疸，而网状支架极少发生，对已有胆管阻塞者可经ERCP或经PTCD放置胆管支架同时引流。

（三）动脉灌注化疗

经动脉局部灌注化疗是通过介入的方法将化疗药物直接注入肿瘤供血动脉，由于给药直接到达靶器官，使靶器官成为首关效应器官，增加了肿瘤局部药物浓度，大多数抗癌药在一定范围内杀伤作用呈浓度依赖性，从而提高了疗效；另外，动脉灌注化疗可以明显减少体循环的药物量，降低全身药物浓度，减少毒副作用。动脉灌注化疗是肿瘤局部治疗的重要手段，目的是延长患者的生存期和提高生存质量，临床上也越来越重视该方法在肿瘤治疗方面的价值。根据灌注化疗药物的方式可分为：一次性冲击化疗药物灌注术和长期间歇性化疗药物灌注术。

1. 适应证和禁忌证

（1）适应证：①肿瘤切除术前局部灌注化疗提高切除率；②术后局部灌注化疗，预防复发和转移；③各种原因不能手术切除或拒绝外科手术的晚期肿瘤患者的姑息性治疗；④肿瘤发生转移。

（2）禁忌证：①造影剂过敏者；②全身情况衰竭、明显恶病质者；③ECOG评分＞3分，预期生存时间少于2个月者；④有凝血功能障碍不能纠正，有明显出血倾向者；⑤肝、肾功能严重障碍者；⑥白细胞＜3×10^9/L，血小板＜50×10^9/L；⑦肿瘤呈巨大溃疡型者，易出血者，为相对禁忌证。

2. 术前准备

（1）详细了解患者病史，完善血常规、生化、心电图等相关检查。

（2）行影像学检查，明确肿瘤的部位、数目、大小、与周围组织结构的关系及转移情况，最好取得病理学诊断，合并肠梗阻的患者应明确梗阻的部位、程度、长度、性状，有无合并瘘。

（3）向患者及其家属交代病情及手术相关事宜，签署知情同意书。

（4）术前禁食水不能少于4小时，肠梗阻患者进行胃肠减压。

（5）术前应充分水化、利尿，给予止吐药。

（6）准备相关药品及操作器材（普通导丝、普通导管、微导管、微导丝、造影剂、化疗药）。

3. 操作方法　采用Seldinger法穿刺股动脉插管，根据肿瘤的部位可将导管插至腹腔干、肠系膜上动脉、肠系膜下动脉、髂内动脉、骶正中动脉，造影明确肿瘤部位、范围、血供等情况。肿瘤血管造影的征象包括肿瘤染色、充盈缺损、血管粗细不均、走行紊乱、扭曲缠绕、血管湖、静脉早期显影，超选择性插管至肿瘤供血动脉，导管到位后灌注化疗药物，治疗中多根据肿瘤血供来决定一支动脉或多支动脉给药。化疗药物的选择应根据肿瘤的生物特性和化疗药物的特性单独或联合给药；药物剂量参照全身静脉化疗而定；灌注时间应根据化疗药物的抗肿瘤特性调节，采用细胞周期非特异性药物，应在较短时间内匀速注入，以保持高浓度的药物持续灌注，采用细胞周期特异性药物，应以低浓度药物持续注入为宜；灌注方式可采用一次冲击或保留导管长期间歇性化疗药物灌注。

4. 术后处理及注意事项

（1）术后穿刺侧肢体制动平卧24小时，局部加压，防止穿刺部位出血；保留导管者需防止导管脱出。

（2）术后观察患者双侧足背动脉搏动及皮温情况。

（3）术后保肝、抑酸、水化、营养支持，维持水、电解质平衡。

5.并发症

（1）消化道反应：灌注后部分患者会出现恶性、呕吐、腹痛、腹泻、便秘、溃疡、胃肠道出血、黏液血便等反应，原因可能为大剂量的化疗药物对消化道黏膜的直接刺激作用、对中枢化学感受器的作用和对自主神经系统的作用。为避免或减少消化道化疗灌注的副作用，应尽量选择性插管，防止大剂量化疗药物直接进入非肿瘤组织供养动脉。术前、术后给予质子泵抑制药、胃黏膜保护药，同时应用抑制恶心、呕吐的药物。

（2）骨髓抑制：抗癌药物大多数都有不同程度的骨髓抑制作用，这往往是被迫减量或停止化疗的最常见原因。受影响最大的是白细胞，尤其是粒细胞减少最为严重，它可以导致致命的继发感染并发症。抗癌药物可引起两类造血损伤，一类是可逆的，主要是造血前体细胞室的减少，可被残留的干细胞增殖活性的增加所代偿；另一类是永久性不可逆的，表现为干细胞增殖潜能的下降。临床用药应注意尽量不要把骨髓毒性大的药物联合使用，以免造成骨髓的永久性损伤。预防骨髓抑制的措施是严格掌握化疗的适应证，根据患者一般情况、是否做过化疗决定剂量；同时继续必要的支持治疗。如果出现骨髓抑制，一般治疗措施是：①白细胞低于4×10^9/L或血小板低于8×10^{10}/L应减少化疗药物的剂量，如白细胞低于3×10^9/L或血小板低于6×10^{10}/L则应停药，白细胞低于2×10^9/L应给予抗生素预防感染，低于1×10^9/L应无菌隔离；②血小板严重减低，有出血倾向时应给予止血和输注血小板治疗；③小量多次输新鲜血和其他中西药治疗；④使用升白细胞药物如GM-CSF。

（3）靶血管的损伤：在靶血管内灌注高浓度的化疗药物，且有超选择插入导管的刺激因素，可引起血管内膜水肿、撕裂、血栓形成、血管栓塞、血管狭窄、动脉瘤形成等创伤。预防的方法是将药物浓度降低，缓慢进行药物灌注，重复灌注应间隔足够时间。同时应谨慎地操作和给予足够的抗凝血药物。

（4）肝脏、肾脏、心脏毒性：许多抗癌药物对肝脏有一定程度的损害作用，尤其是在肝脏本身疾病和潜在疾病如原发性肝癌和转移性肝癌、病毒性肝炎、肝硬化等情况下，更容易发生肝脏毒性反应。肝脏毒性有3种类型，中毒性肝炎或胆汁淤积、肝纤维化、肝静脉窦阻塞。肝功能损伤的防治主要有：制订化疗方案前一定要检查肝功能情况，如果肝功能有变化，应避免使用肝脏毒性大和经肝脏代谢的药物，同时降低药物剂量，治疗过程中密切注意患者的情况，定期检查肝功能，如果出现肝功能损伤，应及时进行保护肝治疗。临床上顺铂最容易发生肾毒性。肾毒性的防治：用药前询问病史并检查肾功能，对以往有肾脏功能不全的患者慎重用药；使用顺铂时，在化疗前后常规化验β_2微球蛋白，有助于早期发现肾功能损伤，如有β_2-微球蛋白升高，应减量或改用肾脏毒性小的药物如卡铂。对心脏有毒性的抗癌药物主要是蒽环类抗癌药多柔比星，它可引起急性、亚急性和慢性心脏毒性。其他如大剂量的环磷酰胺和5-FU等也可引起心肌损伤、心绞痛和心电图异常。多柔比星慢性心脏毒性反应发生在用药后数周或数月，呈明显的剂量相关性。多柔比星心肌病变的防治应注意以下几点：控制累积剂量，以不超过550mg/m^{2}为宜；以低毒性蒽环类药物代替多柔比星；应用抗氧化剂等药物减轻心肌损伤；使用载体如脂质体等增强药物的靶向作用，降低心脏毒性。

6.疗效评价

（1）组织学评价：肿瘤灌注化疗前后组织学改变通常分为3级。

①无效至轻度有效：癌细胞全部正常，即使多少有些变形（如细胞质嗜酸性空泡形成、核肿胀等），但尚未崩解，也有可能继续生存下去。这样的癌细胞在组织学切片上占癌的1/3以上。

②中度有效：无效至轻度有效中所述的变性但能继续生存的癌细胞不超过1/3，其他均为崩解坏死或趋于崩解坏死的癌细胞。

③显效：只能见到一些趋于崩解坏死的癌细胞及癌细胞残迹，而见不到无效至轻度有效中所述的可能有生存能力的癌细胞。

（2）局部疗效评价：肿瘤局部控制指标推荐使用改良的实体瘤疗效评价标准（Modifield response evaluation criteria in solid tumors，mRECIST）（附表1-1），通过术后影像学检查测量肿瘤大小及肿瘤存活情况评价治疗效果，疗效评价分为完全缓解（complete response，CR）、部分缓解（partial response，PR）、稳定（stable disease，SD）和进展（progressive disease，PD），其中CR＋PR为有效率（response rate，RR）。

附表1-1 实体瘤疗效评价标准

疗效	靶病灶	非靶病灶
CR	所有（非淋巴结的）靶病灶动脉期强化消失，并且治疗后所有原病理性淋巴结（包括靶病灶和非靶病灶）短径均＜10 mm	所有非靶病灶消失且肿瘤标志物水平正常，同时所有淋巴结的短径均在10 mm以下
PR	所有靶病灶的长径总和减少≥30%	未提及
SD	变化介于PR和PD之间	介于PR和PD之间
PD	所有靶病灶的长径总和增加至少为20%，并且长径总和增加的绝对值在5 mm以上，或者是出现新的病灶	原有的非靶病灶有明确的进展，或者病灶数量增加

靶病灶：当存在多个可以测量的病灶时，按照病灶大小及可以重复测量的原则，每个脏器最多选取2个病灶，总共不超过5个病灶；非靶病灶：除靶病灶外的所有病灶，包括其他可以测量的病灶和不可以测量的病灶；把淋巴结短径＞15 mm定义为可测量的靶病灶；淋巴结短径＜10 mm定义为"非病理性淋巴结"，无须被记录或随访；10 mm≤淋巴结短径＜15 mm，定义为"非靶病灶"

（3）临床疗效评估：在判断局部疗效的基础上，观察患者的临床症状、评估生活质量和精神状态改善情况等；参考WHO的中位生存期、无进展生存期、总生存期等评价标准。

（四）腹腔热灌注化疗

腹腔热灌注化疗（hyperthermic intraperitoneal chemotherapy，HIPEC）主要是运用癌细胞和正常组织对温度耐受的特殊性差异，通过腹腔热灌注治疗系统将含化疗药物的灌注液加热到一定的温度，然后持续循环、恒温灌注到患者腹腔中并维持一定时间，预防和治疗腹膜的种植转移。

1.适应证和禁忌证

（1）适应证

1）HIPEC治疗腹膜癌：①胃癌、结直肠癌、胆管癌、胰腺癌、卵巢癌、子宫内膜癌；②腹膜假性黏液瘤；③腹膜恶性间皮瘤；④癌性腹水；⑤其他恶性肿瘤腹膜种植转移的研究性治疗。

2）HIPEC预防腹膜癌：①进展期胃癌、结直肠癌、卵巢癌根治手术后预防腹膜种植转移；②进展期胆管癌、胰腺癌根治手术后的研究性治疗。

（2）禁忌证：①各种原因所致腹腔内广泛粘连，腹腔有明显炎症；②吻合口存在水肿、缺血、张力等愈合不良因素者；③肠梗阻患者；④心、肝、肾等重要器官功能严重障碍者；⑤严重出凝血功能障碍；⑥患者的生命体征不稳定；⑦恶病质患者。

2.术前准备

（1）详细了解患者病史，完善血常规、生化、心电图等相关检查。

（2）行影像学检查，明确肿瘤的部位、数目、大小、与周围组织结构的关系、有无腹水及腹水量，最好取得病理学诊断。

（3）肿瘤体积的评估：术中根据日本胃癌研究规约和Sugarbaker的腹膜转移癌指数（peritoneal carcinomatosis index，PCI）系统量化肿瘤体积。PCI将腹部分成13个区，再结合每个区内病灶的大小（Lesionsize，LS）相加计分，测定所有侵犯腹膜的癌肿。见附图1-4。0～8区除腹膜外尚包括该区内相应解剖结构上的癌结节。LS计分需在分离

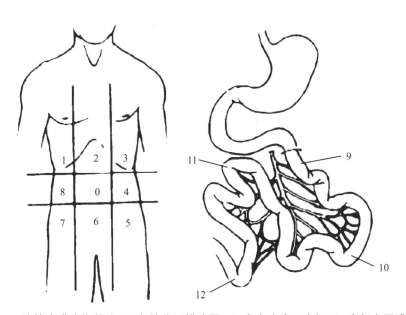

附图1-4　计算腹膜癌指数（PCI）的分区模式图。0.中央（腹正中切口-全部大网膜-横结肠）；1.右上腹（右肝叶上方表面-右膈表面-肝右后间隙）；2.上腹中部（上腹脂肪垫-左肝叶-小网膜-镰状韧带）；3.左上腹（左膈表面-脾-胰尾-胃的前、后面）；4.左侧腹（降结肠-左结肠旁沟）；5.左下腹（直至乙结肠处的盆腔外侧壁-乙状结肠）；6.盆腔（女性包含卵巢、输卵管、子宫-膀胱-Douglas凹-直肠）；7.右下腹（盆腔右侧壁-盲肠-阑尾）；8.右侧腹（右结肠旁沟-升结肠）；9～12.全部小肠（上段空肠为9，下段空肠为10，上段回肠为11，下段回肠为12）

所有粘连、显露全部脏层与壁层的腹膜表面后加以计算和测定。LS评分为0～3分，以肉眼可见最大结节直径作为代表性评分对象。LS-0表示未发现种植病灶，LS-1表示种植灶直径≤0.5cm，LS-2表示种植灶直径0.5～5.0cm，LS-3表示种植灶直径>5.0cm或融合。原发肿瘤处或局部复发处因肯定能被切除而无须计算在内。若肿瘤结节融合成片或与脏器融合在一起，则直接计分为LS-3，即使薄片的融合也是如此。各区的LS分值累计所得即为PCI计分，范围0～39分。

（4）细胞减灭术（CRS）及其减瘤程度判断：对于腹膜癌患者，在行HIPEC前尽可能实施CRS，最大程度清除肉眼可见肿瘤，为HIPEC提供良好的条件，而HIPEC可消除或缩小CRS术后残存的病灶。在完成CRS后于腹壁4个象限各放置1条灌注管，两侧入水口导管位于脐上4～5cm与锁骨中线相交处，两侧出水导管位于脐下4～5cm与锁骨中线相交处，在无菌条件下将管路与外循环管及体腔热灌注治疗仪连接，构成循环通路。

CC评分目前采用Jacquet和Sugarbaker制定的标准来评定术中残留肿瘤量。CC-0表示CRS后整个手术野已无肉眼可见瘤结节；CC-1表示术后残余瘤直径<2.5mm；CC-2表示残余瘤直径介于2.5～25mm；CC-3表示残余瘤直径>2.5cm，或腹腔和盆腔内任何部位存在无法切除的病灶。以残余瘤直径不超过2.5mm（CC-0分和CC-1分）被视为彻底的CRS。

（5）向患者及其家属交代病情及手术相关事宜，签署知情同意书。

3. 操作方法　HIPEC可采用腹腔镜辅助、或在影像设备引导下、或开腹状态下放置管。一般置4根管，2根为灌注管，另2根为流出管。通常把灌注管放置在肿瘤附近，把流出管放置在远离肿瘤区域。灌注管连接精准腹腔热灌注治疗系统，恒温、恒速、恒量地注入和排出腹腔。HIPEC灌注液、温度、时间、循环流速等参数设定如下：①灌注液为生理盐水和化疗药物混合液，一般生理盐水用量为3000～5000ml，灌注液的量以腹腔充盈和循环畅通为原则，化疗药物根据原发肿瘤来选择敏感的药物，剂量参考静脉化疗剂量；②治疗温度设定为43℃；③治疗时间为60～90分钟，根据不同药物选择不同的治疗时间，多数药物为60分钟，多次HIPEC时，每次间隔时间为24小时；④循环流速一般为300～600ml/min。

4. 并发症

（1）常见不良事件：治疗后会出现低热、恶心、呕吐、腹胀或腹痛等不适，给予解热、止吐、解痉、镇痛等对症处理后较易缓解。温热与化疗药物联合，可能产生相互叠加的不良反应，如骨髓抑制或胃肠道反应等，应密切观察或监测病情变化。个别患者会出现胃排空障碍、肠麻痹等并发症，但这些并发症多与患者本身的疾病因素或手术有关，经对症处理后多可恢复正常。

（2）热损伤：如温度过高（>45℃）可引起热损伤，并可能导致腹腔粘连，按照控制温度可避免。

（3）腹腔感染：术中无菌操作不严等可引起。

（4）治疗过程中血氧饱和度下降：为腹腔压力增高、影响呼吸所致。

（5）拔管困难或断裂。

5.疗效评价

（1）常用相关肿瘤标志物检测。

（2）B超、CT、MRI、PET-CT等影像学评价。

（3）部分患者微创或开放手术探查评价。

（4）KPS评分或ECOG评分（附表1-2，附表1-3）。

附表1-2　体力状况（Performance Status）评分标准
Zubrod-ECOG-WHO（ZPS，5分法）

体力状况	级
正常活动	0
症状轻，生活自在，能从事体力活动	1
能耐受肿瘤的症状，生活自理，但白天卧床时间不超过50%	2
症状严重，白天卧床时间超过50%，但还能起床站立，部分生活能够自理	3
病重卧床不起	4
死亡	5

行为能力评分，Karnofsky评分一般要求不小于70，ZPS评分一般要求不大于2,才考虑化疗等

附表1-3　Karnofsky（卡氏，KPS，百分法）功能状态评分标准

体力状况	评分
正常，无症状和体征	100分
能进行正常活动，有轻微症状和体征	90分
勉强进行正常活动，有一些症状或体征	80分
生活能自理，但不能维持正常生活和工作	70分
生活能大部分自理，但偶尔需要别人帮助	60分
常需要他人照料	50分
生活不能自理,需要特别照顾和帮助	40分
生活严重不能自理	30分
病重，需要住院和积极的支持治疗	20分
重危,临近死亡	10分
死亡	0分

得分越低，健康状况越差，若低于60分，许多有效的抗肿瘤治疗就无法实施

（5）无进展生存率和总生存率（附图1-5）。

（6）实体瘤疗效评价标准。

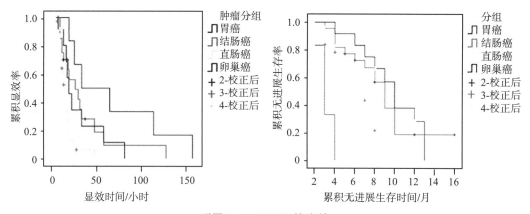

附图1-5　HIPEC的疗效

八、内镜治疗

伴随新型材料的应用，肠梗阻支架和减压管在恶性肠梗阻治疗中应用范围逐渐增大，许多无法耐受急诊手术的晚期肿瘤患者在进行支架或减压管治疗后症状得到极大改善。有越来越多的证据表明，自膨式支架已广泛应用于恶性结肠梗阻患者的手术或姑息治疗，结肠支架置入的目的是为了结肠减压，然后可以选择性切除肿瘤。有研究表明，减压管相比于自膨式金属支架可作为一种简便、安全的急性期手术桥梁，能够有效治疗左侧恶性结肠梗阻。

自膨式金属支架置入（self-expanding metallic stent，SEMs）可以快速解除梗阻，快速改善患者症状，大大提高了患者的一期切除吻合率；而对于不能切除的恶性肿瘤所致梗阻，也可以通过解除梗阻，延长患者生存期。目前其主要是应用于消化道近端的胃窦、十二指肠，单一梗阻的结直肠消化道远端的恶性肿瘤所致的消化道梗阻。Jeurnink等建议胃十二指肠的恶性梗阻，若预估生存期少于6个月，建议接受SEMs治疗。SEMs治疗不适用于肠道多处梗阻、穿孔、高位梗阻的情况。SEMs治疗并发症包括：局部疼痛、肠道出血、支架移位及肠穿孔等。Dronamraju S等认为任意部位的结肠梗阻支架置入成功率相似。Sabbagh等发现接受支架置入治疗后手术切除治疗左结肠的癌性梗阻比立即手术效果更差。

至今对于左半结肠恶性肠梗阻患者，是急诊手术治疗还是放置金属支架后再行手术治疗，仍未有明确结果。SEMs在置入时机、部位的选择、多科室协作等方面仍需进一步研究。

九、中医药特色治疗

（一）病因病机

肠为六腑之一，主传化，以通为用。本病病位在肠，但与胃、脾、肝胆相关。临床上常见虚实夹杂证候，由实转虚者居多。实证者，多因饮食不节、邪毒内盛、气滞血瘀、瘀热互结等引起气机阻滞、瘀血内停、痰瘀互结导致梗阻；虚证者，因气血虚弱、阴液亏虚、阳气不足等引起肠道失养、推动无力导致梗阻。因此，无论虚证还是实证，最终导致患者肠腑气机痞塞，肠道不通，不通则痛；气阻于中，水谷精微不能上达，浊物不能下降，则腹痛痞满膨胀，肠腑闭阻。

（二）辨证论治

1.辨证要点　本病病位在肠，病性虚实夹杂，治疗上当以"六腑以通为用，补虚与祛邪并存"的原则进行辨证论治。对于实证者，以泻下通腑为主；正虚者，以补益气血、滋阴温阳为主；对于虚实夹杂者，祛邪与扶正兼顾。此外，还可通过灌肠、外敷及针灸等手段缓解肠道梗阻，改善临床症状，提高患者生活质量。

2.临床证候分型及治则

（1）瘀热内结型，治法以化瘀通腑泄热，给予桃核承气汤加减。

（2）气机阻滞型，治法以行气通腑，给予小承气汤加减。

（3）阴津亏损型，治法以养阴生津润肠，给予增液承气汤加减。

（4）气血两虚型，治法以补气养血，给予归脾汤加减。

（5）中虚脏寒型，治法以温中通腑，给予大黄附子汤加减。

3.临床常用中草药　①攻下通腑类药物：大黄、芒硝、枳实、厚朴；②活血行气类药物：桃仁、红花、木香、槟榔、牡丹皮、丹参、赤芍；③养阴润肠类药物：生地黄、玄参、麦冬、火麻仁、莱菔子；④补气药：黄芪、人参、大枣、白术、山药。

4.外治法

（1）中药灌肠：中药灌肠克服了肠梗阻患者因严重呕吐不能口服给药的特点，其主要通过结直肠黏膜吸收发挥药效，其安全性较好。如大小承气汤加减，具有通腑泻下、解毒消瘀的作用。

（2）中药外敷：部分MBO因不能口服药物，且因体弱难以保留灌肠或腹腔、肠道肿瘤较大难以灌肠，常规治疗疗效欠佳的患者，中药外敷治疗能起到提高肠梗阻缓解率，减轻腹痛、腹胀、呕吐、便秘等症状。如理气消胀方膏剂敷脐，具有疏通百脉，调制全身脏腑气血的作用。

（3）针灸治疗：根据经络腧穴学理论，通过针刺、灸法、电针等刺激穴位，达到行气活血、理气止痛等功效，从而促进肠道功能恢复，解除梗阻，改善临床相关症状。如针灸穴位（合谷、天枢、气海、关元、足三里、上巨虚），具有疏通经络、行气活血、调理气机的作用。

（三）注意事项

1.中药口服一般适用于不全性肠梗阻或已放置肠梗阻导管的患者，对于完全性肠梗阻患者，中药口服忌用。

2.中药灌肠适用于恶性肠梗阻的非手术治疗，主要以不全性肠梗阻为主，也可用于部分完全性肠梗阻，且早期可以应用。由于直肠肿瘤梗阻导致的便秘，忌用中药灌肠。

（陈永兵　石汉平　饶本强　李晓光　武爱文　姚庆华　宋　军　靖昌庆

唐　弢　付蔚华　闫　涛　刘　炜）

参 考 文 献

1. 马骏. 恶性肠梗阻的治疗现状与进展. 世界华人消化杂志, 2017, 25 (21): 1921-1927.

2. Sallinen V, Wikström H, Victorzon M, et al. Laparoscopic versus open adhesiolysis for small bowel obstruction-a multicenter, prospective, randomized, controlled trial. BMC Surg, 2014, 14: 77.

3. O'Connor DB, Winter DC. The role of laparoscopy in the management of acute small-bowel obstruction: a review of over 2,000 cases. Surg Endosc, 2012, 26: 12-17.

4. Chen W, Zheng R, Baade PD, et al. Cancer statistics in China, 2015. CA Cancer J Clin, 2016, 66: 115-132.

5. Alese OB, Kim S, Chen Z, et al. Management patterns and predictors of mortality among US patients with cancer hospitalized for malignant bowel obstruction. Cancer, 2015, 121: 1772-1778.

6. Soriano A, Davis MP. Malignant bowel obstruction: individualized treatment near the end of life. Cleve Clin J Med, 2011, 78: 197-206.

7. 彭宝岗, 梁力建, 胡文杰, 等. 生长抑素治疗肠梗阻的临床研究. 中华胃肠外科杂志, 2004, 7 (6): 474-476.

8. Shima Y, Yamaguchi K, Miayata Y, et al. A clinical study using octreotide in relieving gastrointestinal symptoms due to bowel obstruction in a terminally ill cancer patient. Gan To Kagaku Ryoho, 2004, 31: 1377-1382.

9. Mangili G, Franchi M, Mariani A, et al. Octreotide in the managenmet of bowel obstruction in terminal ovarian cancer. Gynecol Oncol, 1996, 61: 345-348.

10. Meracdante S, Ferrea P, Villari P. Aggressive pharmacological treatment for reversing malignant bowel obstruction. J Pain Symptom Manage, 2004, 28: 412-416.

11. 张菁华, 张文侠. 生长抑素在肿瘤临床的研究与应用现状. 现代肿瘤医学; 2011, 19 (9): 1890-1895.

12. 钱霄君, 陈巍, 黄黎明. 奥曲肽在腹部手术后急性黏连性肠梗阻中的应用. 世界华人消化杂志, 2016, 24: 2903-2907.

13. 王志伟, 高超英, 张墨缘. 结肠癌所致急性肠梗阻患者手术时机及术式的选择对疗效的影响. 临床和实验医学杂志, 2014, 13 (4): 325-327.

14. Maetani I, Tada T, Ukita T, et al. Comparison of duodenal stent placement with surgical gastrojejunostomy for palliation in patients with duodenal obstructions caused by pancreaticobiliary malignancies. Endoscopy, 2004, 36: 73-78.

15. Jon c, Henry, MD. A scoring system for the prognosis and treatment of malignant bowel obstruction Presented at the 69th Annual Meeting of the Central Surgical Association, Madison, Wisconsin, March 1-3, 2012.

16. Thaker D A, Stafford B C, Gaffney L S. Palliative management of malignant bowel obstruction in terminally ill patient. Indian Journal of Palliative Care, 2010, 16 (2): 97-100.

17. Kim H S, Park J S, Lim J H, et al. Surgical management of malignant bowel obstruction in recurrent pancreatic cancer. International Journal of Surgery Case Reports, 2017, 32: 40-42.

18. Paul Olson T J, Pinkerton C, Brasel K J, et al. Palliative surgery for malignant bowel obstruction from carcinomatosis: a systematic review. Jama Surgery, 2014, 149 (4): 383.

19. B. Furnes, R. Svensen, H. Helland, and K. Ovrebo, "Challenges and outcome of surgery for bowel obstruction in women with gynaecologic cancer," International Journal of Surgery, vol, 2016,

27：158-164.

20. Huggett MT，Ghaneh P，Pereira SP. Drainage and bypass procedures for palliation of malignant diseases of the uppergastrointestinal tract. Clin Oncol（R Coll Radiol），2010，22：755-763.

21. 王刚成，韩广森，刘英俊. 卵巢癌术后复发并肠梗阻的外科处理. 腹部外科，2016，29（2）：123-126.

22. 王小娟，梁树辉，丁杰. 胃肠道肿瘤腹膜转移治疗进展. 现代肿瘤医学，2017，25（21）：3520-3523.

23. Schneider V，Lee LD，Stroux A. et al. Risk factors for reoperation after ileostomy reversal-Results from a prospective cohort study. Int J Surg，2016，36（pt A）：233-239.

24. Venara A，Barbieux J，Colas PA，et al. Primary Surgery for Malignant Large Bowel Obstruction：Postoperative Nasogastric Tube Reinsertion is Not Mandatory. World J Surg，2017，41：1903-1909.

25. Won Y，Lee SL，Ku YM，et al. Clinical effect of double coaxial self-expandable metallic stent in management of malignant colon obstruction. Diagn Interv Radiol，2015，21：167-172.

26. Kaplan J，Strongin A，Adler DG，SiddiquiAA. Enteral stents for the management of malignant colorectal obstruction. World J Gastroenterol，2014，20：13239-13245.

27. Hong S P，Kim T I，Gastroenterology D O. Colorectal stenting：An advanced approach to malignant colorectal obstruction. 世界胃肠病学杂志（英文版），2014，20：16020-16028.

28. Xu Y S，Song T，Guo Y T，et al. Placement of the Decompression Tube as a Bridge to Surgery for Acute Malignant Left-Sided Colonic Obstruction. Journal of Gastrointestinal Surgery，2015，19（12）：2243-2248.

29. Leiyuan S，Jianli X，Zhengzhong Z，et al. Comparison of Treatment Outcomes of Endoscopic Stenting and Laparoscopic Gastrojejunostomy for Malignant Gastric Outlet Obstruction. Am Surg，2018，84（6）：991-995.

30. Jeurnink SM，Steyerberg EW，van Hooft JE，et al. Surgical gastrojejunostomy or endoscopic stent placement for the palliation of malignant gastric outlet obstruction（SUSTENT study）：A multicenter randomized trial. Gastrointest Endosc，2010，71：490-499.

31. Cirocchi R，Farinella E，Trastulli S，et al. Safety and efficacy of endoscopic colonic stenting as a bridge to surgery in the management of intestinal obstruction due to left colon and rectal cancer：a systematic review and meta-analysis. Surgical oncology Mar，2013；22（1）：14-21. doi：10. 1016/j. suronc. 2012. 10. 003.

32. Dronamraju S，Ramamurthy S，Kelly S，et al. Role of self-expanding metallic stents in the management of malignant obstruction of the proximal. Dis Colon Rectum，2009，52（9）：1657-1661.

33. Sabbagh C，Browet F，Diouf M，et al. Is stenting as "a bridge to surgery" an oncologically safe strategy for the management of acute, left-sided, malignant, colonic obstruction? A comparative study with a propensity score analysis. Ann Surg，2013，258：107-115.

34. Alcantara M，Serra-Aracil X，Falco J，et al. Prospective, controlled, randomized study of intraoperative colonic lavage versus stent placement in obstructive left-sided colonic cancer. World J Surg，2011，35：1904-1910.

35. Ho KS，Quah HM，Lim JF，et al. Endoscopic stenting and elective surgery versus emergency surgery for left-sided malignant colonic obstruction：a prospective randomized trial. Int J Colorectal Dis，2012，27：355-362.

36. 韩加刚，王振军，戴勇，等. 可扩张支架联合新辅助化疗后择期手术治疗梗阻性左半结肠癌的前瞻性、多中心、开放研究初步报告. 中华胃肠外科杂志，2018，21（11）：1233-1239.

37. Kubota H，Taguchi K，Kobayashi D，et al．Clinical impact of palliative treatment using octreotide for inoperable malignant bowel obstruction caused by advanced urological cancer．Asian Pac J Cancer Prev，2013，14：7107-7110.

38. 魏治鹏，张宝南．双介入法治疗恶性小肠梗阻10例．南京医科大学学报，2010，30：1515-1516，1526.

39. 康泰，韩新巍，任建庄，等．DSA下支架置入对于右半结肠癌性梗阻的疗效与价值．临床放射学杂志，2017，36：411-414.

40. 张尉，陈丰霖，王小众．自膨式金属支架治疗右半结肠癌伴梗阻临床研究．福建中医药大学学报，2014，48：121-124.

41. Cho YK，Kim SW，Lee BI，et al．Clinical outcome of self-expandable metal stent placement in the management of malignant proximal colon obstruction．Gut Liver，2011，5：165-170.

42. 马鸣花，霍介格．恶性肠梗阻的中西医治疗进展．中国中医急症，2011，20：295-297.

43. 金维．中西医结合治疗恶性肠梗阻临床观察．中国中医急症，2014，23：2275-2276.

44. 钟岗．恶性肠梗阻的中医防治进展．中国中西医结合外科杂志，2016，22：196-200.

45. 张健，刘晓燕，段丽．晚期肿瘤患者合并肠梗阻的中医治疗．光明中医，2011，26（10）：2046.

46. 孔颖泽，张伟兴，杨宇星，等．中西医结合治疗肿瘤源性肠梗阻58例．实用中医药杂志，2013，29（12）：1022-1023.

47. 杨贤渊．大承气汤保留灌肠治疗晚期恶性肠梗阻9例．中国乡村医药，2013，20（11）：35.

48. 魏征，张俊萍，蔡小平．加味小承气汤灌肠治疗恶性肠梗阻80例临床观察．中国临床研究，2013，26（8）：847-848.

49. 马少军，张洁，单丽珠，等．复方大承气汤治疗恶性肠梗阻临床观察．中国中医药信息杂志，2012，19（8）：74-75.

50. 阎皓，王辉．中医辅助治疗在腹部肿瘤肠梗阻中的应用．河北中医，2013，35（5）：691-693.

51. 陈宏，刘书红，刘香第，等．不同溶剂调和中药敷脐法对恶性肠梗阻的干预研究．中国中医急症，2014，23（1）：107-108.

52. 羌曹霞．葱白面饼合并针灸治疗恶性肠梗阻56例．辽宁中医杂志，2008，35（11）：1745.

53. 张勇，解英，王瑞芹，等．中药通腑理气方灌肠结合针灸治疗恶性肠梗阻的临床研究．山西中医学院学报．2016，17：77-79.

54. 吕鹏，张居元，周振理．电针促进腹部手术后胃肠功能恢复60例．中国中西医结合外科杂志，2012，18（1）：82-83.

55. 王慧敏，樊志敏．针灸促进快速康复外科腹部术后胃肠功能恢复的探讨．中国中医急症，2010，19（12）：2108-2109.

56. 王慧明，谭晶，周广申．针刺治疗癌性不全肠梗阻．针灸临床杂志，2010，26（9）：26.

57. 汪全新．针灸对腹部术后胃肠功能恢复的影响．河南中医，2014，34（5）：952-953.

58. 陈颐，黄健玲，贡欣，等．针刺治疗术后肠梗阻相关文献的系统评价．陕西中医，2012，33（3）：310-313.

59. 宇明慧，吴飞雪，许晓洲．中药灌肠加双侧足三里穴位注射治疗恶性肠梗阻临床研究．安徽中医学院学报，2013，32（3）：50-52.

附录二

恶性肠梗阻诊断治疗的临床路径

一、范围

本标准规定了恶性肿瘤患者肠梗阻的诊断方法、路径以及进行治疗的目的、方法、对象和判定。

本标准适于对恶性肿瘤肠梗阻患者进行诊断治疗，以减少肿瘤负荷、缓解症状和改善生存质量。

二、术语和定义

下列术语和定义适用于本文件。

1.恶性肠梗阻（malignant bowel obstruction，MBO） 原发性或转移性恶性肿瘤造成的肠道梗阻，广泛概念包括恶性肿瘤占位直接引起的机械性肠梗阻和肿瘤相关功能性肠梗阻。

2.肠道屏障（intestinal barrier） 肠道是一个巨大的细菌库，却只吸收机体需要的养分和物质，依靠的就是肠道屏障。①机械屏障：肠黏膜上皮细胞的完整性与上皮细胞间的紧密连接。②免疫屏障：分泌型免疫球蛋白A和上皮内淋巴细胞。③生物屏障：胃肠道生理性分泌、肠道内原籍菌，对人体具生理功能，制约致病菌。④化学屏障：胃酸及胃肠道所有消化液以及其他黏膜上皮分泌的生物活性物质。

3.营养状态评估（nutritional assessment） 分为筛查性评估及进一步评估。前者采用专业营养评估工具，利用病史及体格检查资料，对患者营养状况做出评价，评估营养不良的程度，不涉及实验室检查、器械检查。进一步营养评估则是综合利用所有相关资料，如病史、体格检查、身体测量指标、生化指标、器械检查结果，对患者的营养状况及功能状况进行综合评价，其结果不仅仅判断患者营养不良及其程度，而且要了解患者代谢及功能情况。

4.肠外营养支持（parenteral nutrition，PN） 又称静脉营养，静脉途径输入能量和营养素的支持治疗方法。据患者生理需要，遵循"全面、均衡、足量却不过量"的原则，输入脂肪、糖类、氨基酸、维生素、电解质、微量元素、水的全部营养物质。

5.抗肿瘤化学药物治疗（anti-cancer chemotherapy） 对于非手术适应证的机械性MBO患者，有效化疗是成功"疏通"肠道的前提条件，不过，因体质和严重的不良症状体征，患者化疗耐受性差，应在传承临床技能及理论，缜密思考和循证证据基础上探索创新。兼顾患者耐受性、药物剂量和保证疗效间的平衡。

6.抗肿瘤分子靶向治疗（anti-cancer molecular targeted therapy） 分子水平上，针对明确致癌位点（肿瘤细胞内蛋白分子或基因片段）设计治疗药物，特异性地选择与这位点相结合发生作用，致肿瘤细胞死亡，而不殃及正常组织细胞。

三、目的、适用对象

1.目的

（1）对于肿瘤患者的治疗，尽量减除机体肿瘤负荷，或减少机体肿瘤负荷。

（2）减少甚至根除肠道梗阻带来的不良症状体征，改善甚至解除肠道功能障碍。

（3）纠正水电解质平衡紊乱，改善和纠正营养不良状态。

2.适应证

（1）非荷瘤恶性肿瘤患者，荷瘤恶性肿瘤患者。

（2）恶性肿瘤疾病相关完全/不完全性肠道梗阻者。

（3）手术、放疗、腹腔灌注化疗等抗肿瘤治疗相关完全/不完全性肠道梗阻者。

四、基于发生原因的分类

1.恶性机械性肠梗阻

（1）梗阻部位：小肠梗阻（约50%，多见恶性肿瘤侵犯、播散）、结肠梗阻（约30%，多见肿瘤原发病灶占位），大肠和小肠同时梗阻（约20%，恶性肿瘤侵犯、播散）。梗阻部位可单发，也可多个。

（2）发生原因：以恶性肿瘤原发疾病为主，多见胃癌、结直肠癌和卵巢癌。非癌性原因可见，术后或放疗后出现肠粘连、肠道狭窄，低钾血症，腹内疝，粪便嵌顿等。

（3）亚型：①肠腔外占位。由原发肿瘤、肠系膜和网膜肿物、腹腔或盆腔粘连、放疗后纤维化等所致。②肠腔内占位。原发肿瘤或转移癌腔内生长及恶性肿瘤沿肠壁环形生长。③肠壁内占位。恶性肿瘤沿肠壁内部纵向生长，皮革肠。

2.恶性功能性肠梗阻 又称动力性肠梗阻。

（1）发生原因：肿瘤浸润肠系膜、肠道肌肉、腹腔及肠道神经丛，导致肠运动障碍。

（2）亚型：①肠运动障碍，肿瘤浸润导致。②副癌综合征性神经病变，多见肺癌。③副癌性假性肠梗阻。④慢性假性肠梗阻（chronic intestinal pseudo-obstruction，CIP）。⑤麻痹性肠梗阻，化疗药物神经毒性作用等。

五、关键性病理生理机制概要

1.肠道内液体分泌—吸收平衡破坏 梗阻致肠道扩张，水、电解质吸收障碍，肠液分泌进一步增加，形成恶性循环。

2.肠道异常不协调蠕动 梗阻致肠道持续不协调蠕动，使近端肠腔内压增高，肠壁充血水肿，加剧局部梗阻，形成恶性循环。

3.肠壁静脉、动脉血供受阻 炎症因子分泌增多，增加细胞膜通透性，加剧肠腔内液体积聚。梗阻部位肿瘤病灶水肿瘤体增大，致病情恶性循环。血栓形成，肠壁坏死直至穿孔。

4.细菌繁殖　梗阻局部细菌繁殖，肠道屏障损坏，肠菌群发生纵向移位，细菌毒素入血、感染、中毒。

5.全身不良影响　水电解质平衡紊乱、酸碱失衡、循环血容量减少，后期则多器官功能衰竭。

六、诊断路径

1.确定发生MBO

（1）诊断要点：①明确的恶性肿瘤诊断。②既往未行或曾行腹部手术、放疗或腹腔内灌注药物治疗。③间歇性腹痛、腹胀、恶心、呕吐等症状，伴或不伴肛门排气或排便。④腹部体检可见肠型、腹部压痛、肠鸣音亢进或消失。⑤腹部CT或X线腹部平片可见肠腔明显扩张和多个液平面。

（2）明确分类及亚型。

2.疾病的系统评估

（1）患者一般状况：①生命体征。检测心率、血压、体温和呼吸情况。②症状及体征。恶心、呕吐、腹痛、腹胀、排便排气渐进消失，以及肿瘤病灶引起的其他症状体征。③营养状态。常规进行营养状况评估（PA-SGA法），确立营养诊断。④体力活动状态评分。采取ECOG评分法。⑤心理测试。针对心理健康问题：强迫、人际关系、抑郁、焦虑、敌对和恐怖症状，利用自评量表SCL-90进行测试。

（2）脏器功能及代谢状态：①脏器功能。肝脏、肾脏、心脏、肺脏和骨髓造血功能等检测。②三大营养素代谢指标、血清电解质监测。③降钙素元血清水平监测（感染相关指标）。

（3）肿瘤学评估：①病理组织学及分化程度、分子靶标表达情况。个别情况采用细胞学诊断结果。②明确临床分期。了解病灶部位、浸润情况等详细情况。③肿瘤标志物血清水平检测。④明确梗阻原因，梗阻分类亚型，部位及数量。

3.症状体征与梗阻部位的关联

（1）多数起病缓慢，从不全性肠梗阻渐进为完全性肠梗阻。

（2）与梗阻部位、程度有关：①部位近口侧者（十二指肠、小肠梗阻）多见间歇性呕吐，呕吐物可见胆汁且无臭味。粪便样呕吐物提示结肠梗阻。②脐周剧烈疼痛，间歇时间短者提示小肠梗阻。大肠梗阻则疼痛较轻，间歇时间较长。③排便和排气消失提示完全性肠梗阻，不全性肠梗阻可间歇排便。④间歇性水样便系因肠道细菌导致粪便液化。⑤腹部膨胀原因，可见：肿瘤病灶肿大，腹水，肠腔积水、积气。

4.影像学检查方法

（1）X线腹部立卧位平片：是常用方法，可显示肠梗阻征象，如肠曲胀气扩大、肠内液气平面。

（2）腹部CT扫描为首选影像学诊断方法：评估肠梗阻部位及程度，初步确定临床分期，为治疗方案制订提供依据。

（3）胃肠造影：非常规方法。小肠梗阻口服造影、结直肠梗阻灌肠造影确定位置和范围及胃肠异常运动，推荐水溶性碘对比剂。

（4）MRI：肠梗阻肠道呈现天然充盈状态，MRI多序列成像肠梗阻积液信号对比明显，无须注入造影剂。磁共振弥散加权成像序列有助于肠梗阻病因的良恶性判定。

七、治疗方法

主要包括手术和综合性药物治疗两种。

1.手术治疗　含肿瘤根治术，肿瘤减积术（肠段切除），肿瘤姑息术（肠段吻合，肠造瘘），纤维粘连松解术。非单部位梗阻不能手术者，大量胸腔积液、腹水，生命体征欠平稳，重度营养不良者，水电解质平衡未纠正者，重要脏器功能失代偿者，过高龄者禁用。

（1）肿瘤根治术：局限肿瘤单发病灶机械性肠梗阻者，清除手术视野内全部所有病灶。可延长生存时间，为辅助化疗创造了条件。

（2）肿瘤减积术（肠段切除）：肿瘤非局限期单部位机械性肠梗阻，化疗非敏感荷瘤者，切除梗阻部位肠段及其病灶。减少肿瘤负荷，疏通梗阻肠道，可提高生存质量，为进一步治疗的实施提供保障。

（3）肿瘤姑息术（肠段吻合；肠造瘘）：肿瘤病灶局部严重浸润单部位机械性肠梗阻者，局限期或非局限期化疗非敏感荷瘤者，非切除梗阻部位肠段及其病灶，而是利用肠道旁路术甚至肠造瘘方法，达到疏通肠道的目的。可提高生存质量，为进一步治疗的实施提供保障。

（4）纤维粘连松解术：适用于原发病灶根治术、腹部放疗、腹腔灌注化疗导致腹腔纤维化引起肠梗阻，可延长生存时间和提高生存质量。

2.综合性药物治疗

（1）适应证：①近期开腹手术证实无法进一步手术，既往腹部手术显示肿瘤弥漫性转移，病灶累及胃近端；②弥漫性腹腔内肿物，影像学检查证实腹腔内广泛转移；③功能性肠梗阻，造影发现严重的胃运动功能障碍；④大量腹水，引流后复发；⑤营养不良，腹腔外转移症状难控，高龄，一般情况差；⑥既往腹腔或盆腔放疗。

（2）治疗方法：须严密观测症状及体征的变化。监控化疗相关不良反应。及时评价疗效，及时调整治疗方案。①基础疗法：禁食水，胃肠减压，纠正水、电解质和酸碱平衡紊乱，防治感染，灌肠。常规静脉应用针对革兰阴性菌和针对厌氧菌的药物。②胃肠外营养支持：改善患者营养状态，纠正或者防止因不能进食导致的营养不良及全身代谢紊乱状况，为积极有效的抗肿瘤治疗提供保证。③消除肠壁水肿：糖皮质激素能减轻肿瘤及肠壁周围组织的水肿，止吐。以白蛋白增加胶体渗透压，联合使用利尿药及脱水药，排出组织间多余水分。④抑制肠道腺体分泌：常规应用生长抑素类似物和（或）抗胆碱药；生长抑素抑制几乎全部胃肠胰内分泌激素分泌释放，抑制胰肠消化液分泌，胃酸分泌及胃肠运动作用。减少内脏血流、增加水电解质的吸收。⑤治疗肿瘤原发病：梗阻系肿瘤浸润引起，疏通梗阻最终需要通过化疗清除/减小肿瘤病灶。而患者的营养不良及全身代谢紊乱状况又妨碍化疗实施，只能积极审慎应用抗肿瘤化学药物，推测肿瘤化疗药物敏感性存在的可能性，确定可选择药物范围。通常胃癌、卵巢癌术后复发的一线化疗敏感性多存在，利用化疗疏通梗阻肠道的把握相对较大。细胞周期特异性化疗药物不良反应通常相对较弱，可尽量选择此类药物。为保证总体剂量，减少单次给药剂量同时增加药物暴露机会是化疗给药的主要方式。联合应用抗肿瘤分子靶向药物。⑥镇静、止吐、镇痛：5-羟色胺受体拮抗剂同时具有抑制肠液分泌和止吐作用而联合化疗时采用，吩噻嗪类止吐药物异丙嗪同时具备镇静作用，效果更佳。强阿片类药物是最有效的镇痛药物，具抑制肠液分泌作用，对持续性疼痛和绞痛均有效。无法口服用药患者，可采用芬太尼透皮贴剂，或吗啡皮下、肌内注射。

　　3.扩张性金属支架　用于幽门近端小肠和结肠单部位梗阻的治疗。

八、疗效评价、随访

　　疗效评价指标分为三类：近期指标，中期指标，远期指标。

　　1.近期指标

　　（1）症状体征。

　　（2）实验室参数：血常规、粪常规、尿常规、电解质、肝功能、肾功能及营养参数，每周检测1～2次。

　　2.中期指标　肿瘤病灶评估（单径法）、生活质量评估、体能及营养状态评估，每4～12周评估1次。

　　3.远期指标　无瘤生存时间（月），疾病进展时间（月），生存时间（月）。

　　4.随访　所有肿瘤患者出院后均应该定期（至少每2个月1次）到医院门诊和接受电话随访。

（陈永兵　王　炜　张骁玮　王　林）

参 考 文 献

1. Krouse RS. Surgical management of malignant bowel obstruction. Surg Oncol Clin N Am. 2004，13（3）：479-490.

2. Roeland E，von Gunten CF. Current concepts in malignant bowel obstruction management. Curr Oncol Rep，2009，11（4）：298-303

3. Kirchhoff S，Ladurner R，Kirchhoff C，et al. Detection of recurrent hernia and intraabdominal adhesions following incisional hernia repair：a functional cine MRI-study. Abdom Imaging，2010，35（2）：224-231.

4. Kulah B，Ozmen M，Ozer MV，et al. Outcomes of emergency surgical treatment in malignant bowel obstruction. Hepatogastroenterology，2005，52（64）：1122-1127.

5. Selby D，Wright F，Stilos K，et al. Room for improvement？A quality of life assessment in patients with malignant bowel obstruction. Palliat Med，2010，24（1）：38-45.

6. Clark K，Lam L，Currow D. Reducing gastric secretions--a role for histamine 2 antagonists or proton pump inhibitors in malignant bowel obstruction? Support Care Cancer，2009，17（12）：1463-1468.

7. Kubota H，Taguchi K，Kobayashi D，et al. Clinical impact of palliative treatment using octreotide for inoperable malignant bowel obstruction caused by advanced urological cancer. Asian Pac J Cancer Prev，2013，14（12）：7107-7110.

8. Murakami H，Matsumoto H，Nakamura M，et al. Octreotide acetate-steroid combination therapy for malignant gastrointestinal obstruction. Anticancer Res，2013，33（12）：5557-5560.

9. Mercadante S，Ferrera P，Villari P，et al. Aggressive pharmacological treatment for reversing malig-

nant bowel obstruction. J Pain Symptom Manage，2004，28（4）：412-416.

10. NCCN Clinical Practice Guidelines in Oncology，Palliative care V1 2006. National Comprehensive Cancer Network，2006.

11. Mackay CD，Craig W，Hussey，et al. Self-expanding metallic stents for large bowel obstruction. Br J Surg，2011，98（11）：1625-1629.

12. Lujan HJ，Barbosa G，Zeichen MS，et al. Self-expanding metallic stents for palliation and as a bridge to minimally invasive surgery in colorectal obstruction. JSLS，2013，17（2）：204-211.